"Conozca a Jorge Cruise, el entrenador más popular del internet, famoso en la televisión en inglés y entre aclamadas estrellas como Oprah y Jennifer López, entre otras".

Cristina Saralegui

"A través de la red mundial y de presentaciones en televisión, Jorge Cruise, experto en adelgazamiento, le transmite este mensaje a los latinos para que se concienticen sobre su salud."

Revista Estilo

"Jorge Cruise utiliza un enfoque triple respecto a la pérdida del peso y a la salud total".

Harper's BAAZAR

"Pierde peso sin dejar de comer tus alimentos favoritos".

REDBOOK

"Este reto me ayudó a conseguir superar el muy largo estancamiento de mi peso: no había estado así de flaquita desde la escuela secundaria".

Allure

"Cruise ofrece una dieta sin estrés para derretir la grasa".

Life & Style

"Jorge Cruise nos garantiza que nos veremos hermosas en traje de baño".

CNN

"Jorge, una vez más, nos enseña algo increíble: la grasa del vientre es verdaderamente un indicador de mala salud".

Suzanne Somers, autora del libro: Ageless, The Naked Truth About Bioidentical Hormones, #1 en la lista del New York Times.

"Jorge Cruise ofrece respuestas reales que requieren de casi nada de tiempo. Lo recomiendo".

Andrew Weil, autor del libro de mayor venta 8 Weeks to Optimum Health

"Estoy eternamente agradecida con Jorge por crear un plan sencillo de estilo de vida".

Doctora Christiane Northrup, autora del libro #1 en ventas del New York Times, The Wisdom of Menopause

"Jorge sabe de lo que habla". Sigue su consejo y perderás peso".

Chris Robinson, experto en gimnasia y estado físico y autor de The Core Connection

"¡Te prepara para triunfar!".

Anthony Robbins, autor de libros de mayor venta

Otros libros de Jorge Cruise:

Stubborn Fat Gone!™

Happy Hormones, Slim Belly™

The 100™

Inches Off!™ Your Tummy

The Aging Cure™

The Belly Fat Cure™

The Belly Fat Cure™ Diet

The Belly Fat Cure™ Sugar & Carb Counter

The Belly Fat Cure™ Fast Track

The Belly Fat Cure™ Quick Meals

Body at Home™

The 12-Second Sequence™

The 3-Hour Diet™

The 3-Hour Diet™ Cookbook

The 3-Hour Diet™ for Teens

The 3-Hour Diet™ On the Go

8 Minutes in the Morning®

8 Minutes in the Morning® for Extra-Easy Weight Loss

8 Minutes in the Morning® to a Flat Belly

8 Minutes in the Morning® to Lean Hips and Thin Thighs

flaquita
y llena ™

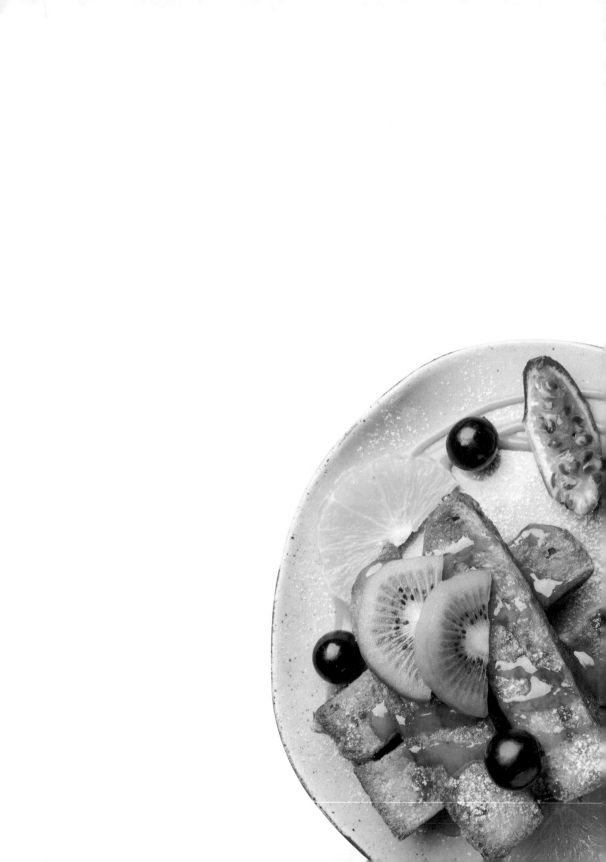

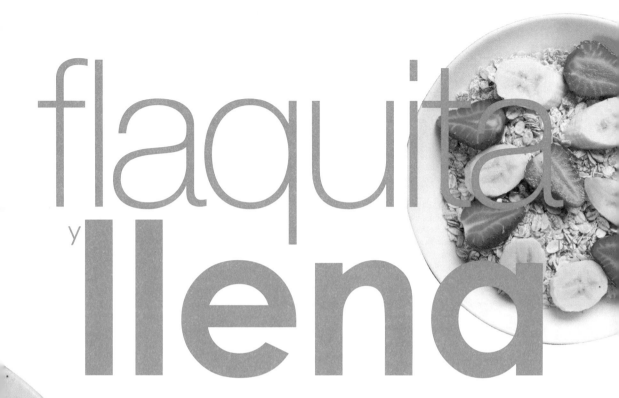

flaquita
y
llena

Descubre por qué ser Vegana hasta
el Mediodía te mantendrá flaquita
y sin hambre para toda la vida

Jorge Cruise

BenBella

BENBELLA BOOKS, INC.

DALLAS, TX

Marcas registradas:

Tiny and Full™	Vegan Until Lunch™	Jorge Cruise
8 Minutes in the Morning®	3-Hour Diet™	The Belly Fat Cure™
Carb Swap System™	The 100™	Sugar Calories™
Happy Hormones, Slim Belly™	Women's Carb Cycling™	Skinny Waffle™
Stubborn Fat Gone!™	Move Fit™	

BenBella Books, Inc.
10300 N. Central Expressway
Suite #530
Dallas, TX 75231
www. benbellabooks. com
Para cualquier comentario, envíe un correo electrónico a: feedback@benbellabooks. com

Impreso en los Estados Unidos de América
10 9 8 7 6 5 4 3 2 1
ISBN-13: 978-1-942952-70-1

Traducción al español por Adriana Miniño (adriana@mincor.net).
Composición tipográfica del español: Mincor, Inc.

Edición por Heather Butterfield
Revisión de estilo por Karen Levy, Julie McNamee, y Eryn Carlson

Revisión del inglés por Jessika Rieck and Brittney Martinez
Revisión del español por Anne Bobowick y Aida Herrera
Impreso por Versa Press, Inc.

Distribuido por Perseus Distribution
www. perseusdistribution. com
Para realizar pedidos a través de Perseus Distribution:
Tel: (800) 343-4499
Fax: (800) 351-5073
E-mail: orderentry@perseusbooks. com

Descuentos especiales para compras al por mayor: Por favor contacte a Aida Herrera en: aida@benbellabooks.com.

Dedicado a Sam, mi prometido.

Por hacer que mi regreso

a casa sea la mejor

parte de mi vida.

Contenido

Prólogo

Hace poco tuve la oportunidad de disfrutar una deliciosa cena en la ciudad de Nueva York con mi querido amigo de hace más de una década, Jorge Cruise. Nos actualizamos sobre nuestras vidas y nuestras familias, por supuesto, pero luego le dedicamos gran parte de nuestro tiempo a tratar el tema del nuevo libro de Jorge: este libro, *Flaquita y llena*. Desde entonces, tuve la oportunidad de leer el libro y estos son algunos de mis comentarios.

Jorge siempre ha poseído una singular habilidad de recopilar información complicada y de simplificarla y hacerla accesible. En particular, considero que tiene un talento genuino cuando se trata de encontrar una salida fácil a un cambio conductual sano e importante que para la mayoría de las personas sería intimidante. Ciertamente, este es el caso de *Flaquita y llena*, libro que trata de las muy buenas razones por las que muchos de nosotros hablamos todo el tiempo acerca de llevar una dieta más rica en vegetales. Pero, a la vez, con ese estilo inimitable de Jorge Cruise, el libro ofrece una visión increíblemente sencilla que a ninguno de nosotros se nos había ocurrido antes: ¡ser veganos en la mañana! De repente, lo que podría haber sido una carga, en apariencia demasiado fuerte, se convierte en accesible y manejable. De repente, puedes dar el gran salto, y tal vez, seguir adelante.

Como médico enfocado en la prevención de enfermedades, Jorge sabe que la palabra "flaquita", tal como él lo explica, es su elección, no la mía. Aunque él está en lo cierto respecto a que la circunferencia de la cintura es un indicador poderoso de la salud metabólica, y la proporción de la cintura respecto a la cadera en las mujeres es un indicador de salud reproductiva que ha tenido implicaciones en el encanto y la atracción sexual a lo largo de la historia y a través de todas las culturas, ciertamente, no tienes que estar "flaquita" para estar sana, y mi enfoque es sobre todo en la salud y la vitalidad. Si nos tomamos la libertad de interpretar "flaquita" como indicador de una circunferencia sana de la cintura, entonces estamos hablando el mismo idioma. No es cuestión de tamaño, sino de vitalidad.

Aprecio en particular la forma en que Jorge combina sus conocimientos sobre la motivación, la ciencia de los cambios conductuales y los beneficios de consumir alimentos vegetales, para ofrecer la empoderadora simplicidad de este plan. Con toda franqueza, me gusta cómo se ajusta también a mi experiencia personal. Soy muy disciplinado y estoy totalmente comprometido con la idea de practicar lo que predico. Aun así, pienso que es mucho más fácil practicar este método que ser disciplinada, y hacer mis ejercicios en la mañana. Al final de un día largo y difícil, me encanta tomar las cosas con suavidad y relajarme al igual que todos ustedes.

El enfoque de mi carrera, incluyendo mi programa recién lanzado *True Health Initiative,* trata sobre cómo equilibrar el increíble, y a menudo descuidado, poder de llevar un estilo de vida curativo. La pieza central de un estilo de vida favorecedor de la salud es una dieta de alimentos saludables, sobre todo vegetales, en combinaciones apropiadas. La guía clara e innovadora que ofrece al respecto *Flaquita y llena* es moderada y manejable, estimulante e inspiradora. Espero que aceptes la invitación a desayunar con Jorge y a ir en pos de la belleza real y vibrante que solo la salud y la vitalidad pueden otorgar.

David L. Katz, MD, MPH, FACPM, FACP
es el director y fundador (1998) del Yale University's Yale-Griffin Prevention Research Center y el presidente actual del American College of Lifestyle Medicine.

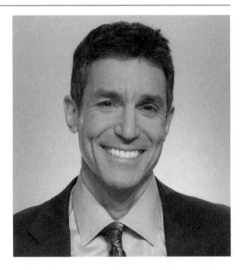

Obtuvo su grado de licenciatura del Dartmouth College (1984); su título en medicina del Albert Einstein College of Medicine (1988); y su MPH de Yale University School of Public Health (1993). Llevó a cabo su entrenamiento y su residencia secuencial en medicina interna y medicina preventiva, así como en salud pública. Posee dos diplomas del American Board of Internal Medicine, y una certificación como especialista en medicina preventiva y salud pública. Ha recibido dos doctorados honoris causa.

El doctor Katz ha publicado unos 200 artículos científicos y capítulos para libros de texto, 15 libros a la fecha, incluyendo múltiples ediciones de libros de texto destacados tanto en medicina preventiva como en nutrición. Ha realizado contribuciones importantes en el campo de las intervenciones de estilo de vida para la promoción de la salud; perfiles de nutrientes; modificación de conductas; atención integral; y la medicina basada en la evidencia. Nominado con amplio apoyo para el cargo de Cirujano General de los EE.UU., el doctor Katz ha sido reconocido por Greatist.com como una de las 100 personas más influyentes en la salud y la condición física en el mundo

durante los últimos 3 años (2013-). Ha sido reconocido a nivel mundial por su experiencia en nutrición, control de peso y prevención de enfermedades crónicas, y sus seguidores en las redes sociales se cuentan en más de medio millón. Ha impartido charlas en numerosos países de cuatro continentes, y ha sido aclamado por sus colegas como el "poeta laureado" de la promoción de la salud. En 2015, el doctor Katz estableció True Health Initiative para ayudar a convertir en realidad todo aquello que conocemos como estilo de vida aplicado como medicina en todo lo que hacemos, con el fin de añadir años a la vida y más vida a los años que nos quedan en el planeta.

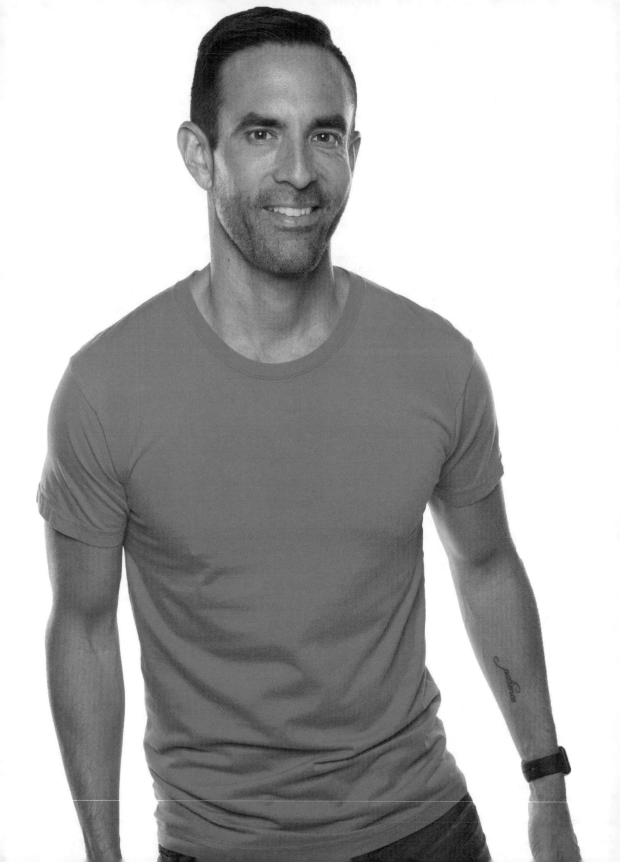

Bienvenidos

Desde la oficina de Jorge Cruise

Queridos amigos:

¿Qué les parecería si les dijera que su desayuno posee el poder de la salud total, de la pérdida de peso natural y del incremento de la energía a lo largo del día?

¡Pues bien, es cierto! Estoy muy emocionado de que estén aquí, ahora, y de tener la oportunidad de compartir este mensaje con todos ustedes. Desde hace quince años he sido entrenador de celebridades, llegando a través de todo este trabajo a este plan de estilo de vida que funciona mucho más allá de las doce semanas descritas en este libro. ¡Bienvenidos a la revolución de Flaquita y llena™!

Entonces, ¿de qué se trata todo esto? ¡Ser veganos hasta el mediodía!

La dieta vegana es hoy en día más popular que nunca, personas de todo el mundo se están inclinando hacia sus beneficios saludables: longevidad, energía e incluso, pérdida de peso. No obstante, para la mayoría de nosotros es muy difícil de seguir con constancia este cambio de estilo de vida. Y aún más importante, carece de algunos nutrientes cruciales para el bienestar óptimo.

Con *Flaquita y llena*™, sólo tendrás que ser Vegana hasta el Mediodía™ para obtener los resultados de una dieta rica en vegetales. Descubrirás que seguir la dieta vegana solo en una comida, el desayuno, es mejor que hacerlo todo el día. Este plan es mucho más que una cuestión de perder peso. ¡Es cuestión de lograr una salud excepcional! Si sigues la dieta vegana en la actualidad, este mensaje puede parecerte alarmante y desear dejar a un lado este libro, pero te pido que sigas leyendo y me des una oportunidad de cambiar tu perspectiva.

También te brindo un plan de comidas muy claro y un dinámico programa de ejercicios, además de cincuenta de mis recetas más deliciosas y apetitosas, desde un batido tropical de mango y ensalada de toronja y tilapia a la parrilla, hasta gazpacho fresco de tomate e incluso helado de plátano con frutos rojos. Te guiaré en cada paso del camino a lo largo de doce semanas, durante las cuales deberías calcular perder de una a dos libras por semana. ¡Muy pronto estarás en camino a la confianza, la vitalidad y la salud!

Este libro te brinda toda la guía que necesitas para transformar tu cuerpo y mejorar tu vida: ¡comenzando ahora mismo! ¡Me siento muy feliz de que estés aquí!

¡Feliz lectura!

Tu entrenador,

Jorge Cruise

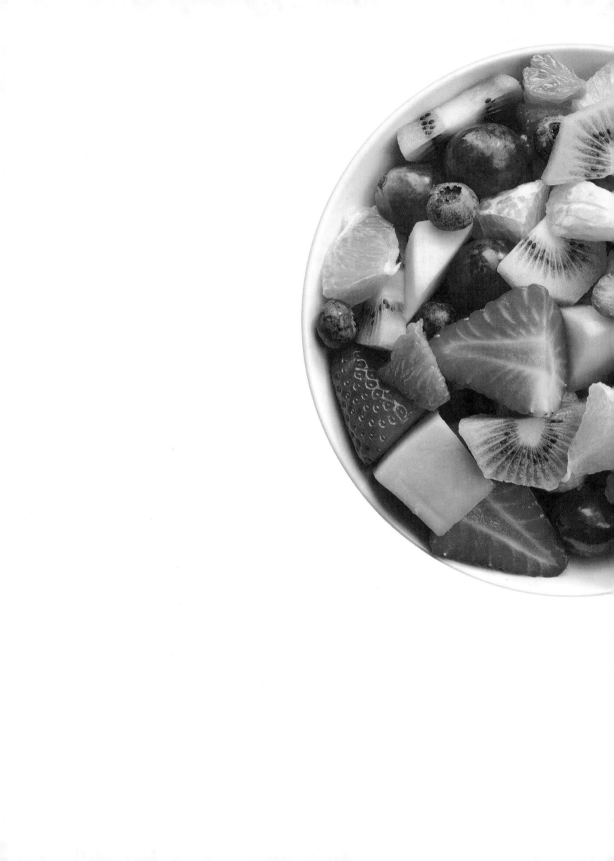

Primera parte

La revolución Vegana hasta el Mediodía™

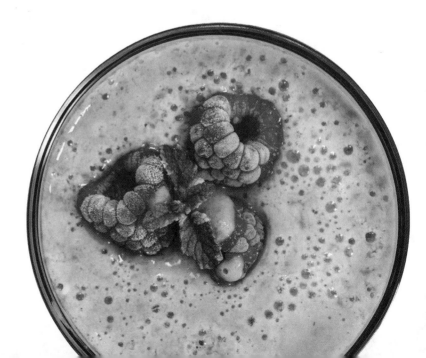

1 Prepárate para estar Flaquita

3

Prepararse para estar "Flaquita" significa muchas cosas. Primero que todo, debes entender que *Flaquita* es una forma de pensar. Es un cambio en tu manera de pensar de que tienes que resignarte a perder *apenas* un poco de peso y a vivir con un *poco* menos de grasa, a admitir que no solo tienes el poder de estar perfectamente Flaquita, sino que es lo mínimo que mereces. Así es, ¡tienes derecho a estar Flaquita!

¿Qué es exactamente estar Flaquita?

Flaquita no es cuestión de vanidad ni de una necesidad narcisista de pararse frente al espejo obsesionada por ser la más bella entre todas. Es comprender que tienes el poder absoluto e inherente y el derecho de estar preciosa como una estrella de cine, en plena forma y tan saludable como cualquier belleza célebre. Estar Flaquita no tiene límite de edad, ni tampoco es una cuestión de apariencia; estar Flaquita *es* cuestión de estar saludable. De hecho, lejos de ser fanáticos, Flaquita es en verdad *el* indicador número uno de salud y buen estado físico: tener una cintura flaquita *es* prueba de salud excepcional, tanto por dentro como por fuera. *Tu belleza exterior es un indicador de tu salud interior.*

¿Lo comprendes bien? La belleza interior y la exterior están íntimamente relacionadas. Lucir y sentirte bien en el exterior, ponerte sin esfuerzo tus jeans más apretados, parar el tráfico con tu minifalda negra, y verte resplandeciente en un bikini es reflejo de tu salud interior. Eso es lo que una Cintura flaquita te brinda: belleza exterior y salud interior. La gran realidad es que tener una Cintura flaquita es un calibre confiable del bienestar, la vitalidad y la salud inherentes a todo el cuerpo. Teniendo en cuenta este conocimiento, puedes y *debes* adoptar la idea de ser hermosa sin temer que te tilden de egoísta o superficial. Una Cintura flaquita te brinda la belleza, la energía y la confianza que atraen a los demás hacia ti; *y* reduce el riesgo de enfermedades. Trataremos todo esto con gran detalle en las siguientes páginas, pero por ahora, debes saber que una circunferencia de cintura saludable, es decir tener una Cintura flaquita, te abre las puertas para llegar a ser lo mejor que *puedes* ser. Una vez que logres adoptar esta poderosa mentalidad, la mentalidad de estar Flaquita, estarás lista para estar Flaquita.

Ahora...

¿*Estás* lista para estar Flaquita?

Primero, debemos tratar tres puntos:

1. La razón por la que una Cintura flaquita equivale a una buena salud
2. Cómo tener una Cintura flaquita
3. Cómo vencer EL problema: ¡el hambre!

Después de cubrir estos puntos, estarás lista para comprometerte con tu salud por las siguientes doce semanas: la promesa de que tendrás una Cintura flaquita, lo cual te brindará la libertad de ser *lo mejor* posible. Te sentirás libre de usar con alegría aquel bikini y nunca tener que volver a hacer una dieta.

Comencemos por profundizar un poco sobre la idea de que reducir tu cintura le ofrecerá un cambio total de apariencia tanto a tu cuerpo en general, como a tu mente.

Una Cintura flaquita equivale a una buena salud

En 2009, tuve el gran privilegio de participar en una entrevista con el doctor Mehmet Oz. Nunca olvidaré ese día. A pesar de que el doctor Oz tenía un día extremadamente ocupado grabando su propio programa, nos invitó a mí y a mi equipo a grabar un pequeño video para mis lectores mientras él se encontraba de paso en Nueva York. Ese día, aprendí algunas diferencias vitales que nunca antes había considerado sobre la circunferencia de la cintura. Al terminar nuestra charla, estaba emocionado con los nuevos conocimientos adquiridos: desear, y no *necesitar*, tener una cintura más delgada no es en verdad cuestión de vanidad, sino un requisito esencial para un estado físico y una salud verdaderos. El doctor Oz me dijo que la circunferencia de tu cintura, tan sencillo como parece, es un indicador clave de salud, vitalidad, enfermedades, felicidad, riesgo de enfermedad cardiaca, derrame cerebral y muchos tipos de cáncer. También es la razón de atracción o rechazo principal, en el momento de elegir una pareja, y no por las razones triviales que podrías suponer.

Según investigaciones de Devendra Singh, psicólogo de evolución biológica de la University of Texas, quien publicó sus descubrimientos de vanguardia sobre el significado de la atracción y el tamaño de la cintura, la primera impresión está basada en el vientre. Las investigaciones de Singh sobre la proporción entre la cintura y la cadera abarcaron un periodo entre 1993 y 2010, justo antes de su muerte. Fue la primera persona en revelar el vínculo entre una Cintura flaquita y el atractivo y la salud. Este estudio descubrió que el atractivo se calibra según la circunferencia de la cintura: una cintura flaquita genera atracción y una cintura con grasa no lo hace. El informe de Singh comprendía tres estudios separados que concluían que el hombre define el atractivo de la mujer basado en el coeficiente de la parte inferior de la cintura respecto a la cadera (trataremos más el tema de la proporción entre cintura y cadera en la página 7):

- El primer estudio les pedía a los hombres que calificaran el atractivo de concursantes de belleza durante los últimos 30 a 60 años. Los participantes decidían consistentemente que cuanto más flaquita la cintura, más atractivas eran las mujeres.

- El segundo estudio concluyó que los hombres en edad universitaria encontraban que las mujeres con cinturas delgadas eran más atractivas, más saludables y tenían mayor valor como parejas reproductoras que las mujeres con cinturas más gruesas.

- En el estudio conclusivo, se descubrió que los hombres entre 25 y 85 años preferían las mujeres con cinturas más pequeñas y las calificaron como más atractivas y con una tasa de fertilidad más elevada.

¿Qué significa esto? Aparte de la obsesión por músculos perfectos y el factor de atracción entre sexos, estos hombres no estaban tomando decisiones superficiales. Singh concluyó que estas preferencias por las cinturas delgadas en realidad estaban vinculadas con la salud. Ciertamente, estos hombres se sentían atraídos hacia la salud. Es fácil pensar que las fotografías de la belleza poco realistas editadas con Photoshop, que a veces vemos promocionadas en los medios de comunicación, es lo que persuade a los hombres a elegir mujeres con cinturas flaquitas, pero, en realidad, las mujeres con cinturas flaquitas *están* más sanas. En un estudio publicado en conjunto por una prominente universidad en España y la University of Wisconsin, los investigadores descubrieron que las cantidades más elevadas de grasa en el vientre femenino están vinculadas con las enfermedades de los ovarios y la infertilidad. Incluso más sorprendente, de acuerdo a un estudio publicado en el *Journal of the American Medical Association*, el incremento en el tamaño de la cintura está vinculado consistentemente con el aumento en el riesgo de condiciones cardiovasculares, aparición de diabetes en el adulto, elevación de lípidos en el plasma, hipertensión, cáncer (del endometrio, ovarios y senos), enfermedad de la vesícula biliar y mortalidad prematura en las mujeres. Entonces, esta inclinación hacia las mujeres con Cintura flaquita es en verdad una tendencia natural a seleccionar una pareja más sana.

Y los hombres no son los únicos que "miden" a sus parejas potenciales; las mujeres también se sienten más atraídas hacia los hombres con cinturas más flaquitas. En un estudio publicado en el *Journal of Personality and Social Psychology,* se condujeron dos experimentos para examinar cómo elegían las mujeres a sus parejas:

- En el primer grupo, mujeres de edad universitaria calificaron hombres con peso normal, con cinturas delgadas y gruesas. Las mujeres calificaron de forma consistente a los hombres con cinturas más delgadas como más atractivos y sanos y como poseedores de cualidades más positivas que los hombres con cinturas más gruesas.

- Mujeres entre 18 y 69 años calificaron hombres con una variedad de tamaños de cintura. Todas las mujeres, independientemente de su edad, educación o ingresos económicos, calificaron más favorablemente a los hombres con cinturas más delgadas que a aquellos con cinturas más gruesas.

Y los vínculos con el tamaño de la cintura y la salud en los hombres son igual de evidentes que en las mujeres. Estudios realizados por científicos en Texas, Australia y Suecia conectaron directamente niveles elevados de grasa en el vientre masculino con bajos niveles de testosterona activa. Estas investigaciones especulaban que niveles elevados de grasa abdominal en un hombre convierten la testosterona a estrógeno, lo cual reduce el conteo de los espermatozoides y ocasiona pérdida muscular. Los expertos que estudiaron la elección de pareja y el atractivo suponen que la inclinación de elegir pareja según las cinturas flaquitas proviene de nuestra historia como seres evolutivos. Esta preferencia por cinturas flaquitas, según los científicos, es de hecho una adaptación profundamente arraigada en nuestra evolución, que data de hace más de 160,000 años.

De acuerdo a los investigadores que estudiaron a los antiguos humanos, parece ser que nuestros ancestros sabían instintivamente cómo evitar parejas con grandes vientres debido a que esto era un indicador de mala salud. Estos antiguos humanos no tenían acceso al raudal constante y permanente de los medios de comunicación diciéndoles cómo elegir pareja. Tenían que seguir su instinto, el cual les decía cuál mujer u hombre sería mejor pareja en términos de proveedor, protector y reproductor. Por lo tanto, la idea de "medir a alguien" puede tener sus inicios entre los humanos prehistóricos. Además de constituir un indicador general del tamaño y la forma saludables del cuerpo, también resulta ser que el tamaño del abdomen es un indicador confiable y fácil de detectar una buena o mala calidad en una pareja. Las mujeres del paleolítico, conjeturan los científicos, tenían un instinto biológico para no elegir hombres con vientres grandes, porque estos no serían un protector fuerte, un proveedor eficiente o una buena pareja reproductora. Por otro lado, si un hombre del paleolítico veía a una mujer con un gran vientre, piensan los científicos que su instinto lo alertaría de la posibilidad de un embarazo (y por lo tanto, no disponible) o podría tener un desequilibrio hormonal como por ejemplo una enfermedad de los ovarios, lo cual podría disminuir su habilidad reproductora.

El punto clave es que sin importar si eres hombre o mujer, una circunferencia grande de cintura es un indicador de graves problemas de salud, y "un cuerpo atractivo es un indicador instintivo de salud", como lo describe de forma tan bella el doctor OZ en su libro *YOU: Being Beautiful: The Owner's Manual to Inner and Outer Beauty.*

Así que... deja de sentirte culpable por desear tener una Cintura flaquita. Está arraigado en tu ser. Acepta que tu belleza externa es un reflejo de tu salud interna. Esta es tu nueva mentalidad. No eres superficial, insulsa ni vana: quieres una Cintura flaquita porque deseas una salud óptima. Verte despampanante es algo con lo que tendrás que vivir.

¿Qué es una Cintura flaquita?

La proporción entre tu cintura y cadera es la medida que mejor indica qué tan Flaquita, o no, es tu cintura. Para descubrirlo, sólo hace falta una cinta métrica de tela y unos cálculos matemáticos muy simples. Toma la cinta métrica y apretando el vientre, mide tu cintura al nivel de tu ombligo. Enseguida, mide tus caderas en la parte más ancha alrededor de tu trasero. Finalmente, divide el tamaño de tu cintura entre el tamaño de tu cadera. Una proporción ideal es 0.8 para las mujeres y 0.95 para los hombres. Científicos canadienses han señalado que esta prueba es una forma ideal y económica de predecir datos tan importantes como las enfermedades cardiacas.

Si la circunferencia de tu cintura está por encima de estos resultados, no temas. Este libro está diseñado para ayudarte a perder de una a dos libras por semana en el transcurso de doce semanas. *Flaquita y llena*™ te brinda resultados duraderos y perdurables. Obtendrás el cuerpo que deseas, y seguirá siendo para siempre tu cuerpo soñado.

Proporción de la cintura en relación con la cadera

Mujer	Hombre	Riesgo asociado con la salud
0.80 o menos	0.95 o menos	Bajo
0.81 a 0.85	0.96 a 1.0	Moderado
0.85 o más	1.0 o más	Alto

Cómo tener una Cintura flaquita

Debes reducir tus calorías. Punto.

Ya está.

Lo dije.

Amigos, no llegué a esta conclusión fácilmente. Ya hace varios años que soy un entusiasta de reducir calorías, comer pocas frutas, merendar con todo tipo de nueces y disfrutar de una ensalada de espinacas con pollo. He publicado libros, escrito blogs y participado en Twitter con regularidad y apasionadamente sobre solo "contar las calorías que cuentan" o peor, "no contar calorías en absoluto". No obstante, la cantidad de calorías es la clave de la pérdida de peso y finalmente, estoy completamente claro al respecto.

Sea cual sea la dieta, esta es la nueva realidad: debes crear un déficit en calorías si quieres deshacerte de libras, grasa estomacal y tener una Cintura flaquita. Ahora bien, sé muy bien que esto no es nada "nuevo", pero desde hace algún tiempo, las dietas más populares, desde Atkins hasta South Beach, de la Solución Paleo hasta la dieta Primal Blueprint, e incluso The Belly Fat Cure™ y The 100™ (estas dos últimas son mías), todas prometen la pérdida de peso sin llevar cuentas o contar calorías, o por lo menos, no todas las calorías. Para ser justo, muchos de estos planes (todas mis dietas también lo hacen) ofrecen menús de bajas calorías que generan pérdida de peso (siempre y cuando el lector siga el menú al pie de la letra). La falsa promesa de la mayoría de estas dietas es pretender que comerás menos naturalmente, porque consumirás alimentos que te llenan más y se digieren despacio, y porque además no consumirás alimentos (azúcar y harina refinadas que elevan la insulina) que generan acumulación de grasa. Desafortunadamente, estas promesas no son ciertas. La primera idea de que comerás menos naturalmente, no funciona porque la mayoría no dejamos de comer solo porque nos sentimos llenos. Muchas razones físicas, emocionales y psicológicas regulan la cantidad de alimentos que consumimos y cuándo dejamos de comer. Brian Wansink, profesor del comportamiento del consumidor en la Cornell University, y autor de *Mindless Eating*, ha conducido varios estudios brillantes que demuestran repetidamente que cuanta más comida pones frente a ti, más comes. No importa de lo que se trate: los humanos comemos mucho más de lo que debemos. Sencillamente, somos pésimos en limitarnos a consumir una cantidad apropiada de calorías. En segundo lugar, aunque evitar el azúcar y la harina refinada sigue siendo una excelente norma, si *no* reduces las calorías en general, *no* obtendrás una pérdida de peso. No existe un solo componente alimenticio que ocasione acumulación de grasa, como señalan grandes entusiastas de la grasa. A final de cuentas, las dietas que se enfocan en dejar a un lado un grupo alimenticio por entero, como por ejemplo las frutas y los granos, son demasiado severas y poco sostenibles, aunque en verdad se reduzcan las calorías. El resultado es que la mayoría termina dejando estos regímenes y dándose un atracón de los alimentos prohibidos.

Yo mismo apoyé por completo la idea de que la acumulación de grasa es el resultado de alimentos que elevan la insulina (todos los carbohidratos y azúcares), pero a la luz de estudios más recientes y exactos, ahora rechazo esta teoría. También fui uno de los tantos que apreciaron el mensaje de Gary Taubes, un periodista comprometido y talentoso que escribió muchos libros y artículos donde aseguraba que los carbohidratos eran los únicos responsables de la obesidad y la acumulación de grasa. Taubes señalaba que es imposible perder peso mientras se consumen carbohidratos, pero que puedes lograr una gran pérdida de peso comiendo tantas calorías como desees, siempre y cuando reduzcas por completo los carbohidratos y azúcares. Según Taubes, todo esto tiene que ver con la forma en que la insulina se eleva al consumir alimentos ricos en carbohidratos, ocasionando que la grasa se acumule. No obstante, las investigaciones científicas no lo confirmaron. Estudios más recientes y cuidadosos mostraron evidencia que demuestra que una mayor cantidad de calorías, sin importar el tipo, significan un mayor peso, y viceversa.

En 2015, un nuevo estudio de National Institutes of Health de los Estados Unidos, publicado en *Cell Metabolism,* examinó los efectos de dietas controladas de bajo consumo de carbohidratos y bajas calorías de grasa en 19 hombres y mujeres obesos.

Reducir calorías de la forma que gustes

Cuando se trata de perder peso, lo que realmente importa es cómo te despojas del exceso decalorías: reduce su consumo y perderás las libras. Las siguientes dietas no prometen una salud maravillosa ni tampoco las recomiendo, pero cuando se trata de bajar la aguja de la báscula, cortar calorías es clave. Los siguientes ejemplos exagerados ilustran lo absurdas que pueden ser las dietas:

- **Twinkies:** Para probar que todas las calorías —incluso las más vacías— cuentan, un profesor de nutrición con sobrepeso de Kansas State University se auto indujo a seguir la dieta Twinkie, en la cual solo comía uno de los dulces de la marca Hostess cada tres horas, intercalando los Twinkies con meriendas a base de Doritos, cereales azucarados y galletas Oreo. Se limitó a menos de 1,800 calorías al día de una dieta a base de productos altamente procesados y refinados, llenos de azúcar y grasa, y perdió 27 libras en el transcurso de 10 semanas. Hasta la fecha, el profesor no ha reportado ningún problema en su salud como resultado de esta dieta.

- **Comida de bebé:** Sí, esta moda de Hollywood de sustituir dos, o posiblemente tres comidas al día, por compotas para bebés resulta en pérdida de peso. La entrenadora de celebridades, Tracy Anderson, fue quien dio inicio a esta moda de reducir calorías y controlar porciones, y a pesar de que ocasionó pérdida de peso (siempre y cuando se redujeran las calorías), la mayoría de las personas que la siguieron, informaron que el peso retornó rápidamente una vez que volvieron a consumir comida de adultos. Esta dieta es un fenómeno de Internet y no se ha publicado en ningún lugar, pero tiene sentido, si usas comida para bebé, la cual tiene de 20 a 100 calorías por porción, en vez de una comida típica de 300 a 500 calorías.

Los participantes se mantuvieron en una unidad metabólica durante dos semanas con el fin de que los científicos pudieran controlar, regular y registrar todo consumo de alimentos y actividades. Cada grupo redujo el consumo de calorías diarias en un 30%. La mitad del grupo redujo los carbohidratos (carbohidratos bajos) y la otra mitad redujo la grasa (carbohidratos altos). Al cabo de dos semanas, los sujetos descansaron por unas cuantas semanas, y luego regresaron y repitieron el estudio, mientras los dos grupos intercambiaban sus dietas. Curiosamente, la pérdida promedio de cada participante fue de una libra de grasa al cabo de dos semanas y de cuatro libras de peso, pero el grupo de carbohidratos altos perdió *más* grasa corporal (el grupo de carbohidratos altos perdió 463 g de grasa en promedio, comparado con 245 g de los sujetos en la dieta de carbohidratos bajos). Además, los investigadores predijeron que si las personas en la dieta hubieran continuado el proceso por seis meses más, las personas en el grupo de carbohidratos altos habrían terminado el estudio perdiendo seis libras más que el grupo de carbohidratos bajos. Esto desacredita directamente la teoría popular de carbohidratos bajos propuesta por Taubes, la cual pretende que las dietas bajas en carbohidratos son más efectivas para la pérdida de grasa debido a que reducen los niveles de insulina y por consiguiente, liberan grasa de los tejidos grasos. Esto contradice la teoría de que solo las dietas bajas en carbohidratos pueden ayudar a las personas a deshacerse de la grasa. Una vez más, la conclusión final es que las calorías totales son de suma importancia para la pérdida de peso. (Para saber más sobre mi transformación filosófica, ver la página 11).

Vale la pena aclarar que sigo creyendo que el azúcar y las harinas refinadas son productos extremadamente procesados que pueden ocasionar graves problemas de salud, pero no son la razón para la pérdida o ganancia de peso: todo es cuestión de calorías. Puedes perder peso, ya sea que consumas 1,200 calorías de dulces o la misma cantidad de proteína sin grasa, vegetales, frutas y granos integrales (para prueba de esto, ver el cuadro de "Reducir calorías a tu gusto" en la página 9). Otros problemas de salud surgen cuando dedicas tu dieta a la comida chatarra, pero hablaremos de eso más tarde. Lo más importante es que cuando se trata de perder peso, solo de perder peso, el cálculo es muy simple. Consume menos calorías de las que quemas y perderás peso.

Marion Nestle, profesora de nutrición humana en la New York University, inspiró tanto mi filosofía de Flaquita y llena™ que ahora estoy convencido de que es el mejor método para perder peso. En su libro, *Why Calories Count*, ella comprueba por medio de estudios que cortar calorías es el único método confiable para reducir de peso. Esta no es una idea nueva. La idea total de lo que es una caloría: una medida de energía, calor o trabajo en un alimento, o la energía o trabajo consumido en una actividad física, fue descubierta y solidificada en el siglo XIX. Los científicos comprendieron desde hace mucho tiempo que para mantener el peso, debe haber un equilibrio entre el número de calorías que consumes y el número de calorías que quemas. Con el fin de perder peso, debes consumir menos alimentos de los que quemas, o debes quemar más calorías en ejercicio de lo que consumes en alimentos. En esta ecuación, lo que comes realmente no importa. Considera estos estudios:

- En un estudio publicado en el *Journal of the American Dietetic Asociación*, científicos expertos en nutrición de laTexas Woman's University descubrieron que sin importar el componente de una dieta, siempre y cuando los participantes se ciñeran a la restricción de calorías, perdían peso. Este estudio separó mujeres en tres grupos de por lo menos once personas por grupo y les pidió que consumieran dietas de 1,200 calorías con 25, 45 o 75 por ciento de carbohidratos con variaciones en grasas y proteínas.

- En un informe del año 2001, investigadores del Departamento de Agricultura de los Estados Unidos y de la University of California compararon la dieta alta en proteínas y baja en carbohidratos de Atkins; el plan bajo en grasa y alto en calorías de Ornish; y el programa bajo en grasas, con carbohidratos moderados de Weight Watcher. El estudio descubrió que los tres dieron como resultado la misma pérdida de peso siempre y cuando las calorías no superaran de 1,400 a 1,500 diarias. Los investigadores concluyeron que el determinante más importante para la pérdida de peso era el equilibrio de calorías. Todas las personas logran perder peso cuando consumen menos calorías de las que queman, sin importar los niveles de proteína, grasa o carbohidratos. Además, todas las personas que participaron en el estudio informaron efectos similares de hambre y satisfacción independientes de la dieta que siguieron.

Mi revelación

Durante muchos años, no recomendaba el consumo de fruta debido a su alto contenido de azúcar, aunque he descubierto nuevas investigaciones que han abierto mis ojos a la forma de considerar la comida respecto a la pérdida de peso. A medida que continúo con mis investigaciones, no puedo evitar encontrar evidencia indiscutible de que hay otro enfoque respecto a la pérdida de peso más efectivo, que solo centrarnos en las calorías del azúcar. Y hoy en día, estoy disfrutando de tazones llenos de sandía y estoy más delgado de lo que nunca había estado antes.

"Calorías de azúcar" es el término que usaba en mis libros, *The 100* y *Happy Hormones, Slim Belly,* para definir cualquier caloría de carbohidratos. Es un término preciso en cuanto a que todos los carbohidratos son "considerados" como azúcar por tu cuerpo: por consiguiente, son calorías de azúcar. Mi error fue decir que todas las calorías de azúcar son iguales. No lo son. Hay azúcares buenos y azúcares malos. Mi segunda equivocación fue seguir el consejo de autores como Gary Taubes, quien argüía persuasivamente que las calorías a base de carbohidratos eran las causantes del aumento de peso. La verdad es que el exceso de calorías ocasiona el aumento de peso, sin importar de qué componente alimenticio se deriven.

El conocimiento existe en un estado fluido y cambiante, y esto incluye las investigaciones sobre la nutrición y la pérdida de peso. Recuerda que en una época creímos que el mundo era plano. Varios exploradores fueron lo suficientemente valientes como para aventurarse más allá y descubrir la verdad. De igual manera, nunca he creído en descansar sobre mis laureles. Cuando descubro que puedo compartir un mejor mensaje para la pérdida de peso y la salud, siempre estoy dispuesto a actualizar mi filosofía para reflejar la última y más precisa información científica disponible. Así que, después de muchas investigaciones, reflexiones e incluso una lucha interna para llegar a aceptar esta ciencia, ahora no me queda la más leve duda de que el enfoque más eficaz para la pérdida de peso es considerar todas las calorías. Eso es todo. Todas las calorías cuentan.

¿Sigo creyendo que es importante evitar los azúcares y las harinas refinadas? Absolutamente. Es un gran primer paso y es vital para tu salud. Sin embargo, evitar únicamente estas calorías vacías, no causará la pérdida de peso de la manera que una vez creyeron que lo haría. He descubierto que "contar solo las calorías de azúcar", así como las investigaciones relacionadas con la insulina y sus efectos en la acumulación de grasa, no es un factor tan crítico para la pérdida de peso como controlar tus calorías totales. De hecho, en realidad es bastante insignificante.

Así que te brindo esta información con la sincera esperanza de que vas a seguir confiando en mí, para proporcionarte los últimos avances dietéticos científicos y los métodos más efectivos para bajar de peso y mejorar tu salud.

¡Brindo por un gran plato de sandía, uvas y fresas! Pronto aprenderás todo sobre celebrar la fuente natural de dulzura que te ayudará a tener la Cinturita flaquita que siempre has soñado; y descubrirás que la fruta es una parte esencial para sentirte Llena estando Flaquita.

- En un estudio publicado en 2009, en *The New England Journal of Medicine,* los investigadores compararon cuatro dietas: baja en grasa, proteína promedio; baja en grasa, alta en proteína; alta en grasa, proteína promedio; y alta en grasa, alta en proteína. Casi el 80% de las 200 personas siguieron las restricciones de sus respectivas dietas, que requerían que tanto hombres como mujeres redujeran 750 calorías de su consumo diario. Al final de un periodo de seis meses, los participantes, independientemente del grupo de dieta, habían perdido un promedio de nueve libras. Todos los grupos informaron niveles iguales de hambre y de satisfacción con su dieta, y todos tuvieron una mejoría similar en sus niveles de insulina y colesterol. Debido a que la pérdida de peso era poca y la reducción de calorías era alta, los investigadores repasaron los resultados y concluyeron que la mayoría de los participantes habían reducido su nivel de calorías en solo 250 al día. (Los participantes registraron su consumo de calorías).

Como puedes ver, no importa *qué tanto* reduzcas tus calorías, siempre y cuando lo hagas. Para ejemplos de dietas aún más extremas, ver el cuadro "Reducir calorías a tu gusto", en la página 9.

En el siguiente capítulo, explicaré todo lo referente a promover la salud en Flaquita y llena™ pero, por ahora, me enfocaré solo en perder peso y en nada más. Es muy importante entender este concepto. Algo que tenemos en abundancia en nuestra sociedad es el acceso constante a una abundancia de alimentos altamente nutritivos. De lo que carecemos es de moderación, y cuando se trata de perder peso, la moderación es la preocupación central.

EL problema: ¡El hambre!

El problema central cuando se trata de reducir calorías —lo que tienes que hacer para estar Flaquita—, ¡es el hambre! A tu cuerpo no le gusta que le nieguen comida. Si te privas de calorías, quieres comida, y la quieres *ahora mismo.* Sentirás un bombardeo de señales de hambre tan incesante diciéndote que tienes que comer, que cada vez estarás más irritada, agresiva e incluso llena de ira. Este concepto es tan común y extendido, que en inglés se ha creado una palabra ("hangry") como amalgama de dos palabras (*hungry* y *angry*) que significa: *hambriento y enojado,* respectivamente, para describir este fenómeno de sentirse de mal humor, agitado o irritable como resultado de tener hambre. Es muy posible que tú o alguno de tus seres queridos se sienta así con frecuencia. Curiosamente, un químico natural del cerebro, el neuropéptido Y liberado cuando sientes hambre, es el mismo químico que secreta tu cerebro cuando te sientes enojada o agresiva. Se cree que esta relación es parte de tu ser evolutivo, que la desarrolló para protegerte de pasar demasiado tiempo sin comer. No siempre tuvimos acceso libre a la abundancia de alimentos que tenemos hoy en día. En el pasado, en la época de la caza y la recolección, los humanos debían prepararse para los períodos en que la comida escaseaba. Ser agresivo y codicioso con la comida era esencial para la supervivencia, razón por la cual no actuamos con mucha gracia cuando tenemos hambre. Entonces, aunque el enojo por hambre no siempre es agradable, sí que tiene mucho sentido. Reflexiona. Si nuestros ancestros cavernícolas se hubieran despreocupado por el animal salvaje que acababan de cazar con tanta dificultad y hubieran invitado graciosamente a los amigos del clan de la cueva vecina a unirse a ellos y a su familia, es muy probable que él y los suyos se hubieran muerto de hambre. Sentir avaricia y voracidad no es nuestra conducta más civilizada, pero cuando estás en un estado de enojo por hambre, es comprensible.

Tu cuerpo es una magnífica máquina siempre trabajando para mantener el equilibrio. El hambre simplemente es una señal de tu cuerpo de que está fuera de equilibrio. La sensación es desagradable por una buena razón. Lo que sientes cuando te falta la comida es un llamado de tu cerebro para que comas. Cuando llevas una dieta reduciendo calorías de tu cuota diaria, es natural que sientas más hambre. Digamos que consumes un desayuno más pequeño de lo que normalmente haces y tienes planes de consumir el almuerzo a la hora del mediodía tal como siempre lo haces, solo que esta vez estás funcionando con menos calorías de la cantidad promedio que consumes (y recuerda que también vas a consumir una porción más pequeña al almuerzo). Tu cuerpo se da cuenta de esas cosas. Con el paso del tiempo, desde tu última comida, los nutrientes en tu corriente sanguínea (la glucosa sanguínea) comienzan a disminuir. Si la disminución llega bastante lejos, tu cerebro lo verá como una situación de emergencia. Al comienzo, sentirás los retortijones del hambre, puedes tener dolor de cabeza, refunfuñar o sentirte débil y fatigado. Puedes comenzar a sentir dificultades en concentrarte. Tus pensamientos girarán cada vez más hacia la comida, y comenzarás a obsesionarte con el momento en que vas a poder comer. Eventualmente, no serás capaz de pensar en nada más. El resultado en casi toda circunstancia es que vas a comer. Ahora bien, si verdaderamente estás dedicado a la idea de perder peso y reducir calorías, puede ser que logres seguir tu plan por unos cuantos días, pero sentir hambre día tras día, acabará por cansarte.

Una encuesta en Gran Bretaña descubrió que las mujeres comienzan unas tres dietas diferentes al año y las abandonan cerca del día 19. Así es. Según los científicos, para el quinto día, dos tercios de las personas ya han hecho trampa en su régimen para perder peso. En otra encuesta conducida por científicos británicos, 1,000 mujeres informaron que habían abandonado sus dietas en la quinta semana. Desde la segunda semana, el 25% ya la había abandonado y para la cuarta semana, el 50% no seguía la dieta. Ni una sola mujer logró su meta.

Un problema adicional que resulta de reducir calorías es que el motor que quema calorías en tu cuerpo (tu metabolismo) se desacelera, en proporción con las calorías que reduces y también con el peso que pierdes. Si quieres perder peso, debes comer menos y menos calorías a medida que el número en la báscula va bajando, de lo contrario, no seguirás perdiendo peso. Con el paso del tiempo, esto se vuelve muy fatigante y, eventualmente, la mayoría nos olvidamos de la dieta y comemos de más. O, seguimos la dieta por una cierta cantidad de tiempo, pensando que una vez que logremos nuestra meta, nos daremos el lujo de atiborrarnos y comer de nuevo. Y cuando te atiborras, el peso regresa con venganza. Recuerda, tu cuerpo piensa que has estado muriéndote de hambre, por lo que reemplaza vorazmente todo lo que has perdido, y rápido. Esta situación explica la razón por la cual engordar después de hacer dieta es más común que la lluvia en una selva tropical. Considera los siguientes estudios que ilustran las dificultades comunes de reducir calorías y tener hambre:

- En un estudio en Minnesota, científicos pusieron 19 hombres a una dieta muy severa de restricción de calorías, compuesta en su mayoría de papas. Al final del estudio de seis meses, los hombres estaban letárgicos, deprimidos, irritables, fríos y habían perdido toda su libido al consumir una dieta que limitaba severamente sus calorías. Estaban siempre obsesionados con ideas de comida. Sus músculos se debilitaron, su resistencia declinó dramáticamente y perdieron masa muscular.

- En un estudio que examinaba la salud del corazón de 18 voluntarios con restricción de calorías, entusiastas de la anti edad, científicos de la Washington University en St. Louis, descubrieron que a pesar de que el 20% de ellos estaban más delgados y habían reducido su presión arterial, al igual que sus indicadores de inflamación en comparación con un grupo de consumidores "normales", el grupo que había restringido sus calorías estaba expuesto a otras dificultades. Estos miembros de la Calorie Restriction Society, que creen que la elección de reducir su consumo de calorías extenderá sus vidas, informan experiencias constantes de hambre y sensación de frío. Las mujeres informan irregularidades en su menstruación, los niveles de testosterona se redujeron en los hombres, y muchos informaron que estaban obsesionados con la comida y que se sintieron alienados por sus familiares y amigos debido a su estilo de vida.

- Según una encuesta llevada a cabo en el año 2010 por el National Health and Nutrition Examination Survey de los Estados Unidos, de las personas que hacen dieta para perder peso, concluyeron que un 80 a un 95% recuperan el peso antes de un año o dos. Los investigadores creen que cortar calorías de forma demasiado severa, o seguir una dieta muy rígida que deja a un lado grupos enteros de alimentos, hace que la mayoría de las dietas sean insostenibles y que las personas sientan demasiada hambre. Es mejor enfocarse en evitar alimentos altamente procesados y comer con moderación.

- En un estudio llevado a cabo por la Columbia University, los investigadores redujeron la cantidad de alimentos a hombres y mujeres para que perdieran entre un 10 y un 20% de su peso. No es sorprendente el resultado: el hambre se incrementó mientras que el metabolismo cayó en picada. Una vez que terminaron los estudios, los sujetos recuperaron rápidamente el peso.

He trabajado con muchas estrellas de primera plana que me han relatado historias de horror de dietas autoimpuestas extremadamente rígidas donde han pasado mucha hambre para perder peso. Las dietas son miserables y la pérdida de peso es siempre temporal. Me recuerda la película *The Devil Wears Prada (El diablo usa Prada)*. A pesar de que la película es una obra de ficción, está basada en una historia de la vida real, de la industria de la moda en su forma de glorificar el ideal de mujeres extremadamente delgadas. Una de las conversaciones demasiado realistas ocurre entre las asistentes de la editorial: Emily (interpretada por Emily Blunt) y Andy Sachs (interpretada por Anne Hathaway):

Emily: Andrea, ¡oh Dios mío!¡Te ves tan elegante!

Andy: ¡Oh, gracias! Te vez tan flaquita.

Emily: ¿En serio? Es para París. Estoy haciendo una dieta nueva. Lo que hago es que no como nada, y cuando siento que me voy a desmayar, me como un cubo de queso. Estoy solo a una gastroenteritis de conseguir mi peso ideal.

Y otra conversación entre el director de moda Nigel (interpretado por Stanley Tucci) y Andy:

Andy: Entonces, ¿ninguna de las chicas aquí come nada?

Nigel: No desde que la talla dos se convirtió en la nueva talla cuatro y la talla cero se convirtió en la nueva talla dos.

Andy: Ah ¿sí?, pues yo soy talla seis…

Nigel: La cual es la nueva talla catorce.

Estos ejemplos son desafortunadamente demasiado reales para muchas mujeres que desean lograr el factor ideal de esbeltez. Pero no tiene que ser así. No tienes que aguantar tanta hambre ni privarte de alimentos para tener una Cintura flaquita. Puedes estar Flaquita y llena™ y, ¡sentirte súper bien teniéndolo todo!

Entonces, ¿cómo puedes perder peso reduciendo calorías sin padecer sensaciones de hambre y privación? ¿Cómo puedes resistir el deseo biológico básico de comer que ocurre cuando restringes tus calorías para perder peso? Esta es la paradoja de la pérdida de peso: obtener y mantener una Cintura flaquita requiere consumir pequeñas cantidades de alimentos, lo cual te lleva a sentir enojo y hambre, y por consiguiente, con frecuencia, a atracarte de comida y recuperar el peso. Obviamente, tener hambre o sentir enojo por hambre, no es la respuesta.

La buena noticia es que he encontrado una solución que funciona. No hay razón para sufrir. Puedes en verdad sentirte Llena y tener una Cintura flaquita. Sentirte Llena, no es rellenarte como un pavo en el día de acción de gracias. Es importante comprender la diferencia. Las personas que han seguido regímenes por décadas, con frecuencia llegan a perder el contacto con las señales internas que el cuerpo provee para alertarlas de sus niveles de saciedad. Sentirte Llena, no incómodamente repleta, es la sensación de sentirte satisfecha, contenta y sin hambre. Cuando te sientes "Llena", de una forma sana, no estás pensando en comida. Sabes que te has alimentado apropiadamente y que no necesitas volver a comer hasta dentro de unas cuantas horas. Puedes comer más, pero si lo haces, pasarás de sentirte Llena a sentirte incómodamente hinchada e inflada. Sentirte Llena es estar llena de energía, cómoda, relajada y feliz. ¿Estás Lista para Ser Flaquita? Entonces, pasa la página.

2 Prepárate para estar Llena

17

¿Estás lista para hacer desaparecer el hambre y las privaciones para siempre? Puede ser que pienses que la única forma de perder peso, la única forma de tener una Cinturita, es morirte de hambre y sufrir retortijones y privaciones, pero no es cierto. Si llevas años haciendo dieta, puede parecer imposible, sin embargo, estás a punto de aprender que tú puedes tener ambas cosas: una Cinturita y un estómago Lleno. En el capítulo anterior, expliqué la necesidad de crear un déficit de calorías (comer menos calorías de las que quemas) con el fin de perder peso, aunque eso no significa que tienes que sentir que te estás muriendo del hambre. De hecho, puedes sentirte Llena a toda hora. Hay una forma mejor de hacerlo y eso es lo que aprenderás en las siguientes páginas. Prepararte para estar Flaquita significa absorber el conocimiento descrito en este capítulo. Después de leer estas páginas, nunca más volverás a sentir que te estás muriendo de hambre o que te estás privando de comer. Nunca más tendrás que *abandonar* una dieta y atiborrarte con voracidad, y nunca jamás tendrás que *volver* a una dieta súper estricta desesperada por una cintura delgada, ya que Flaquita y llena™ no es una dieta que *sigues* de manera *intermitente*. Es un plan de estilo de vida que te gustará tanto que nunca volverás a pensar en hacer dieta.

¿Qué es estar Lleno?

Estar Lleno es tanto una forma de comer como una mentalidad. Cuando se trata de comer, el concepto de estar Lleno es cuestión de sentirse satisfecho, no repleto. Este será nuestro enfoque principal. Voy a enseñarte cómo dar pasos prácticos para comer de forma que estés siempre satisfecha. Nunca jamás te sentirás hambrienta o restringida.

La otra perspectiva en cuanto a estar Llena, al igual que estar Flaquita en el capítulo previo, es tener una mentalidad de estar Llena. Estar "Llena en la mente" significa estar llena de vitalidad, energía, sabiduría, conocimiento, confianza, felicidad y paz. Cuando alguien dice "tengo una vida llena", ¿no es a eso a lo que se refiere? Tener una mentalidad Llena también puede aplicarse a tu actitud respecto a la comida y a comer. Saber que mereces comer alimentos saludables que te nutren y te ayudan a estar Flaquita, es tener una actitud Llena respecto a tu estilo de comer. Estar Llena, en este sentido, significa que no tienes que preocuparte por comer o pensar en la comida como algo a lo que hay temer, restringir o prohibir. Cuando digo que vas a comer hasta estar Llena, me refiero a que vas a comer una dieta balanceada llena de nutrientes, vitaminas, minerales y antioxidantes, pero este no es un plan que carece de calorías vacías o perjudiciales (explicaré más al respecto en la siguiente sección).

Para explicar a fondo este concepto, quiero que entiendas que tener una vida Llena, significa sentirte *satisfecha* en todas las áreas de tu vida, así como sentirte libre y confiada en que puedes lograr todas tus aspiraciones en la vida. Además, Llena va de la mano con Flaquita. Si recuerdas, en el capítulo anterior, cuando estás Flaquita eres hermosa por dentro y por fuera, porque ser hermosa por fuera es un reflejo exterior de tu salud interior. Estar Llena, en tu actitud y en tu estilo de comer, es como llegarás a estar Flaquita. Cuando tu vida esté *Llena,* estarás Flaquita, y cuando estés *Flaquita,* tu vida estará Llena. Combina ambas cosas y te sentirás llena de una salud óptima, de serenidad, felicidad y confianza.

Ahora bien, pasemos al aspecto nutricional de cómo comer para sentirte siempre Llena, pero no repleta ni muriéndote de hambre.

¿Lista?

Tres cosas:

1. Densidad de las calorías: **Para prepararte por completo para estar Llena, primero debemos tratar el concepto de la densidad de las calorías para que comprendas cómo elegir los alimentos para estar Flaquita, sin sentirte nunca más hambrienta o privada.**

2. Comer de forma óptima: **Exploraremos cómo el veganismo maximiza la baja densidad de calorías y estimula tu salud para que estés siempre Llena.**

Estas estrategias para comer bien y tener una Cintura flaquita, te ayudarán a nunca más sentirte con hambre o privada de alimentos.

3. El problema: Ser vegano todo el día, todos los días, te despoja de nutrientes vitales y esto no es sostenible. Exploraremos las desventajas del veganismo.

Para el final de este capítulo, tendrás conocimiento de los dos componentes requeridos para estar Flaquita y llena™. Crearás sin esfuerzo un nuevo estilo de vida, ¡que puedes seguir con facilidad! Serás libre, de una vez por todas, de volver a hacer dietas donde pierdes peso y luego lo recuperas, de todo tipo de trucos para perder peso, dietas de moda pasajera, y tendrás la claridad y el enfoque requeridos para lograr la libertad, la salud y la belleza que siempre has deseado.

No todos los alimentos te llenan de igual forma

En el capítulo anterior, Prepárate para estar Flaquita, describí cómo había llegado a una nueva comprensión, basado en investigaciones arrolladoras de que para estar en verdad Flaquita para siempre, debes estar atenta al consumo general de calorías. Esto representa un problema: el hambre. Tu cuerpo es increíblemente sensible a las calorías que está acostumbrado a recibir a diario. Cuando reduces calorías, te da hambre, lo cual puede generar una reacción peligrosa que te haga comer demasiado. Puede ser que durante algunas semanas logres seguir un plan de reducción de calorías, pero cuando te sientas vacía por la falta de calorías que estabas acostumbrada a tener, se hará cada vez más difícil seguir tu meta de obtener una Cintura flaquita. Por consiguiente, te llenarás de ideas obsesivas de comida y sentirás irritabilidad y hambre.

Afortunadamente, existe una solución más simple y clara: ¡sentirte Llena! No digo esto a la ligera, porque existe un método confiable que puedes usar para planificar tus comidas y comer hasta sentirte satisfecha, mientras que al mismo tiempo reduces las calorías para estar Flaquita. El secreto para estar siempre Llena, a pesar de reducir el consumo de calorías, comienza entendiendo que no todos los alimentos fueron creados iguales. Aunque una caloría es siempre una caloría, algunos alimentos son más *densos en calorías* que otros. ¿Qué significa esto? Un alimento denso en calorías contiene muchas calorías, o energía, comprimidas en un empaque relativamente pequeño. Observemos más detalladamente este concepto esencial.

¿Qué es la densidad calórica?

Barbara Rolls, profesora de nutrición, investigadora de la Penn State University y autora de *The Ultimate Volumetrics Diet,* acuñó el término "densidad calórica" para describir cómo los alimentos varían en el número de calorías condensadas en cada bocado. La densidad calórica se refiere al número de calorías (no a la cantidad de energía) contenida en un gramo de alimento. Los alimentos con menor densidad calórica proveen menos calorías por gramo que los alimentos con mayor densidad calórica. Básicamente, por la misma cantidad de calorías, puedes comer una porción más grande de un alimento de baja densidad calórica que de un alimento de alta densidad calórica. Por ejemplo, digamos que te gustaría consumir una merienda de unas 100 calorías. Si eliges una bolsa pequeña de Doritos de la máquina expendedora de tu oficina (comida de alta densidad calórica), habrás llenado tu cuota con 8 trozos. Sin embargo, si decides consumir una taza de fresas (baja densidad calórica), puedes comer 25 fresas por las mismas 100 calorías. No solamente el tamaño de la porción es dramáticamente distinta —apenas un puñado de Doritos en comparación con una taza rebosante de fruta jugosa—, la primera opción solo te ofrece sal, azúcar y calorías vacías que no te dejarán para nada satisfecha, mientras que las fresas son bajas en grasa y llenas de sabor y color natural, fibra, minerales, antioxidantes y vitaminas (para más ejemplos sobre densidad calórica y cómo afecta el tamaño de la porción, ver la siguiente gráfica de distintos tamaños de meriendas de 100 calorías).

¿Cuál escogerías?

Verás a continuación cómo lucen 100 calorías de diferentes antojos.
Puedes comer cualquiera de los siguientes productos y consumir la misma
cantidad de calorías, pero, ¿cuál crees que te llenará más?

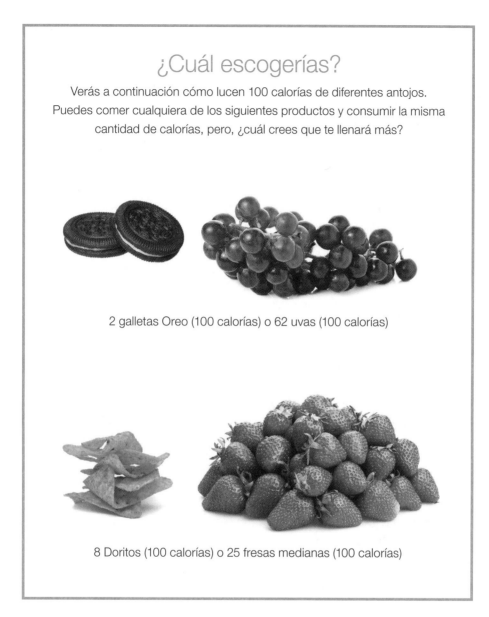

2 galletas Oreo (100 calorías) o 62 uvas (100 calorías)

8 Doritos (100 calorías) o 25 fresas medianas (100 calorías)

Consumir estas porciones de comida de baja densidad calórica no es un truco: en verdad, estás llenando tu estómago con más comida (por volumen o peso), y a la vez estás consumiendo muchas menos calorías. Esto es densidad calórica en acción. Y, ¡funciona! Científicos de la University of Alabama en Birmingham, Harvard, España y muchas otras universidades, así como investigadores de Penn State University liderados por Rolls, condujeron una gran variedad de estudios que demuestran que reducir la densidad calórica de los alimentos te ayuda a sentirte Llena consumiendo muchas menos calorías. Una y otra vez, las investigaciones demuestran que puedes perder peso manteniendo tu vientre consistente y permanentemente Lleno. Considera estos ejemplos:

- **Permanece Llena, come menos y sigue Flaquita:** Científicos de Centers for Disease Control and Prevention condujeron una encuesta entre más de 7,000 adultos y descubrieron que en comparación con las personas que consumían alimentos altos en densidad calórica, aquellos que ingerían grandes cantidades de alimentos de baja densidad calórica comían menos calorías en general, a pesar de que consumían más comida por peso. Recuerda, los alimentos de baja densidad calórica llenan tu plato y tu estómago, sin llenarte de las calorías que te hacen subir de peso. Este estudio, publicado en *The American Journal of Clinical Nutrition,* comprobó que las personas con dietas con mayores cantidades de frutas y vegetales (elementos de menor densidad calórica), consumían menos calorías y tenían menores índices de obesidad.

- **El tamaño sí importa:** En un estudio publicado en *Physiology & Behavior,* investigadores de la Pennsylvania State University y el Bell Institute of Health and Nutrition descubrieron que el volumen importaba más que la cantidad de calorías. Durante tres días, unos científicos hicieron que 36 mujeres consumieran varias fórmulas de alimentos líquidos lácteos: 496 calorías en 10 onzas (un poco más de una taza), 987 calorías en 20 onzas (casi tres tazas) o 496 calorías en 20 onzas (también casi tres tazas). Las tres bebidas lácteas variaban según el volumen (tamaño; algunas eran más grandes que otras) y la densidad calórica (la cantidad de calorías por gramo de bebida, algunas tenían más calorías que otras). Todas las bebidas tenían un sabor similar y la misma composición nutricional. Todas las mujeres calificaron las bebidas como de un sabor similar e igualmente agradables, pero la satisfacción, *qué tan Llenas* se sentían después de tomar cada bebida, estaba íntimamente relacionado con el tamaño de la bebida. La bebida más grande con la menor cantidad de calorías era igual de satisfactoria que la bebida más grande con la mayor cantidad de calorías. De nuevo, puedes sentirte Llena con menos.

- **Reduce calorías, sin esfuerzos:** En otro estudio, publicado en combinación entre la Pennsylvania State University, la University of Alabama en Birmingham, el Centro de Investigaciones Biomédicas de Pennington, Kaiser Permanente, la Duke University y el Johns Hopkins Medical Center, los investigadores descubrieron que se lograba perder peso de forma exitosa cuando se reducía la densidad calórica. Cuando más de 650 hombres y mujeres con sobrepeso y obesidad se dividieron en tres grupos, aquellos que comieron alimentos con menor densidad calórica, consumieron menos calorías en comparación con los grupos que comieron alimentos de alta densidad calórica. Todavía más impresionante es cuando consideras que comparado con el grupo de dieta de alta densidad calórica, el grupo de dieta de baja densidad calórica perdió más peso (5.3 libras en el grupo de alta densidad calórica versus 13 libras en el grupo de baja densidad). El grupo de baja densidad calórica también disminuyó en mayor grado su consumo de calorías diarias (500 para el grupo de baja densidad calórica, mientras que el grupo de alta densidad calórica solamente redujo 100 calorías diarias). Además, el grupo de baja densidad calórica incrementó el peso de los alimentos que consumieron al día en 300g, mientras que el grupo de alta densidad calórica no cambió el peso en ninguna forma significativa.

Una vez más, esto significa que las personas que consumen alimentos de baja densidad calórica visualizaron más comida en sus platos, y sintieron que había más comida en su estómago, consumiendo un promedio de 500 calorías menos al día que el grupo de alta densidad calórica.

- ¡Vamos a comer sopa!: En un experimento con 200 hombres y mujeres con sobrepeso, investigadores de la Penn State University, conducidos por Rolls, comprobaron el efecto de incorporar alimentos de baja o alta densidad calórica en una dieta con reducción de calorías. El estudio comprobó que reducir la densidad calórica añadiendo sopa de baja densidad calórica en la dieta de hombres y mujeres, constituía el principal pronóstico de pérdida de peso durante los primeros dos meses del estudio. ¿Lo comprendes bien? Los investigadores *añadieron* un alimento —la sopa de baja densidad calórica, básicamente de vegetales en su caldo— y solo eso ayudó a que los sujetos que tomaran la sopa perdieran peso. Además, esta estrategia incrementó la cantidad de pérdida de peso y el éxito para mantener el peso.

- Come más vegetales y frutas: En otro estudio de la Penn State University, Rolls y sus colegas comprobaron el efecto de reducir la densidad calórica en un grupo de 97 mujeres obesas. Al primer grupo se le indicó que incrementara la cantidad de alimentos ricos en agua, tales como vegetales y frutas, y reducir la grasa. Al segundo grupo se le pidió que restringiera las porciones y que redujera la grasa. Un año después, el grupo al que se le indicó que comiera más frutas y vegetales tuvo mayor reducción en densidad calórica y por consiguiente, perdió más peso que el grupo al que simplemente se le dijo que restringiera las porciones. Me encanta esta estrategia positiva. En vez de decirle a los participantes que redujeran sus alimentos, los investigadores les pidieron que consumieran *más* frutas y vegetales, y el grupo al que se le dijo que comiera más, ¡fue el que más perdió peso!

Nuestra meta es imitar la investigación que acabas de leer y comer más alimentos ricos en nutrientes, pero ligeros en calorías para mantener una sensación constante de llenura, mientras que creamos un déficit en calorías, que produce como resultado la pérdida constante y sostenible de peso y de grasa.

¿Cómo haremos esto?

Veamos.

Aumentando las porciones

Lo que produce la diferencia más grande en el tamaño de la porción es el agua y el aire. La cualidad de sentirse llenos también proviene de la fibra en los alimentos, pero eso no cambia necesariamente el tamaño de la porción. Los ejemplos dados hasta ahora han sido de alimentos que contienen más agua (y vitaminas, fibra, minerales y antioxidantes), aunque también puedes lograr el mismo efecto, de grandes porciones, introduciendo o incrementando varias comidas, tema que aprenderás en capítulos subsiguientes (piensa en deliciosos batidos y malteadas). Los investigadores de la pérdida de peso dicen que este es un concepto muy importante porque lo que ves afecta qué tan lleno te sientes. Los ejemplos de la investigación anterior comprueban que esto es cierto. Las investigaciones de Rolls y sus colegas enfatizan en que todos mantenemos creencias inherentes respecto a la cantidad de comida que necesitamos ver en nuestros platos o en nuestros tazones para sentirnos satisfechos. Cuando ves un plato lleno de comida, tu cerebro registra que estarás obteniendo suficiente nutrición y te sentirás más satisfecha. Una vez más, esto comprueba que lo que *ves* en tu plato es lo que importa, no la cantidad de calorías *presentes* en la comida de tu plato. Esto es una buena noticia porque significa que puedes consumir una comida de bajas calorías altamente nutritiva y sentirte lo suficientemente Llena. El resultado es la pérdida de peso sin sentirte nunca con hambre o privada de alimentos.

Comprender la densidad calórica de varios alimentos

Todos los alimentos están compuestos de una mezcla de varios macro nutrientes: grasas, carbohidratos, proteínas, agua, fibra y a veces, alcohol. Combinados, estos componentes determinan las calorías de un alimento dado y la densidad calórica (ver la imagen en la siguiente página). Es muy útil observar cada macro nutriente de forma separada, para notar en donde es más elevada la densidad calórica de un alimento:

- La grasa tiene 9 calorías por gramo, convirtiéndola en el macro nutriente con mayor densidad calórica de todos.

- El alcohol tiene 7 calorías por gramo, se clasifica casi tan alto como la grasa. Además, el alcohol es un producto especial porque no se metaboliza igual que los demás alimentos. Según esto, debe consumirse con moderación.

- Tanto las proteínas como los carbohidratos (incluyendo todos los azúcares) contienen 4 calorías por gramo.

- La fibra, aunque también es un carbohidrato, es solo parcialmente digerible, y se presenta con 2 calorías por gramo.

- El agua es el único y absoluto nutriente verdaderamente "libre", pues tiene 0 calorías y 0 densidad calórica. Añade peso y volumen sin tener calorías: cuanto más "hidratada" estés, mejor estarás. Cuanta más agua contiene un alimento, más comida verás en tu plato, en tu tazón de sopa o llenando tu taza.

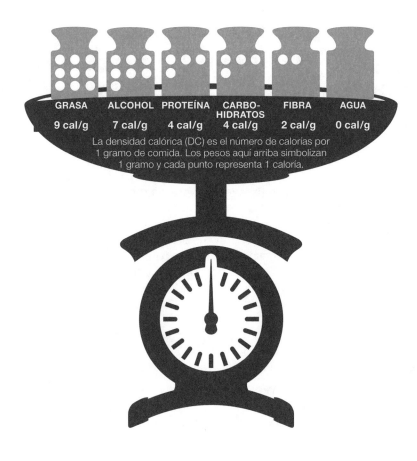

GRASA | ALCOHOL | PROTEÍNA | CARBO-HIDRATOS | FIBRA | AGUA
9 cal/g | 7 cal/g | 4 cal/g | 4 cal/g | 2 cal/g | 0 cal/g

La densidad calórica (DC) es el número de calorías por
1 gramo de comida. Los pesos aquí arriba simbolizan
1 gramo y cada punto representa 1 caloría.

Cómo calcular la densidad calórica

Puedes calcular la densidad calórica de cualquier alimento. Simplemente, observa la etiqueta de la información nutritiva de cualquier empaque de comida en tu cocina (o busca los artículos que no vienen en un empaque en la página calorieking.com), y busca el tamaño y las calorías de la porción. Consideremos una porción de 5 onzas de yogur griego sin endulzar ni grasa. El tamaño de la porción en gramos es de 130 y contiene 90 calorías. Para calcular la densidad calórica, divide las calorías por porción entre los gramos por porción. En este caso, 90 dividido entre 130 es .69, lo que significa que la densidad calórica de este yogur es .69.

Calorías por porción ÷ gramos por porción = densidad calórica por porción

o

90 ÷ 130 = 0.69

Puedes tener una idea razonable de la densidad calórica de un alimento usando este cálculo en cualquier alimento y luego usando la gráfica a continuación como guía.

Señales de hambre:
Cuándo debes empezar a comer
y cuándo debes parar

Una parte esencial para estar Flaquita y llena™, es comprender tus señales de hambre y de llenura. Si has estado siguiendo una dieta en los últimos años, es muy probable que hayas perdido la habilidad de escuchar esa pequeña vocecita en tu interior, que te indica cuándo debes empezar a comer y cuándo debes parar. Cuando estás muriéndote de hambre, esa vocecita interna no es tan callada: te grita. Igual es cuando te sientes repleta. El problema es que si esperas hasta que tu cuerpo esté pegando alaridos de hambre o dando gemidos porque estás demasiado hinchada, es demasiado tarde. El daño está hecho, y entonces vas a inhalar comida como una aspiradora de lujo, o estarás en agonía, tragando antiácidos toda la noche y reprochándote por tus excesos. Esa es la razón por la cual debes aprender a escuchar las señales más sutiles. Comienza a utilizar la siguiente escala de inmediato para volver a ponerte en contacto con tus señales de hambre y llenura.

A lo largo del día, verifica cómo te sientes según los niveles de hambre o llenura. Clasifica tu hambre en la escala del 1 al 10. Debes proponerte a comer cuando estés entre 3 o 4 y detenerte cuando estés entre 5 y 6.

1 — Voracidad, debilidad, mareo, temblores, dolor de cabeza: enojo por hambre. No te puedes concentrar. El ácido estomacal está alborotado. A ti no te importa lo que comas, pero debes comer ¡ahora!

2 — Gruñidos estomacales, mal humor, sentir que se aproxima un dolor de cabeza, imposibilidad de dejar de pensar en comida.

3 — El estómago comienza a gruñir y se siente vacío, comer sería agradable ahora.

4 — Podrías comer algo, comienzas a sentir los primeros retortijones o gruñidos del hambre; comienzas a notar tus primeros pensamientos de comida.

5 — Llena, satisfecha, ni hambrienta ni llena; tu estómago no se siente inflamado para nada.

6 — Perfecta y agradablemente llena, relajada y cómoda.

7 — Comienzas a sentir un poco de incomodidad. La comida ya no te sabe tan bien. El estómago se siente un poquito distendido. Comienzas a sentir sueño.

8 — Sientes la necesidad de aflojar tus pantalones; sabes que llegaste muy lejos y te arrepientes.

9 — Te duele el estómago, te sientes pesada e incómoda; la ropa se siente apretada.

10 — Estás tan llena que duele. Estás en estado de coma por exceso de comida. Te sientes enferma. Te sientes tan llena como en una cena de un día festivo.

Los niveles de Flaquita y llena™

Primer nivel

Cómo comer: llénate de estos alimentos lo más posible. Estos deben ser tus alimentos primarios.

Ejemplos: Vegetales sin almidón, la mayoría de las frutas y caldos.

Segundo nivel

Cómo comer: come porciones razonables de este nivel.

Ejemplos: Proteína magra, legumbres, lácteos bajos en grasa

Tercer nivel

Cómo comer: añade el tercer nivel cuando sea necesario, pero asegúrate de controlar tus porciones.

Ejemplos: Panes, postres, quesos, carnes altas en grasa

Cuarto nivel

Cómo comer: limita el cuarto nivel tanto como sea posible, y asegúrate de controlar tus porciones y la frecuencia de consumo.

Ejemplos: Botanas fritas, dulces, galletas, nueces, grasa, vino

Consejo rápido: Si el número de gramos por porción de un alimento es más grande que las calorías por porción, el alimento es de baja densidad calórica y puedes incluirlo con tranquilidad en tu dieta.

No obstante, no tendrás que preocuparte por calcular la densidad calórica de los alimentos que vayas a consumir. Yo ya he hecho ese trabajo para ti en la lista de alimentos de Flaquita y llena™, en el capítulo 7, así como una guía de referencia rápida (ver la siguiente página) de los alimentos que caen en los cuatro niveles de Flaquita y llena™:

Los niveles de Flaquita y llena™

Primer nivel

Alimentos de origen vegetal

Sopas

Sopa de tomate, preparada con agua
Sopa de frijol negro, preparada
con agua
Sopa de lentejas

Vegetales

Pepino
Espinacas, crudas
Calabacín, al vapor
Brócoli, crudo
Judías verdes, cocidas
Pimiento morrón rojo, crudo

Frutas

Sandía
Fresas
Toronja
Moras
Naranja
Piña, cruda
Frambuesas
Moras azules

Alimentos de origen animal

Sopas

Sopa de fideos con pollo
Sopa de carne con verduras
Sopa de lentejas y jamón
Sopa de tortilla con pollo

Lácteos

Leche sin grasa
Yogur griego, sin grasa, sin endulzar
Yogur, sin grasa, sin endulzar

Platos variados

Batido de guisantes, preparado
con agua

Segundo nivel

Alimentos de origen vegetal

Sopas

Sopa con trozos de vegetales
Guisantes secos

Vegetales, legumbres (frijoles, guisantes)

Batata (camote), al horno o en puré
Guisantes verdes cocidos
Frijoles rojos
Frijoles blancos cocidos
Maíz, hervido y escurrido

Frutas

Mango
Uvas
Plátano

Cereales, granos

Arroz salvaje cocido
Arroz integral de grano largo cocido
Quínoa cocida

Alimentos de origen animal

Sopas

Sopa de almejas con leche
Sopa de frijoles con jamón

Lácteos

Leche entera
Yogur bajo en grasa sin endulzar
Yogur bajo en grasa con fruta
Queso crema sin grasa

Carne, aves, pescado

Atún, bajo en grasa, enlatado en agua
Tilapia, cocida
Pechuga de pavo asada sin piel
Jamón extra magro

Condimentos

Crema agria natural
Aderezo Ranch libre de grasa

Alimentos de origen vegetal

Vegetales, legumbres (frijoles, guisantes)
- Hummus
- Papas a la francesa fritas

Frutas
- Aguacate de California
- Uvas pasas

Panes
- Tortilla de maíz
- Pita de trigo integral
- Pan blanco
- Pan integral

Postres, meriendas
- Pretzels

Alimentos de origen animal

Lácteos
- Queso crema bajo en grasa
- Queso feta
- Queso mozzarella, parcialmente descremado
- Queso suizo, bajo en grasa

Carne, aves, pescado, huevos
- Pechuga de pollo, asada, sin piel
- Huevo cocido
- Solomillo de ternera, magro, a la parrilla
- Salmón de granja al horno
- Chuleta de cerdo, lomo del centro, a la parrilla
- Carne molida, magra, a la parrilla

Platos variados
- Pizza de queso, masa delgada
- Hamburguesa con queso, comida rápida
- Muffin con huevo y salchicha

Postres, meriendas
- Yogur helado de suave consistencia
- Helado de alta calidad

Condimentos
- Mayonesa baja en grasa

Alimentos de origen vegetal

Panes, galletas
- Galletas de trigo

Postres, meriendas, dulces
- Palomitas de maíz con caramelo
- Brownie
- Donut, pastel
- Mezcla de frutos secos
- Papas fritas horneadas
- Papas fritas
- Totopos
- Barra de granola dura
- Chocolate amargo

Nueces
- Mantequilla de maní, baja en grasa
- Almendras tostadas
- Maní tostado
- Mantequilla de maní
- Pecanas tostadas

Condimentos
- Mermelada de frutos rojos
- Aceite de oliva

Alimentos de origen animal

Lácteos
- Queso parmesano
- Mantequilla

Carne
- Costillas de cerdo a la brasa
- Tocino cocido

Postres, meriendas, dulces
- Pastel de zanahoria con cubierta de queso crema
- Brownie
- Galletas de chispas de chocolate hechas en casa

Optimizar la comida de baja densidad calórica

Ahora, sabes todo sobre la ciencia de la densidad calórica, y tiene sentido. Aun así, es todo un reto seguir esta estrategia todo el día, todos los días. Por supuesto, ¡he encontrado la solución perfecta! ¿No lo he hecho siempre? ¿Cuál es la mejor forma de llevar una dieta de baja densidad calórica y mantenerte Llena, perdiendo peso y consiguiendo una Cinturita? Mi investigación de los hechos me ha conducido una y otra vez a comprobar que la dieta puramente vegetariana, es decir la dieta vegana, es el camino a seguir.

También te gustaría saber cómo preparar alimentos que te proporcionen las porciones y los nutrientes más completos con el menor número de calorías. La mejor forma de lograrlo es utilizar los alimentos de alta densidad calórica como condimentos y los alimentos de baja densidad calórica como la base de nuestras comidas y meriendas. Visualiza un desayuno con ensalada de frutas de colores brillantes —fresas, sandía, moras azules, mango, melón— cubiertas con un puñado de almendras en trozos, semillas de girasol o de calabaza. O puedes tomarte un delicioso batido de frutas con proteína de guisantes o chícharos, mezclado con hielo hasta llenar un vaso grande. El almuerzo puede ser calabaza, zanahorias, guisantes chinos y apio salteados con pequeñas porciones de pollo magro o pescado por

¿Estás tomando suficiente agua?

Solían decir "bebe 8 vasos de ocho onzas de agua al día". Sin embargo, pensar que una declaración general de esa índole funciona para todas las formas y tamaños, parece un poco absurdo.

Cuánta agua necesitas realmente depende de tu altura, peso, así como de tu nivel de actividad y hasta ¡del lugar donde vives! Una buena regla general es que se requiere entre media y una onza de agua por cada libra de peso… al día. Por ejemplo, si pesas 140 libras (63 kg), debes beber entre 70 y 140 onzas (2 y 4 litros) diarias de agua. Si te ejercitas mucho o vives en una zona caliente, tus requerimientos estarán más cerca del rango de las 140 onzas (4 litros). Si eres más sedentario y vives en climas más fríos, estarás bien en el medio o bajo rango.

Sigue estos consejos para tomar más agua cada día.

- Usa la botella de Flaquita y llena (20 onzas) y llénala en el transcurso del día.

- ¿Tomas más de una taza de café? Intercambia una taza por un vaso de agua.

- Distribuye tu consumo de agua a lo largo del día. Beber mucha agua a la vez no es bueno para ti.

- Mantén vasos o botellas de agua en tu escritorio, junto a tu cama y en cualquier otro lugar donde ¡recuerdes tomar un trago!

encima. Una gran ensalada de chef o de espinacas, o un guisado de verduras está a la orden para la cena. Todas estas son formas muy sencillas de consumir más con menos calorías.

Todo es cuestión de veganismo

¿Notaste que muchas de estas estrategias también son veganas? La razón es que una dieta vegana es la mejor opción para una salud óptima y para consumir una dieta de baja densidad calórica. No es tan intimidante como suena, y los veganos tienen básicamente una mejor salud. Observemos con más detalle lo que significa ser vegano.

Los beneficios de una dieta vegana

Más y más personas están optando por una dieta vegana por sus beneficios para la salud. Los veganos reportan mayor energía, mejor humor y actitud, pérdida de peso y aspecto más joven de la piel. Las investigaciones científicas sobre las personas que consumen más frutas y verduras y menos proteína animal, muestran que las personas que llevan una dieta al estilo vegano, tienen menores niveles de enfermedades crónicas y una duración de vida más larga. Los alimentos de origen

¿Y el consumo de alcohol?

El alcohol de 50° tiene 7 calorías por gramo. Eso es bastante alto, sobre todo si se tiene en cuenta que no te llena. Es importante considerar el alcohol y cualquier bebida con calorías y "calorías vacías". Las calorías que cuentan pero que no te ayudan a sentirse satisfecha.

Así que, aunque no te recomiendo que te bebas tus calorías, entiendo que a veces nos gusta disfrutar de un cóctel o de una copa de vino. ¡Te entiendo perfectamente! Aquí están mis consejos para hacerlo sin estropear tu día.

1—Recuerda que las calorías cuentan, así que asegúrate de mantenerte dentro de tu rango calórico diario.

2—Reemplaza tu merienda de 100 calorías al final de la noche con 100 calorías de lo siguiente:

- 1 copa de vino tinto

- 9 onzas de vodka con soda

- 12.5 onzas de cerveza light

- 4 onzas de vino tinto o blanco (advierte que esto es menos de 1 copa estándar de vino)

- 5 onzas Bloody Mary

- 1.5 onzas o 1 trago de licor

Los beneficios naturales de los nutrientes de la alimentación vegana

Además de ser naturalmente de baja densidad calórica, los siguientes nutrientes están inherentemente más presentes en la dieta vegana:

- **Fibra:** La fibra dietética incluye todas las partes de los alimentos vegetales que tu cuerpo no puede digerir o absorber. La fibra pasa casi intacta a través de tu tracto digestivo. ¿Por qué es bueno esto? La fibra le ayuda a tu cuerpo a reducir el colesterol y los niveles de azúcar en la sangre, ayuda a tener movimientos intestinales regulares y sin dolor, y se ha demostrado que ayuda a reducir el riesgo de cáncer, enfermedades del corazón, diabetes tipo 2 y obesidad. Alimentos ricos en fibra incluyen: frijoles blancos, frijoles pintos, frijoles rojos, lentejas, frijoles negros, ciruelas pasas, peras, mangos, almendras, pistachos y calabaza naranja.

- **Ácido fólico:** El ácido fólico es una vitamina B que le ayuda al cuerpo a producir nuevas células sanas. Tanto los hombres como las mujeres necesitan ácido fólico, pero es particularmente importante en las mujeres antes y durante el embarazo, ya que ayuda a prevenir defectos de nacimiento. El ácido fólico mantiene sana tu sangre y te protege de anemia; también se ha demostrado que mejora la salud del corazón y protege contra cambios en las células que pueden ocasionar cáncer. Los alimentos ricos en ácido fólico incluyen: lentejas, frijoles, guisantes, verduras de color verde oscuro, quimbombó, espárragos y cítricos.

- **Vitamina C:** Este es uno de los nutrientes más poderosos y eficaces, y con todas las verduras y frutas que comen los veganos, obtienen muchísima vitamina C. La vitamina C es necesaria para el crecimiento, el desarrollo y la reparación de todos los tejidos del cuerpo. Los estudios científicos han demostrado que la vitamina C reduce el estrés, reduce la duración y la intensidad del resfriado común, protege contra riesgos de derrame cerebrovascular, protege la visión, reduce la inflamación en general, disminuye el riesgo de cáncer, protege tu corazón e incluso desacelera el proceso de envejecimiento de la piel. La vitamina C aumenta la capacidad del cuerpo para absorber el hierro, mejora el sistema inmunológico, aumenta la cicatrización de heridas y ayuda en el mantenimiento de los huesos, los dientes y el cartílago. Esta vitamina también se considera un antioxidante por su papel como protector contra los radicales libres y toxinas como el humo del cigarrillo. La mayoría de las frutas son una excelente fuente de vitamina C, al igual que algunos vegetales, incluidos el tomate; el pimiento rojo, amarillo y naranja; las hojas verdes; el brócoli y más.

- **Vitamina E:** En los últimos años, ha sido un poco confusa la información sobre los beneficios del consumo de vitamina E como suplemento. Sin embargo, se ha demostrado que el consumo de la vitamina E en alimentos como: almendras, avellanas, semillas, acelgas, espinacas y col rizada es seguro y es clave para fortalecer la inmunidad, mejorar la visión y tener una piel sana.

- **Potasio:** Este mineral es parte de cada célula de tu cuerpo y ayuda al buen funcionamiento de las células. Ayuda a tus nervios y músculos a comunicarse, asiste en la regulación y el mantenimiento de la presión arterial saludable, y juega un papel vital para ayudar a tu corazón a latir de forma apropiada. Los veganos saludables comen muchísimos alimentos ricos en potasio como: hojas de color verde oscuro, papa, calabaza, aguacate, champiñones y plátanos. Si te encuentras demasiado cansado, irritable o de mal humor, podría ser una señal de que tu nivel de potasio es demasiado bajo. Otros síntomas de niveles bajos de potasio incluyen: calambres, sensación de debilidad general y náuseas.

- **Magnesio:** He escrito sobre el magnesio con anterioridad. Por muchas razones, es un nutriente esencial, pero una razón que llamó mi atención recientemente, fue en un estudio en *The Journal of Intensive Care Medicine,* que informaba que una deficiencia en magnesio duplicaba tu riesgo de morir en comparación con aquellos sujetos que tomaban suficiente magnesio. Además de esta investigación interesante, hace mucho tiempo que se sabe que el magnesio reduce el estrés y mejora la relajación. El magnesio también reduce el riesgo de insomnio, alivia los calambres, mejora el estado de ánimo, mantiene sanos los riñones y se ha asociado con la reducción de enfermedades crónicas tales como: enfermedad cardíaca, diabetes, osteoporosis y ciertos cánceres. Alimentos ricos en magnesio incluyen: almendras, verduras de hojas verdes, guisantes, nueces y granos enteros.

- **Los fitoquímicos:** Estos compuestos biológicamente activos en plantas se componen de varias propiedades beneficiosas, incluyendo antioxidantes. Los científicos todavía están aprendiendo sobre los beneficios de estos compuestos presentes en la naturaleza, pero creen que son en gran medida responsables de los beneficios protectores de la salud en los alimentos de origen vegetal. Los fitonutrientes se encuentran en: frutas, verduras, cereales integrales, legumbres, hierbas, especias, nueces y semillas.

Lo que realmente significa ser vegano

Cuando digo "vegano", me refiero al veganismo más auténtico y natural. Una dieta de origen vegetal con alimentos integrales (mínimamente procesados). Un vegano puede vivir técnicamente de Coca-Cola, papas fritas y perro caliente de tofú procesado, pero ese no es el "vegano" que recomiendo. Te invito a que sigas la forma más natural y sana posible de veganismo, lo que significa consumir alimentos integrales de origen vegetal.

vegetal de estas dietas tienden a estar llenos de nutrientes, mas no de calorías. Estas dietas son naturalmente más elevadas en fibra, ácido fólico, vitaminas C y E, potasio, magnesio y fitoquímicos, y contienen menos grasas saturadas (ver el cuadro "Los beneficios naturales de los nutrientes de una dieta vegana" en la página 32). Es fácil de comprobar que una dieta vegana es una magnífica estrategia para consumir alimentos de baja densidad calórica puesto que, como ya lo mencioné, los elementos de menor densidad calórica son los alimentos naturales —frutas y vegetales— y si eres vegano, eso es todo lo que consumes. Estos también son los alimentos que contienen mayor número de nutrientes, vitaminas, minerales, fibra y antioxidantes. ¿No estás convencida? Observa apenas una muestra de las investigaciones sobre los beneficios de ser vegano:

- Estimula la inmunidad y previene enfermedades: En un estudio publicado en el *Journal of the National Cancer Institute,* los investigadores de la Harvard School of Public Health descubrieron que más de 100,000 hombres y mujeres que consumían en su mayoría frutas y vegetales (las dietas más veganas) tenían menos tasas de enfermedades cardiacas, cáncer y muerte de cualquier tipo que las personas que consumían menos frutas y vegetales.

- Protege tu corazón: Una investigación británica de hábitos dietéticos que analizó 12 estudios, que incluía más de 278,000 hombres y mujeres durante 11 años, descubrió que aquellos que consumían mayores niveles de frutas y vegetales padecían menos incidencias de enfermedades cardiacas. Los investigadores de St. George's University de Londres, determinaron que los individuos que consumían menos de tres porciones de frutas y vegetales al día, tenían un 17% mayor de riesgo de enfermedad cardiaca o de ataque cardiaco que aquellos que consumían cinco o más porciones diarias de alimentos vegetales.

- Menor riesgo de derrame cerebral: En otro estudio por el mismo grupo de investigación británico mencionado anteriormente, investigadores analizaron los riesgos de derrame cerebral entre las personas y su relación con el consumo de frutas y verduras. De los ocho estudios y más de 250,000 hombres y mujeres, que abarcaron un período de trece años, los investigadores descubrieron que los individuos que consumían menos de tres porciones de frutas y verduras al día tenían mayor riesgo de derrame cerebral, comparados con aquellos que consumían cinco o más porciones de frutas y verduras diarias. Los efectos protectores de las frutas y las verduras son tan poderosos que condujeron a los investigadores a recomendar fuertemente a consumir un mínimo de cinco porciones al día.

- Mantiene baja la presión arterial: En una reseña del *Journal of American Medical Association* de 32 estudios científicos, investigadores de Japón, Pennsylvania y la ciudad de Washington, D. C., descubrieron que llevar una dieta vegetariana tenía influencia en la salud de la presión arterial. Los científicos analizaron más de 21,000 mujeres y hombres y descubrieron que aquellos que consumieron una dieta vegetariana redujeron su presión arterial sistólica promedio en casi 7mm/Hg y la presión arterial diastólica promedio por casi 5mm/Hg. Aquellos que consumieron proteína animal no redujeron su presión arterial. Otro estudio que analizó los efectos de los alimentos vegetales sobre la presión arterial, publicado en *The New England Journal of Medicine*, descubrió que cuando 459 hombres y mujeres consumieron una dieta baja en frutas y verduras o una dieta alta en frutas y verduras durante tres semanas, los sujetos en el grupo de alto consumo de alimentos vegetales redujeron su presión arterial en 11.4 y 5.5mm/Hg puntos. El grupo de bajo consumo de frutas y verduras no redujo en absoluto su presión arterial.

- Reduce el colesterol perjudicial: En un estudio en Brasil, científicos de la Universidad Católica de Sao Paulo descubrieron que los veganos tenían el colesterol LDL 44% por debajo de aquellos que llevaban una dieta tradicional. Los investigadores recolectaron muestras de sangre de 76 hombres y mujeres separados en grupos según su estilo de dieta (omnívoros, vegetarianos que consumían lácteos y huevos, vegetarianos que consumían lácteos, y veganos).

- Reduce el riesgo de diabetes: En un estudio publicado en *Diabetes Care,* los investigadores siguieron a más de 71,000 mujeres, entre los 38 y 63 años durante 18 años. Durante la fase de seguimiento del estudio, científicos de la Tulane University descubrieron que aquellos que reportaban una dieta alta en frutas y verduras de hojas verdes, tenían menor tasa de diabetes que aquellos que no consumían muchos alimentos vegetales. Además, las mujeres que reportaron un consumo elevado de jugos de frutas presentaron un riesgo más alto de diabetes. El jugo de frutas en realidad es una forma aislada y concentrada de la fruta, pero sin beneficios nutricionales.

- Protege tus ojos: En un estudio de más de 39,000 mujeres, científicos de Harvard descubrieron que comer frutas y verduras mantiene la función óptica. Después de la evaluación inicial, los investigadores hicieron un seguimiento 10 años después y descubrieron que las mujeres con mayor consumo de frutas y verduras, tenían entre un 10 y un 15% menos de riesgo de tener cataratas que aquellas que consumían cantidades menores de alimentos vegetales.

- Disminuye el riesgo de cáncer: Consumir frutas y verduras amarillas y verde oscuro así como cebolla y ajo, está asociado con menor riesgo de cáncer de colon, según un estudio de la School of Public Health de la University at Buffalo, reportado en el *American Journal of Clinical Nutrition.* Según los resultados de más de 3,000 hombres y mujeres examinados para la detección de cáncer de colon y comparados con más de 29,000 sujetos de control, los científicos detectaron un riesgo reducido de este tipo de cáncer entre aquellos que tenían el menor riesgo de cáncer. Además de estas investigaciones, muchos expertos que estudian la dieta vegana y los riesgos de cáncer afirman que un alto consumo de frutas, verduras y legumbres en su forma natural, brinda una dosis poderosa y permanente de fitoquímicos que protegen contra muchos tipos de cáncer. Como mencionamos anteriormente, los fitoquímicos son los componentes activos que se encuentran en los alimentos de origen vegetal. Teniendo en cuenta que los veganos consumen una cantidad considerablemente mayor de los alimentos que según las investigaciones científicas protegen contra muchos tipos de cáncer — incluyendo legumbres, frutas y vegetales enteros, tomates, verduras de tubérculos, fibra y vitamina C— es razonable concluir que los veganos están mucho más protegidos de muchos tipos de cáncer.

- Reduce el riesgo de subir de peso: Las personas que siguen dietas ricas en frutas y verduras son menos propensas a subir de peso durante el mismo periodo de tiempo que aquellas personas que consumen pocos alimentos de origen vegetal. En un estudio publicado en el *American Journal of Clinical Nutrition,* los científicos analizaron los datos de más de 89,000 hombres y mujeres de cinco países. Aquellos que consumían más frutas y verduras tenían menos cambios en su peso. En otro estudio de la revista *Nutrition,* que siguió los patrones dietéticos de más de 10,000 hombres y mujeres durante 10 años, los investigadores del departamento de Medicina Preventiva y Salud Pública de la Universidad de Navarra, España, descubrieron que aquellos que consumían más frutas y verduras subían menos de peso, comparados con aquellos que no consumían tantas frutas y verduras.

Para concluir: la dieta vegana nos ayuda a estar sanos, delgados, llenos de energía, felices y confiados. Por desdicha, hay uno o dos obstáculos en lo que concierne a ser un vegano de tiempo completo.

La desventaja de la dieta vegana

A pesar de que la dieta vegana es buena para ti y para el mundo, hay un problema, o tres. Los veganos tienen beneficios superiores en su salud debido a que sus dietas tienen cantidades más elevadas en fibra, ácido fólico, vitaminas C y E, potasio, magnesio, abundantes fitoquímicos y un consumo menor de grasas saturadas, pero este estilo de dieta también incluye riesgos potenciales de salud. Comer de esta forma todos los días ocasiona una carencia en nutrientes claves si no tienes cuidado y estás expuesta a algunos riesgos de salud asociados con el veganismo. Para la mayoría de las personas que intentan seguir este régimen, es difícil lidiar con la rigidez y la calidad limitada de un estilo de vida 100% vegano. Celebridades como el ex-presidente Bill Clinton y Beyoncé han experimentado este estilo de vida, encontrándolo poco satisfactorio.

Clinton le explicó a mi buena amiga y chef famosa, Rachael Ray, que tuvo que aceptar la idea de que no estaba obteniendo suficiente proteína y nutrientes de calidad llevando una dieta vegana. El médico de Clinton, MarkHyman, expresó su preocupación al presidente, diciéndole: "Es difícil ser vegano y consumir suficiente y buena proteína de calidad sin comer demasiados almidones. Conozco a muchos veganos con sobrepeso". Por otro lado, Beyoncé, la cantante, y su esposo, Jay Z, lanzaron recientemente una línea de comidas para una dieta vegana. Beyoncé afirma que siente mucho más energía y ha notado un brillo en su piel desde que sigue la dieta vegana, pero admite que no lo hace a tiempo completo.

Nutrientes faltantes

Una dieta vegana, con frecuencia carece de varios nutrientes esenciales, incluyendo: vitaminas, minerales y ácidos grasos esenciales. La conveniencia nutricional de las dietas de origen vegetal para el control de peso fue tratada recientemente con gran detalle en un informe publicado por *The American Journal of Clinical Nutrition.* El estudio trataba información de la Encuesta de Examen de la Salud y Nutrición Nacionales (NHANES, por sus siglas en inglés), un programa de estudios diseñado para evaluar el estado de la salud y la nutrición de adultos y niños en los Estados Unidos. El autor concluyó que a pesar de que los vegetarianos y los veganos sí mantenían pesos más saludables, tenían un mayor riesgo de deficiencia en vitamina B12, zinc y proteína comparados con aquellos que consumían proteína animal. Es importante observar de cerca los riesgos de estas carencias de nutrientes y los problemas de salud asociados.

Vitamina B12

Los hombres y las mujeres necesitan 2.4 mcg de esta vitamina a diario. La vitamina B12 es esencial para la salud de las células sanguíneas y para mantener un sistema nervioso sano. Una deficiencia de esta vitamina puede ocasionar síntomas neurológicos y psiquiátricos anormales, que pueden incluir: psicosis, daño nervioso, desorientación, demencia, perturbaciones motoras y del humor, falta de energía y dificultad en la concentración. En un estudio de la University of Wisconsin, investigadores examinaron la sangre de 83 hombres y mujeres que asistían a la Conferencia de la Sociedad de Vegetarianos de los Estados Unidos para determinar sus niveles de vitamina B12. Los resultados del estudio, publicados en *Annals of Nutrition and Metabolism,* descubrieron que el 92% de los veganos tenían deficiencia en esta vitamina, comparado con los lacto vegetarianos (47% tenían esta deficiencia) y los semi vegetarianos (apenas el 20% carecían de la vitamina). La vitamina B12 se encuentra únicamente en la proteína animal incluyendo: huevos, pollo, res, pescado y lácteos. Aunque se informa que algunos alimentos de origen vegetal, incluyendo: champiñones, tempeh, miso y vegetales marinos contienen un poco de vitamina B12, aun así, no son confiables. Estos alimentos contienen una forma inactiva de la vitamina, que no solamente no puede ser absorbida, sino que además interfiere con la absorción de la vitamina B12 activa. Muchos veganos deben tomar un suplemento de B12 para mantener los niveles apropiados.

Vitamina D

La vitamina D es famosa por ser altamente beneficiosa en la protección de la salud ósea y reducir el riesgo de enfermedades cardíacas, diabetes tipo II, presión arterial alta y cáncer. La evidencia científica sugiere que el grupo de personas veganas con frecuencia tienen niveles bajos de vitamina D, lo cual se asocia con un incremento en el riesgo de algunos tipos de cáncer. En un estudio de la Oxford University, los científicos descubrieron que en más de 65,000 hombres y mujeres, los sujetos veganos tenían los niveles más bajos de vitamina D, comparados con los demás estilos de alimentación. En comparación con los carnívoros, el promedio del nivel de vitamina D en los veganos era 75% más bajo. En otro estudio, investigadores finlandeses siguieron los niveles de vitamina D y la salud ósea de 28 mujeres durante un año. Las mujeres fueron separadas en tres grupos: veganas, lacto vegetarianas y omnívoras. Se recolectaron muestras de sangre y orina durante el curso de 12 meses y se encontró que las veganas tenían niveles consistentemente más reducidos de vitamina D y la densidad de sus huesos era menor que en el caso de las vegetarianas o las omnívoras. La densidad ósea en las veganas era 12% menor que en las omnívoras.

Hierro

La cuota diaria de hierro para mujeres adultas, entre 18 y 50 años, es de 18 mg. Para hombres y mujeres después de la menopausia (a mediados de la década de los 50, para la mayoría), los requerimientos diarios son de 8 mg diarios. Sorprendentemente, los veganos no muestran un incremento de riesgo para la anemia por deficiencia de hierro, pero sí tienden a tener menos reservas de hierro. Aunque puedes obtener suficiente hierro de las hojas de color verde oscuro y de todo tipo de granos en una dieta vegana, se requiere enfoque y dedicación. La carencia de hierro incrementa el riesgo de anemia, una condición que puede ocasionar fatiga constante.

Zinc

La res, los mariscos y los productos animales son ricos en zinc. Curiosamente, muchos alimentos veganos tienden a reducir la absorción del zinc. El zinc es esencial para el metabolismo, el sistema inmunológico y la curación.

Calcio

Los adultos entre 18 y 50 años requieren 1,000mg de calcio diario. Las personas mayores de 51 años requieren 1,200mg diarios. La mayoría de ustedes sabe que el calcio es importante para los huesos y para la salud general. La fuente más común de calcio en la dieta proviene de los lácteos, y sin ellos, los veganos corren el riesgo de tener niveles de calcio reducidos, lo cual puede poner en peligro la salud ósea.

Omega-3

La dieta vegana no incluye pescado, huevos ni vegetales marinos, los cuales son la fuente principal de estas grasas saludables protectoras del corazón y la memoria. Existen ácidos grasos de origen vegetal que pueden convertirse en omega 3, pero no con gran eficacia. Exámenes en personas veganas demuestran que tienen menor concentración de omega 3 en la sangre. En un estudio publicado en el *American Journal of Clinical Nutrition,* investigadores de la Universidad de Oxford descubrieron que entre 196 hombres, aquellos que seguían la dieta vegana tenían niveles más reducidos de ácidos grasos omega 3 en comparación con los carnívoros.

Proteína

La proteína animal contiene todos los aminoácidos esenciales que nuestro cuerpo necesita. Los aminoácidos son esenciales para la masa muscular y la salud ósea. Muchos veganos no cumplen con los requisitos de proteína, lo cual los coloca en un riesgo mayor de anemia y reduce su acceso a muchos de los nutrientes descritos anteriormente.

Demasiado rígida y difícil de mantener

Curiosamente, hoy en día hay más ex-veganos que veganos. De hecho, 70% de las personas que intentaron seguir el veganismo, terminaron dejándolo, de acuerdo a una encuesta realizada por el Humane Research Council en 2015 (ver la imagen en la siguiente página). Según este estudio, en una encuesta de una muestra representativa de 11,400 hombres y mujeres, casi tres cuartas partes de aquellos que intentaron seguir la dieta vegana, terminaron abandonándola. Los números son incluso más elevados en el caso de los vegetarianos. Según la encuesta, los sujetos informaron una variedad de razones, pero una de las más comunes era que seguir una dieta vegana o vegetariana los hacía sentir demasiado diferentes, e incluso los participantes que continuaban con la norma de no comer animales, dijeron que sentían que se destacaban debido a sus opciones alimenticias. Una dieta vegana puede ser difícil de seguir cuando estás viajando o estás lejos de casa. Las opciones pueden limitarse severamente, lo cual puede hacerte tomar decisiones poco saludables (papas fritas, frituras y galletas que no constituyen una dieta saludable). Aunque algunas personas se esfuerzan por obtener todos los nutrientes en su dieta y hacen todo lo necesario para planificar, empacar y hacer pedidos de comidas veganas saludables, estas personas son la excepción.

Estás casi completamente lista para estar Flaquita y llena. Sabes que mereces estar Flaquita y mereces estar Llena. Has establecido la disposición mental necesaria para lograr el éxito que siempre has soñado. Sabes que tener una Cinturita significa belleza interna y externa, que sentirte Llena significa no sentir hambre o privaciones, y que optimizar un estilo de vida vegano es la clave para estar Flaquita y llena™.

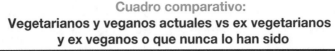

Cuadro comparativo:
Vegetarianos y veganos actuales vs ex vegetarianos
y ex veganos o que nunca lo han sido

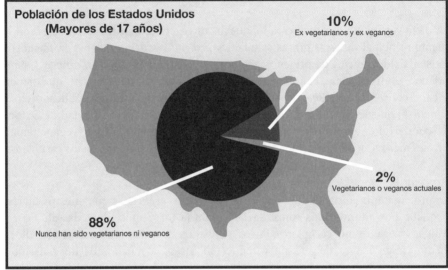

Población de los Estados Unidos
(Mayores de 17 años)

10%
Ex vegetarianos y ex veganos

2%
Vegetarianos o veganos actuales

88%
Nunca han sido vegetarianos ni veganos

Todavía nos queda por sortear un último obstáculo: el dilema vegano. El dilema proviene del hecho de que a pesar de que seguir un estilo de vida vegano es beneficioso en tantas formas y tan obvias, a fin de cuentas es muy difícil mantenerlo y puede carecer de los nutrientes esenciales. Aunque incrementes tu fibra, vitaminas, minerales y antioxidantes, y reduzcas el riesgo de muchas enfermedades crónicas al llevar una dieta vegana, eso sin mencionar el sendero conveniente de una vida siendo delgada, es difícil de seguir. Entonces, ¿cuál es la respuesta? ¿Hay alguna forma de lograr lo mejor de los dos mundos? Eso es lo que estoy a punto de revelarte. Sabes que no te dejaría sin respuestas. Estás a una página de aprender todo lo que necesitas saber para incorporar todo lo positivo de un estilo de vida vegano, dejando por fuera todos los aspectos negativos. En el siguiente capítulo, uniremos todas las piezas y comenzarás a tomar la acción necesaria para convertirte en Flaquita y llena™ para siempre. Pasa la página para descubrir por qué decidirte a ser Vegana hasta el Mediodía ¡transformará tu vida!

Flaquita y llena

40

3 Prepárate para la mañana

Aquí estamos. Hemos tratado el tema de estar Flaquita y llena para una salud gloriosa; has aprendido cómo aprovechar al máximo las calorías que consumirás optimizando alimentos de baja densidad calórica; y conoces todas las ventajas y desventajas del estilo de dieta vegano. Ahora, ha llegado el momento de unir todas las piezas para comenzar el sendero hacia una vida Flaquita y llena™ para siempre. Este es el plan:

1. ¿Lista? Primero que todo, vamos a explicar cómo preparar el terreno para tener éxito a primera hora de la mañana y mantenerte fuerte todo el día.

2. ¿Preparada? Segundo, te enseñaré cómo seguir comiendo saludable durante el día para sentirte consistentemente Llena, con energía e inspiración mientras pierdes peso.

3. ¡Vamos! En tercer lugar, empezamos. Te enseñaré paso a paso para que apliques Flaquita y llena™ en tu vida diaria.

Comencemos.

Vegana hasta el Mediodía™

Cuando comienzas tu día consumiendo los alimentos más poderosos, curativos y purificadores preparas el terreno para el éxito a lo largo del día. En el capítulo dos, aprendiste cómo el veganismo es una de las dietas más saludables y más curativas disponibles —tanto para tu cuerpo como para todo el planeta— ya que se basa en alimentos de origen vegetal y reduce tu consumo de proteína animal. Por desdicha, también aprendiste que el veganismo carece de algunos nutrientes vitales que provienen de una dieta más balanceada y que la mayoría de las personas piensan que llevar una dieta vegana es demasiado rígido, limita las opciones de forma demasiado drástica y a fin de cuentas, no es fácil de mantener a largo plazo. Aun así, me gustaría que comieras de forma vegana. Pero eso no significa que tienes que comer vegano todo el día por el resto de tu vida. En verdad, puedes obtener todos los beneficios de un estilo de vida vegano llevándolo de manera parcial. Te voy a enseñar una forma de comer vegano que es realista, satisfactoria y gratificante, que te permitirá tener una Cinturita en 12 semanas y seguir comiendo en aras de una salud óptima y felicidad para el resto de tu vida. Elevarás todos los niveles nutricionales, reducirás el consumo de calorías, sintiéndote siempre Llena, reducirás el riesgo de padecer enfermedades crónicas y aumentarás tus niveles de energía e inmunidad.

La solución Vegana hasta el Mediodía™

¡La solución es ser Vegana hasta el Mediodía™! Al seguir los principios de la dieta vegana cada mañana, comenzarás tu día llevando la delantera en tu reto, nutriendo tu cuerpo con excelentes alimentos de origen vegetal que a la vez son naturalmente bajos en densidad calórica. Puedes comer de forma satisfactoria un plato, plato hondo o taza llenos de alimentos que reducirán tus calorías en general sin que te sientas nunca con hambre o privaciones. Ser Vegana hasta el Mediodía es como seguir un plan diario de desintoxicación. Purificas tu cuerpo cada mañana y luego sigues consumiendo una dieta saludable y balanceada durante el resto del día. Es posible optimizar tu salud y tu felicidad y estar Flaquita y llena™ recargando tu mañana de frutas y vegetales. Al ser Vegana hasta el Mediodía, también cosechas estos otros beneficios:

- Disfrutarás de una piel con apariencia más juvenil, uñas más fuertes y un cabello más esplendoroso
- Reduces la intensidad de los síntomas premenstruales
- Disminuyes el olor corporal
- Incrementas tu inmunidad

- Pierdes peso

- Reduces tu presión arterial

- Proteges tu visión

- Reduces el riesgo de enfermedades cardíacas, colesterol alto, diabetes, cáncer, osteoporosis, obesidad y derrame cerebral

- Incrementas tu energía

- Te sientes más feliz y más relajada

- Ayudas al planeta al reducir gases de efecto invernadero

Al ser Vegana hasta el Mediodía y consumir alimentos de baja densidad calórica durante el día, maximizas tu consumo de nutrientes, te sientes Llena todo el día y reduces calorías para ¡tener una Cinturita en 12 semanas!

La mañana es mágica

Podrías comer vegano a cualquier hora del día, pero hay un número de razones, respaldadas por investigaciones que aseveran que comenzar tu día con una acción exitosa como comer vegano, prepara el terreno para que tengas éxito a lo largo del día. ¿Por qué? La mañana es el momento en que tu fuerza de voluntad está más fuerte.

Roy Baumeister, director de psicología social en la Florida State University y autor de *Willpower: Rediscovering the Greatest Human Strength,* ha publicado numerosos estudios que demuestran que la determinación y el ímpetu son casi siempre más fuertes en las horas de la mañana cuando te sientes fresca. Esto es debido a que la fuerza de voluntad es como un músculo. Es más fuerte cuando le has proporcionado el descanso y la recuperación adecuados. Al igual que un músculo, la fuerza de voluntad se va agotando a lo largo del día, se cansa. La fuerza de voluntad se drena al resistir consumir alimentos que desencadenan una adicción, al tomar decisiones saludables, lidiar con personas difíciles, conducir en medio del tráfico, estar despiertos; básicamente, todo lo que constituye lidiar con las exigencias normales de la vida diaria como tu trabajo, tu pareja, los hijos, tu casa, las labores del hogar y similares. Esta es la razón por la cual las personas tienden a tomar decisiones más saludables en la mañana, pero para cuando llega la noche, están demasiado cansadas para ceñirse a sus metas saludables. Las investigaciones demuestran que una vez que tu fuerza de voluntad se agota, eres más susceptible a comer de forma exagerada puesto que el centro de control de tus impulsos en tu cerebro se vuelve más vulnerable.

Puedes proteger tu fuerza de voluntad siendo Vegana hasta el Mediodía. De acuerdo con las investigaciones de Baumeister, la clave es practicar acciones saludables a diario, como comenzar con la comida más saludable, más proveedora de energía y más nutritiva posible para el desayuno. Esta estrategia funciona en ambas direcciones porque comienzas tu día eligiendo conscientemente alimentos buenos para ti y porque sientas las bases para consumir alimentos sanos y de baja densidad calórica durante el día. Comes menos cuando te sientes Llena. Recargas el músculo de tu motivación y fortaleces tu fuerza de voluntad para alejarte de las tentaciones más tarde en el día. Es una forma automatizada de permanecer Llena mientras consumes la cantidad mínima de calorías.

El segundo componente de la magia de la mañana es que las reacciones químicas fisiológicas y biológicas de digerir el desayuno, te ayudan a permanecer Llena a lo largo del día y a reducir tu susceptibilidad de comer demasiado más tarde en el día. En un estudio, investigadores del cerebro en Gran Bretaña del Imperial College London, utilizaron exámenes de resonancia magnética para estudiar los efectos de saltarse el desayuno. Los investigadores descubrieron que los exámenes de resonancia magnética de las personas que consumían desayuno, no provocaban cambios cerebrales dramáticos ante fotografías de pizza, pastel o chocolate.

Polvo de proteína vegana

Los veganos por lo general carecen de proteína en sus dietas, y la proteína es una parte importante del desayuno ya que ayuda a mantenerte lleno durante más tiempo que si solo consumes frutas y verduras. Investigaciones sobre el desayuno demuestran que la proteína ayuda a las personas a sentir menos hambre más tarde en el día (las personas que comen solo carbohidratos para el desayuno o se saltan el desayuno, tienden a comer más calorías durante el día y más calorías en general). Si bien las frutas y las verduras son muy nutritivas, también se digieren rápidamente y pueden hacer que sientas deseos de comer más. Afortunadamente, he descubierto una solución fantástica para obtener proteína manteniendo una dieta Vegana hasta el Mediodía: el polvo de proteína de guisantes. Es relativamente una nueva adición a la familia de proteínas en polvo y está demostrando grandes promesas dentro de la comunidad de investigación en nutrición. ¿Por qué usar proteína vegana? Contemos los beneficios:

- **Ayuda a mantenerte llena:** El polvo de proteína de guisantes se fabrica aislando la proteína de guisantes, así que es alto en proteína. De unos 10 a 20 gramos por cucharada, el polvo de proteína de guisantes te hará sentir llena y satisfecha toda la mañana. En un estudio publicado en *Nutrition Journal,* los investigadores descubrieron que la proteína de guisantes satisfacía tanto como el polvo de proteína a base de caseína (extraído de la proteína láctea) y llenaba más que los polvos de proteína a base de suero y huevo.

- **Es bueno para el planeta:** Como se explicó en el capítulo anterior, la reducción de la ingesta de proteína animal es excelente para contribuir con el medioambiente.

- **Es delicioso:** El polvo de proteína de guisantes es delicioso y viene en los sabores típicos: vainilla, chocolate y sin sabor. Puedes crear batidos 100% veganos deliciosos, cremosos, espumosos y que te llenan por completo.

No obstante, cuando los investigadores observaron los exámenes de resonancia magnética de las personas que se saltaron la comida de la mañana, observaron que el cerebro se iluminaba como los fuegos artificiales del día de la independencia. Las áreas del cerebro estimuladas en las personas que no desayunaban eran aquellas que controlaban el impulso, el apetito y las ansias.

En el capítulo 4, encontrarás los planes de comida para Flaquita y llena™ que te proveen un desayuno diario para ser Vegana hasta el Mediodía, con mucho jugo de frutas y deliciosos vegetales, así como proteína. Es importante incluir proteína, especialmente si eres como yo y te cuesta mucho trabajo llegar hasta el almuerzo. La proteína te mantendrá Llena y satisfecha entre comidas. He descubierto una proteína vegana en polvo que me encanta porque provee los 10g de proteína satisfactoria que necesitas, permitiéndote aun así ser Vegana hasta el Mediodía (ver el cuadro de "Polvo de proteína vegana" en las páginas 44 y 45, para mayor información).

- **Es libre de gluten:** Si estás entre el casi 10% de personas que no digieren el gluten o tienen intolerancia a los granos, o si has sido diagnosticado con enfermedad celíaca, el polvo de proteína de guisantes es tu mejor opción. Es 100% libre de gluten.

- **Se mezcla maravillosamente bien:** Muchos polvos de proteína tienen una textura o tendencia calcárea, grumosa o granulada. No es el caso del polvo de proteína de guisantes. Se disuelve fácilmente en agua y se convierte en un batido suave y cremoso. Incluso sin una licuadora, el polvo de proteína de guisantes se mezcla fácilmente en una coctelera.

- **Es hipoalergénico:** Muchas personas son alérgicas a los polvos de proteína que contienen: suero de leche, huevo, soya y caseína (una proteína de la leche). Estos ingredientes pueden ocasionar gases, inflamación y malestar digestivo. De acuerdo con la Food Allergy Research & Education Organization, existen ocho alimentos que constituyen el 90% de la fuente de todas las reacciones alérgicas: leche, huevos, maní, nueces de árboles, soya, trigo, pescado y crustáceos. Los guisantes no están entre ellos. El polvo de proteína de guisantes está libre de todos los alérgenos, por lo que es la elección perfecta.

Hay muchos polvos excelentes de proteína de guisantes en el mercado. Sugiero uno bajo en azúcar y libre de aditivos artificiales. Puedes encontrar mi polvo de proteína de guisantes —a base de guisantes amarillos de Norteamérica, libres de transgénicos y disponible en vainilla, chocolate y sin sabor— en TinyandFull.com.

Comida sana todo el día

Ahora que ya sabes cómo arrancar tu día de forma idónea, podemos hablar sobre cómo mantenerte comiendo saludable a lo largo del día, para estar Flaquita y llena™. En la siguiente sección, encontrarás un programa de comidas que facilitará tu programa de Flaquita y llena™, pero es importante que entiendas la lógica que respalda esta nueva forma de comer. Esto será especialmente útil en el caso de esas ocasiones inevitables en que tendrás que arreglártelas sin este libro o con una comida pre empacada. Quiero que estés siempre preparada para mantener baja tu densidad calórica y que nunca sientas hambre ni privaciones.

¿Recuerdas el cuadro de niveles de Flaquita y llena™ en las páginas 28 y 29? Te sugiero que hagas una copia de esa página y la lleves contigo en tu bolsillo o bolsa. También puedes tomar una foto con tu teléfono inteligente o visitar TinyandFull. com para tener una copia digital. Puedes asegurarte de consumir alimentos de baja densidad calórica durante todo el día eligiendo los alimentos listados en el nivel 1 tan a menudo como sea posible, luego usas los elementos del nivel 2 al 4 como guarniciones, concentrándote primero en el nivel 2, y usando el nivel 3 con mucha menos frecuencia. Los alimentos del nivel 1 deben ser tus alimentos predilectos para sentirte satisfecha con menos calorías. En este nivel encontrarás muchos vegetales y frutas, los cuales están llenos de nutrientes, pero tienen muy baja densidad calórica. Arrancarás con mucha fuerza siendo Vegana hasta el Mediodía, aunque también es buena idea mantener la misma intención a lo largo de tu día. Intenta minimizar o evitar el nivel 4, tanto como sea posible. Usa los aceites, como el de oliva del nivel 4, con moderación.

Enseguida, lee algunos de mis consejos favoritos para comer saludable todo el día.

Haz de la carne una guarnición

Usa la carne y los productos animales como guarniciones. El estilo occidental de comida convierte la carne en la estrella central del plato, la cual tiene demasiadas calorías y demasiadas grasas que obstruyen el corazón. En vez de pedir en un restaurante o asar un pedazo enorme de carne, elige un corte magro y córtalo en varios pedazos. Prepara comidas más grandes, incorporando tus guarniciones y tu proteína en un solo plato. En vez de servir una porción pequeña de vegetales al lado de tu plato, dora ligeramente una generosa porción de verduras como: calabacín, pimientos rojos, espinacas, zanahorias y guisantes chinos, o prepara una ensalada grande y colorida con hojas verdes, pimientos, tomates, zanahorias, repollo rallado y pepino, y cúbrela con pedazos pequeños de proteína. Tu estómago quedará lleno, pero aun así estarás por debajo de tu porción de calorías.

La sopa satisface

Cuando se combinan líquidos con sólidos, tu cuerpo los trata como si fuera una sola comida, dice Barbara Rolls, autora de *The Ultimate Volumetrics Diet*. Esto parece activar tu cerebro para sentirte satisfecha. Tus ojos ven una gran porción, tus sentidos del olfato y el gusto se sienten satisfechos, y tú te sientes llena. Cuando la señora Rolls sirve sopa en su laboratorio, advierte que sus sujetos consumen un 20% menos de calorías en la comida siguiente. Se trata de investigaciones exhaustivas sobre la sopa y la pérdida de peso que comenzaron desde los años 80. Estos estudios descubrieron consistentemente que cuando las personas comían sopa, reducían sus calorías hasta cuatro veces más que las personas que no incluían este líquido en sus dietas. Por razones que no se han comprendido por completo, tomar agua por separado no provee el mismo efecto de saciedad que si se consume mezclada con alimentos para preparar una sopa.

Piensa en grande

Cuando prepares tu almuerzo o cena, piensa en grande en cuanto a tamaño, pero poco en cuanto a calorías. Prepara un plato lleno de ensalada, un gran plato de sopa, o un generoso plato de verduras asadas. Al usar una base de verduras y agua (en sopas), crearás comidas satisfactorias que te harán permanecer dentro de tu rango de calorías.

Prepara tus frutas y vegetales

Asegúrate de mantener un contenedor de verduras limpias como: pepinos rebanados, zanahorias miniatura, guisantes chinos, ramitos de apio o tomates uva para una merienda rápida de baja densidad calórica. Igualmente con las frutas: me encanta tener siempre una taza de fresas, melón en cubos o uvas siempre disponibles en mi refrigerador para una merienda rápida.

Califica tu hambre

Recuerda usar la escala de clasificación del hambre del 1 al 10 de la página 26, en el capítulo 2. A partir de hoy, presta atención a cómo te sientes. Empieza a escuchar las señales que tu cuerpo te manda sobre sentir hambre. ¿Cómo te sientes ahora mismo? ¿Tu estómago está haciendo ruidos o tienes retortijones? ¿Te sientes agradablemente Llena? Antes de tu siguiente comida o merienda, pregúntate: "¿Tengo hambre en este momento?". Después de formularte esta pregunta, usa la escala de clasificación de tu hambre, partiendo del 1 muriéndote de hambre, y 10 tan llena que no puedes moverte. No te detengas ahí. Mientras estás comiendo, haz una pausa y revisa de nuevo, preguntando: "¿Sigo con hambre?". Cuando llegues al 4 o 5, es hora de detenerte. Si no estás segura, deja a un lado tus cubiertos, espera unos cinco minutos, y pregúntate de nuevo si tienes hambre. Permanece consciente durante toda tu comida. Puede ser útil mantener en silencio el área donde estás comiendo sin las distracciones de una televisión o computadora. También puede ser útil hacer una o dos de tus comidas en solitario. Con el tiempo, comenzarás a reconocer naturalmente tus señales saludables de hambre y llenura.

Cómo comenzar

Antes de pasar a la siguiente sección y comenzar el plan de comidas, es importante hacer un poco de trabajo de preparación y luego continuar llevando un control de tu progreso en varias formas distintas. A continuación, encontrarás las instrucciones para preparar un punto de partida para ti, para tu peso y para tu cintura y caderas, así como la forma de llevar control de tu progreso diario y semanal para mantener tu motivación al máximo.

Pero primero, vamos a resumir los pasos para comenzar:

Tómate una foto semanal.

Pésate a diario.

Elige tu meta de calorías.

Toma la medida semanal de tu cintura y caderas.

Escribe el nombre de las personas con quienes compartirás tus resultados.

Únete a mí en las redes sociales.

Firma el contrato de éxito.

Tómate una foto semanal

Durante las siguientes doce semanas, tomarás fotos una vez por semana para seguir tu progreso. También seguirás tu peso, pero es importante seguir el progreso que ves en tus fotografías. Hay muchos cambios que lograrás detectar en tus fotos, que la báscula no te enseñará. Esto es especialmente importante cuando quieres perder una cantidad moderada o pequeña de peso. Sin evidencia visible de los cambios de tu cuerpo, no lograrás advertir las mejorías sutiles que pueden observarse en una fotografía. Tomarás tu fotografía así:

- Establece un recordatorio en tu teléfono o en el calendario de tu computadora, para que suene una alarma automática que te indique que es hora de tomar tu foto.

- Siempre toma la fotografía a la misma hora del día, el mismo día de la semana. Recomiendo que tomes tu foto a primera hora de la mañana, antes del desayuno.

- Usa la misma ropa en cada foto. Recomiendo que uses algo que te quede ajustado, o aún mejor, un bikini, traje de baño o ropa interior.

- Toma tu foto en el mismo lugar, con el mismo fondo y la misma luz.

- Asegúrate de que tu foto capture todo tu cuerpo.

- Toma dos fotos. Una de frente y otra que capture tu perfil (vista lateral).

- Colócate en la misma posición, con tus pies juntos y tus manos ligeramente alejadas de tus costados.

- No poses. No metas el vientre ni intentes esconder tus muslos. Párate de una manera relajada.

Pésate a diario

Antes se suponía que te pesaras una vez por semana, pero ya no. Hoy en día, los expertos en nutrición te dirán, y yo estoy de acuerdo con eso, que puedes mantener tu motivación al máximo subiéndote a la báscula cada mañana. Según un estudio publicado recientemente en el *Journal of the Academy of Nutrition and Dietetics,* pesarte todos los días aumenta tu motivación, lo cual conlleva a una mayor pérdida de peso. Para el estudio, los investigadores les pidieron a 91 hombres y mujeres, entre los 18 y los 60 años, que se pesaran a diario o que se pesaran una vez por semana. Al final de los seis meses, las personas que se pesaron a diario perdieron de 13 a 14 libras, mientras que las personas que se pesaron una vez por semana perdieron 7 libras. Los sujetos que se pesaron a diario también redujeron las calorías que consumieron a diario, incrementaron sus ejercicios y redujeron el tiempo que pasaban viendo televisión más que aquellos que se pesaban con menor frecuencia. ¿Todavía no estás convencida? En otro estudio, investigadores de la University of Minnesota rastrearon los hábitos de pesarse de 1,800 hombres y mujeres que intentaban perder peso. Los investigadores descubrieron que aquellos que se pesaban a diario perdían un promedio de 12 libras en dos años, mientras que los sujetos que se pesaban una vez por semana perdían solamente 6 libras. No solamente las personas que observaban su peso a diario perdían el doble de peso, también eran menos propensos a recuperar el peso perdido.

Cómo llevar control de tu peso

Primero, elige una meta de peso que sea saludable y realista. Toma un momento para pensar en el peso que has perdido y ganado a lo largo de tu vida. ¿Cuánto ha sido lo mínimo que has llegado a pesar? ¿En qué peso pareces quedarte cuando tomas acción para estar lo más sana posible? Si te abruma la cantidad de peso que tienes que perder, enfócate en reducir tu peso en un 10% al comienzo. Si pesas 180 libras, enfócate en perder 18. Entonces, cuando llegues a 162, perderás 16 libras, y así sucesivamente. De esta manera, tu pérdida de peso será más alcanzable y te sentirás más motivada. Además, establecer logros pequeños te dará más oportunidad de recompensarte: ¡otra forma fantástica de mantenerte motivada!

Peso base

Mañana por la mañana, tan pronto te despiertes, súbete a la báscula y escribe tu peso base en el espacio a continuación:

Peso base _____.

Peso diario

Cada mañana, desde ahora hasta el día 84, repite tu acción de subirte a la báscula a primera hora de la mañana y escribe tu peso en el lugar provisto de la página 56. No temas si ves algunas fluctuaciones. Puedes subir hasta una libra o dos según haya retención de líquidos, sodio, o debido a tu ciclo menstrual, pero siempre y cuando sigas el menú y los programas de comidas de Flaquita y llena™, perderás constantemente de una a dos libras por semana.

Elige tu meta de calorías

Según tu peso, elige tu nivel de calorías. En la siguiente sección del libro, encontrarás tus menús y programas de comidas. Selecciona tu nivel de calorías según tu peso actual. Puede ser que debas ajustar tu nivel de calorías a medida que pierdes peso. Consulta la siguiente gráfica.

Peso actual	Mujeres: Calorías diarias	Hombres: Calorías diarias
Menos de 150 libras	1,200	1,400
150–199	1,400	1,600
200–249	1,600	1,800
250–299	2,000	2,000
Más de 300 libras	Por cada 50 libras, por encima de 300, añade 100 calorías adicionales diarias	Por cada 50 libras, por encima de 300, añade 100 calorías adicionales diarias

Toma la medida semanal de tu cintura y caderas

En el capítulo 1, tratamos la importancia de medir tu cintura y mantener un récord de tu proporción entre cintura y cadera. Como un repaso rápido, la proporción entre tu cintura y cadera es la medida que muestra la talla de tu cintura en relación con tus caderas. Una proporción sana entre cintura y cadera en las mujeres es de 0.8 y en los hombres de 0.95. Para tomar esta medida, toma la cinta métrica y metiendo el vientre mide tu cintura al nivel de tu ombligo. Enseguida, mide tus caderas en la parte más ancha alrededor de tu trasero. Finalmente, divide el tamaño de tu cintura entre el tamaño de tu cadera. Por ejemplo, si tu cadera mide 46 pulgadas y tu cintura mide 40 pulgadas, tu proporción entre cintura y cadera es de 0.86. Escribe estas tres medidas en el espacio apropiado que comienza en la página 56. Una forma de mantenerte motivada es ver cómo se derriten las pulgadas de tu cuerpo. Además, una circunferencia sana de la cintura —35 pulgadas para las mujeres, 40 pulgadas para los hombres— está también vinculado con una mejor salud. El Nurses' Health Study (estudio de la salud realizado por enfermeras), uno de los estudios más grandes y más prolongados hasta la fecha que mide la obesidad abdominal, descubrió que después de 16 años, las mujeres con las circunferencias de cintura más grandes tenían casi el doble de riesgo de morir por enfermedad cardiaca, mayor riesgo de morir de cáncer y mayor riesgo de morir por cualquier causa, comparadas con las mujeres con las circunferencias de cintura más pequeñas.

Escribe el nombre de las personas con quienes compartirás tus resultados

Me gustaría que reunieras todas las piezas de tu programa, creando tu propio equipo de apoyo, firmando el Contrato de éxito y comprometiéndote a contactarme en los medios sociales que incluyo a continuación. Para asegurar tu éxito, comprométete contigo misma a llevar control de tu peso y de la medida de tu cintura, de tomarte tus fotos y de hacer la lista del grupo de amigos (¡incluyéndome!) y familiares que apoyarán tus esfuerzos.

Tu grupo de apoyo puede incluir parientes, colegas y buenos amigos: todo aquel con quien te sientas cómoda comunicándote de forma abierta y honesta. Las personas en tu equipo de apoyo íntimo deben ser cariñosas y compasivas, y deben estar dispuestas a escucharte y apoyarte. Comienza por pensar en tres personas a quienes te gustaría invitar a tu equipo de apoyo íntimo. Escribe sus nombres (solo sus nombres por ahora) en el espacio en blanco a la izquierda, a continuación:

Nombre e información de contacto: _____

Contacto para mensajes de texto: _____

Nombre e información de contacto: _____

Contacto telefónico: _____

Nombre e información de contacto: _____

Contacto para compartir tus progresos: _____

Ahora me gustaría que le designaras a cada persona una categoría de contacto y la escribieras arriba, en el espacio en blanco, así como su información de contacto.

Aquí están los tipos de categorías de contacto para elegir:

- **Contacto para mensajes de texto:** Designa a una de las tres personas que escribiste como tu contacto para mensajes de texto, anota su número de celular en el área de información de contacto. Cada vez que sientas la necesidad de encontrar ayuda en busca de estímulo, escribe un texto a esta persona y dile lo que estás sintiendo. Puedes asignar más de una persona en esta categoría. Invita a tus amigos y familiares que deseen perder peso a unirse a ti en esta jornada.

- **Contacto telefónico:** En el segundo espacio, escribe un amigo o familiar que sea tu amigo telefónico y anota su número de casa, trabajo y celular. Este amigo te ayudará cuando necesites apoyo inmediato.

- **Contacto para compartir tus progresos:** La última persona en tu equipo de apoyo íntimo es tu contacto para compartir tus progresos. Esta persona te ayudará a hacerte responsable de tu pérdida de peso, hablándote 15 minutos al día durante tu primera semana, de preferencia al final de cada día.

Únete a mí en las redes sociales

Por favor, únete a la comunidad de Flaquita y llena™ para compartir conmigo y con los demás, que siguen la jornada de Flaquita y llena™ para una salud y felicidad óptimas. Encontrarás herramientas motivacionales y el apoyo de la comunidad, y también podrás animar a los demás en su jornada para perder peso. Únete a mí en estas páginas de medios sociales para subir tus fotografías y compartir tu camino al éxito:

- Facebook.com/TinyandFull
- Instagram.com/TinyandFull
- Twitter.com/TinyandFull
- TinyandFull.com
- #TinyandFull

Firma el contrato de éxito

Por favor lee el breve contrato de compromiso en la siguiente página. Te insto a que lo vuelvas a escribir con tus propias palabras. Puedes personalizar este contrato de éxito, añadiendo cualquier detalle que te ayude a recordar tu motivación interna para desear mejorar tu vida. Usa este voto escrito como un recordatorio de que te estás convirtiendo a ti misma en TU prioridad. Quiero que luzcas y te veas sana, pero primero debes establecer las bases mentales. Piensa en la jornada que estás a punto de embarcarte. ¿Quieres hacerlo? Habrá días buenos, y, no te mentiré, habrá días en que te costará trabajo seguir. La vida siempre nos trae sus altibajos, no importa lo que decidas hacer por ti misma. Estarás mejor equipada con este libro

El contrato de éxito

Yo, _____

me comprometo a seguir los menús y los principios de Flaquita
y llena™ durante las próximas 12 semanas, comenzando el

_____ , porque yo lo merezco. Sé que

merezco estar Flaquita y llena™. Mediante el seguimiento de

mi progreso en las fotos, pesándome a diario y midiendo mi

cintura una vez por semana, me comprometo a amarme, a

amar mi cuerpo y mi vida. Al firmar mi nombre a continuación,

reconozco que merezco una vida radiante, llena de energía,

salud y vitalidad. Me prometo a vivir de acuerdo con las reglas

de Flaquita y llena™. Siguiendo el plan de alimentación al pie

de la letra, estoy creando lo que merezco: una salud maravillosa

y mucha felicidad. Merezco una vida plena. Así sea.

Firma_____

Fecha _____

y con todas las poderosas herramientas de Flaquita y llena™ en tu bolsillo, pero, a fin de cuentas, *tú* eres la clave. Debes creer en ti misma, creer que puedes hacerlo y creer que mereces una mejor vida, mejor salud y más felicidad. Yo ya sé que mereces todo esto, pero tienes que hacer tu parte firmando el siguiente contrato. Este documento que escribirás y firmarás no es negociable, es obligatorio y permanente. Después de firmar este contrato de compromiso, no hay marcha atrás. Te prometes vivir de la mejor forma posible, alimentarte solamente con los mejores productos y tratar tu cuerpo con el máximo respeto.

Foto, peso, control de cintura

Lleva control de las fechas semanales y diarias de tu progreso con tus fotografías, tu peso y tu cintura y caderas cada día más pequeñas en un solo lugar. Anota la fecha de tu fotografía e imprímela. Te insto a que compres un pequeño álbum de fotos para guardar tus fotografías personales, o mejor aún, pégalas con cinta adhesiva en tu habitación donde puedas verlas para mantener fuerte tu motivación. Más adelante, en este capítulo, encontrarás el espacio semanal para la fecha de tu fotografía, la medida de tu cintura, la medida de tu cadera, así como la proporción entre tu cintura y cadera, y espacios para escribir tu peso semanal y diario. Utiliza el espacio de control para que puedas observar con facilidad tu progreso a lo largo de las siguientes 12 semanas. Mantendrás tu impulso y determinación al máximo si puedes ver todos tus progresos en un solo lugar. Asegúrate de hacer una pausa con el paso de las semanas, para revisar cada una de las semanas previas. Al darte cuenta de las pulgadas y libras que se derriten de tu cuerpo, crearás una recompensa natural. Es cierto: las investigaciones demuestran que hacer una pausa para tomar nota de las experiencias positivas, estimula los centros de recompensa de tu cerebro, lo cual te impulsa inherentemente a mantenerte tomando decisiones sanas.

Puedes escribir notas en los espacios en blanco de las siguientes páginas. Es una gran oportunidad para tomar nota de tus cambios positivos. Escribe lo que te ha funcionado en las últimas semanas, lleva un registro de las circunstancias en donde lograste superar obstáculos y seguir tu plan de Flaquita y llena™, y asegúrate de advertir que tu ropa te queda más ancha y que cada vez es más fácil cargar tus compras del supermercado o subir corriendo las escaleras. Todo cuenta, y cuanto más lo escribas, más lo recordarás.

¡Felicitaciones! Ya has llevado a cabo todo el trabajo de preparación necesario para comenzar. Ahora sabes cómo ser Vegana hasta el Mediodía™ para arrancar tu día y preparar el terreno para tener una Cinturita y sentirte llena todo el día. Has aprendido las estrategias necesarias para un estilo sano de alimentación que te mantendrá satisfecha y llena, nunca hambrienta ni con carencias. Has creado un equipo de apoyo y has firmado un contrato de compromiso. Te has tomado el tiempo de registrar tu peso, cintura, proporción entre cintura y cadera, y tus fotos para control del progreso. Con esta sólida base, ¡no puedes fracasar!

En el siguiente capítulo, encontrarás un programa detallado de comidas que he creado para ti. Aquí, obtendrás un plan tan automatizado que podrás ahorrar todo tu poder mental para mantenerte positiva y poderosa. Y, si en algún momento te encuentras estancada sin tu programa a mano, puedes mantenerte con facilidad en el plan de Flaquita y llena™ recordando las siguientes normas:

1. Mantén baja la densidad calórica.

2. Come vegano en la mañana.

3. Mantén todas las comidas por debajo de 300 calorías.

4. Mantén todas las meriendas por debajo de 100 calorías, a menos que estés en un nivel de calorías más elevado.

5. Mantén siempre tu cuota de calorías personalizada.

Eso es todo. Estás lista para comenzar. Ya lo has entendido. Es simple. Las frutas y las verduras son tus amigos a los cuales puedes recurrir. Todas tus comidas caen en un nivel, y siempre es fácil encontrar la densidad calórica de un alimento determinado, dividiendo las calorías por porción entre los gramos por porción (refiérete a la página 25 del capítulo 2).

Semana 1

Día 1:

Fotografía	Cintura	Caderas	Coeficiente cintura y cadera	Peso

Día 2:   Peso:

Día 3:   Peso:

Día 4:   Peso:

Día 5:   Peso:

Día 6:   Peso:

Día 7:   Peso:

Semana 2

Día 8:

Fotografía	Cintura	Caderas	Coeficiente cintura y cadera	Peso

Día 9:   Peso:

Día 10:   Peso:

Día 11:   Peso:

Día 12:   Peso:

Día 13:   Peso:

Día 14:   Peso:

Semana 3

Día 15:

Fotografía	Cintura	Caderas	Coeficiente cintura y cadera	Peso

Día 16:   **Peso:**

Día 17:   **Peso:**

Día 18:   **Peso:**

Día 19:   **Peso:**

Día 20:   **Peso:**

Día 21:   **Peso:**

Semana 4

Día 22:

Fotografía	Cintura	Caderas	Coeficiente cintura y cadera	Peso

Día 23:   **Peso:**

Día 24:   **Peso:**

Day 25:   **Peso:**

Day 26:   **Peso:**

Día 27:   **Peso:**

Día 28:   **Peso:**

Semana 5

Día 29:

Fotografía	Cintura	Caderas	Coeficiente cintura y cadera	Peso

Día 30:   Peso:

Día 31:   Peso:

Día 32:   Peso:

Día 33:   Peso:

Día 34:   Peso:

Día 35:   Peso:

Semana 6

Día 36:

Fotografía	Cintura	Caderas	Coeficiente cintura y cadera	Peso

Día 37:   Peso:

Día 38:   Peso:

Día 39:   Peso:

Día 40:   Peso:

Día 41:   Peso:

Día 42:   Peso:

Semana 7

Día 43:

Fotografía	Cintura	Caderas	Coeficiente cintura y cadera	Peso

Día 44:   **Peso:**

Día 45:   **Peso:**

Día 46:   **Peso:**

Día 47:   **Peso:**

Día 48:   **Peso:**

Día 49:   **Peso:**

Semana 8

Día 50:

Fotografía	Cintura	Caderas	Coeficiente cintura y cadera	Peso

Día 51:   **Peso:**

Día 52:   **Peso:**

Día 53:   **Peso:**

Día 54:   **Peso:**

Día 55:   **Peso:**

Día 56:   **Peso:**

Semana 9

Día 57:

Fotografía	Cintura	Caderas	Coeficiente cintura y cadera	Peso

Día 58:   **Peso:**

Día 59:   **Peso:**

Día 60:   **Peso:**

Día 61:   **Peso:**

Día 62:   **Peso:**

Día 63:   **Peso:**

Semana 10

Día 64:

Fotografía	Cintura	Caderas	Coeficiente cintura y cadera	Peso

Día 65:   **Peso:**

Día 66:   **Peso:**

Día 67:   **Peso:**

Día 68:   **Peso:**

Día 69:   **Peso:**

Día 70:   **Peso:**

Semana 11

Día 71:

Fotografía	Cintura	Caderas	Coeficiente cintura y cadera	Peso

Día 72:   **Peso:**

Día 73:   **Peso:**

Día 74:   **Peso:**

Día 75:   **Peso:**

Día 76:   **Peso:**

Día 77:   **Peso:**

Semana 12

Día 78:

Fotografía	Cintura	Caderas	Coeficiente cintura y cadera	Peso

Día 79:   **Peso:**

Día 80:   **Peso:**

Día 81:   **Peso:**

Día 82:   **Peso:**

Día 83:   **Peso:**

Día 84:   **Peso:**

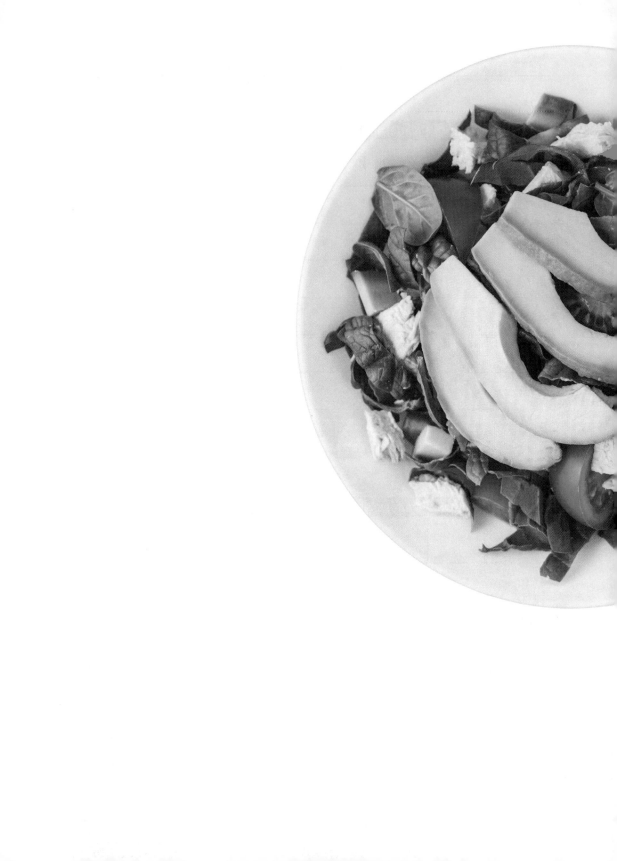

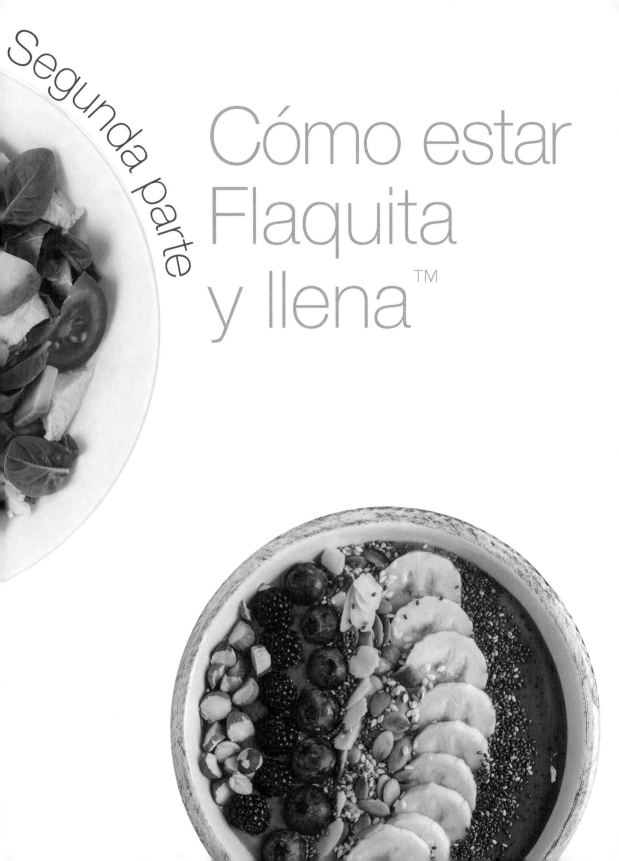

Segunda parte

Cómo estar Flaquita y llena™

4 Tu programa de comidas de 12 semanas

Ahora que entiendes cómo funciona Flaquita y llena™, ¡es hora de comenzar! He puesto a tu disposición un plan de comidas de 12 semanas para guiarte hacia el tipo de alimentos que debes comer. Con el paso de los años, mis clientes me han dicho que les gusta seguir un programa consistente de comidas, para que no haya sorpresas. Ahora encontrarás mi mejor estrategia en cuatro programas originales de comidas que se repiten a lo largo de 12 semanas.

Todos los programas de comidas comienzan con 1,200 calorías con tres comidas principales —desayuno, almuerzo y cena— e incluye meriendas y antojos. Todas las comidas tienen unas 300 calorías, y las meriendas y los antojos unas 100 calorías.

Si tu meta de calorías está por encima de 1,200, puedes incrementar las porciones de tus comidas o incrementar tus meriendas. Si te das cuenta que no estás perdiendo peso o que estás perdiendo peso demasiado rápido, ajusta tu consumo calórico para encontrar el mejor balance para ti.

Advertirás que los programas de comidas incluyen algunas de las recetas de los capítulos del 8 al 10, así como algunas comidas rápidas de fácil preparación. Te recomiendo que no sustituyas nada en los programas de comidas para asegurar tu éxito. No obstante, si decides sustituir algo, ten en cuenta las calorías y ajústalas según el caso.

¡A comer!

Cuando estás con el tiempo contado

¿Muy ocupada? ¿Con los segundos contados? Te entiendo, me pasa igual. De hecho, ¡seguro que ahora mismo estoy en esas! Viajo mucho por mi trabajo, incluso cuando estoy en casa, ando corriendo con mis hijos o de volada a la oficina. Si también estás corriendo siempre, mi opción de comida para llevar es la Barra de fibra de Flaquita y llena™ (puedes encontrarla en TinyandFull.com).

¿Tienes algunas opciones de comida para llevar que te gustan de Flaquita y llena™? Etiqueta @TinyandFull o usa #TinyandFull en Instagram para compartirlo conmigo.

Día 1

Desayuno

2 tostadas veganas de harina de trigo integral cubiertas de 1 cucharada de mantequilla de almendras y ¼ de taza de fresas cortadas por la mitad (312 calorías)

Merienda

¾ de taza de uvas (78 calorías)

390 calorías

Almuerzo

Ensalada César de pollo orgánico (página 212) (310 calorías)

Merienda

6 onzas de yogur griego sin azúcar con 3 fresas rebanadas (112 calorías)

422 calorías

Cena

3 onzas de salmón salvaje cocido, ½ taza de arroz integral, 1 taza de col rizada (kale), sal y pimienta al gusto (287 calorías)

287 calorías

Antojos

Helado de plátano con frutos rojos (página 255) (96 calorías)

96 calorías

1,195 calorías totales

Día 2

Desayuno

Malteada tropical de mango (página 169) (243 calorías)

Merienda

1 naranja con media taza de moras azules (104 calorías)

347 calorías

Almuerzo

Gazpacho de tomate (página 215) con 2 tostadas de harina integral (346 calorías)

Merienda

10 palitos de apio con 1 cucharada de mantequilla de maní (100 calorías)

446 calorías

Cena

Pasta con calabacín libre de culpas (página 246) (222 calorías)

222 calorías

Antojos

6 onzas de yogur griego sin azúcar con canela (100 calorías)

100 calorías

1,115 calorías totales

Tu programa de comidas de 12 semanas

Día 3

Desayuno

2 tostadas veganas de harina de trigo integral untadas con 1 cucharada de mantequilla de almendras y cubiertas con ¼ de taza de fresas cortadas por la mitad (312 calorías)

Merienda

¾ de taza de uvas (78 calorías)

390 calorías

Almuerzo

2 tazas de espinacas con 2 huevos duros picados, ½ taza de pimientos rojos picados, ½ taza de champiñones blancos rebanados, ¼ de taza de aguacate en rebanadas y 2 cucharadas de vinagre balsámico (283 calorías)

Merienda

6 onzas de yogur griego sin azúcar con 3 fresas rebanadas (112 calorías)

395 calorías

Cena

Tacos de pescado California (página 227) (251 calorías)

251 calorías

Antojos

Helado de plátano con frutos rojos (página 255) (96 calorías)

96 calorías

1,132 calorías totales

Día 4

Desayuno

Malteada tropical de mango (página 169) (243 calorías)

Merienda

1 naranja con media taza de moras azules (104 calorías)

347 calorías

Almuerzo

Ensalada César de pollo orgánico (página 212) (310 calorías)

Merienda

10 palitos de apio con 1 cucharada de mantequilla de maní (100 calorías)

410 calorías

Cena

3 onzas de salmón salvaje cocido, ½ taza de arroz integral, 1 taza de col rizada (kale), sal y pimienta al gusto (287 calorías)

287 calorías

Antojos

6 onzas de yogur griego sin azúcar con canela (100 calorías)

100 calorías

1,144 calorías totales

Día 5

Desayuno

2 tostadas veganas de harina de trigo integral untadas con 1 cucharada de mantequilla de almendras y cubiertas con ¼ de taza de fresas cortadas por la mitad (312 calorías)

Merienda

¾ de taza de uvas (78 calorías)

390 calorías

Almuerzo

Gazpacho de tomate (página 215) con 2 tostadas de harina integral (346 calorías)

Merienda

6 onzas de yogur griego sin azúcar con 3 fresas rebanadas (112 calorías)

458 calorías

Cena

Pasta con calabacín libre de culpas (página 246) (222 calorías)

222 calorías

Antojos

Helado de plátano con frutos rojos (página 255) (96 calorías)

96 calorías

1,166 calorías totales

Día 6

Desayuno

Malteada tropical de mango (página 169) (243 calorías)

Merienda

1 naranja con media taza de moras azules (104 calorías)

347 calorías

Almuerzo

2 tazas de espinacas con 2 huevos duros picados, ½ taza de pimientos rojos picados, ½ taza de champiñones blancos rebanados, ¼ de taza de aguacate en rebanadas y 2 cucharadas de vinagre balsámico (283 calorías)

Merienda

10 palitos de apio con 1 cucharada de mantequilla de maní (100 calorías)

383 calorías

Cena

Tacos de pescado California (página 227) (251 calorías)

251 calorías

Antojos

6 onzas de yogur griego sin azúcar con canela (100 calorías)

100 calorías

1,081 calorías totales

69

Tu programa de comidas de 12 semanas

Semana 1

Día 7

Desayuno

2 tostadas veganas de harina de trigo integral untadas con 1 cucharada de mantequilla de almendras y cubiertas con ¼ de taza de fresas cortadas por la mitad (312 calorías)

Merienda

¾ de taza de uvas (78 calorías)

390 calorías

Almuerzo

Ensalada César de pollo orgánico (página 212) (310 calorías)

Merienda

6 onzas de yogur griego sin azúcar con 3 fresas rebanadas (112 calorías)

422 calorías

Cena

3 onzas de salmón salvaje cocido, ½ taza de arroz integral, 1 taza de col rizada (kale), sal y pimienta al gusto (287 calorías)

287 calorías

Antojos

Helado de plátano con frutos rojos (página 255) (96 calorías)

96 calorías

1,195 calorías totales

Semana 2

Día 8

Desayuno

Quínoa con nuez y canela Rayito de Sol (página 189) (274 calorías)

Merienda

1 plátano pequeño (90 calorías)

364 calorías

Almuerzo

En un tazón mediano mezcla: ½ taza de sandía, ½ taza de pepino picado, ¼ de aguacate en trozos y ¼ de taza de rábanos picados con 1 cucharadita de aceite de oliva. Rocía con sal y pimienta al gusto. Sirve ½ taza de yogur griego con 1 cucharadita de aceite de oliva, sal y pimienta. (243 calorías)

Merienda

15 zanahorias miniatura con 2 cucharadas de tzatziki (83 calorías)

326 calorías

Cena

Ensalada de toronja y tilapia a la parrilla (página 237) (260 calorías)

260 calorías

Antojos

Brownie de granos de cacao (página 256) (112 calorías)

112 calorías

1,062 calorías totales

Día 9

Desayuno

1 toronja con 1 tostada vegana de harina de trigo integral, cubierta de 1 cucharada de mantequilla de almendras (241 calorías)

Merienda

1 manzana mediana (95 calorías)

336 calorías

Almuerzo

Ensalada dulce de pera con arúgula (página 216) con 1 tostada de harina integral (310 calorías)

Merienda

1 taza de moras azules (85 calorías)

395 calorías

Cena

3 onzas de pollo asado con 2 tazas de verduras asadas y ½ batata asada (camote) (272 calorías)

272 calorías

Antojos

2 cucharadas de crema batida sin grasa con 1 taza de fresas picadas y un ¼ de plátano rebanado (90 calorías)

90 calorías

1,093 calorías totales

Día 10

Desayuno

Quínoa con nuez y canela Rayito de Sol (página 189) (274 calorías)

Merienda

1 plátano pequeño (90 calorías)

364 calorías

Almuerzo

Ensalada griega del jardín (página 245) (312 calorías)

Merienda

15 zanahorias miniatura con 2 cucharadas de tzatziki (83 calorías)

395 calorías

Cena

Pasta de calabaza tipo espagueti (página 250) (300 calorías)

300 calorías

Antojos

Brownie de granos de cacao (página 256) (112 calorías)

112 calorías

1,171 calorías totales

Tu programa de comidas de 12 semanas

Día 11

Desayuno

1 toronja con 1 tostada vegana de harina de trigo integral, cubierta de 1 cucharada de mantequilla de almendras (241 calorías)

Merienda

1 manzana mediana (95 calorías)

336 calorías

Almuerzo

En un tazón mediano mezcla: ½ taza de sandía, ½ taza de pepino picado, ¼ taza de aguacate en trozos y ¼ de taza de rábanos picados con 1 cucharadita de aceite de oliva. Rocía con sal y pimienta al gusto. Sirve ½ taza de yogur griego con 1 cucharadita de aceite de oliva, sal y pimienta. (243 calorías)

Merienda

1 taza de moras azules (85 calorías)

328 calorías

Cena

Ensalada de toronja y tilapia a la parrilla (página 237) (260 calorías)

260 calorías

Antojos

2 cucharadas de crema batida sin grasa con 1 taza de fresas picadas y un ¼ de plátano rebanado (90 calorías)

90 calorías

1,014 calorías totales

Día 12

Desayuno

Quínoa con nuez y canela Rayito de Sol (página 189) (274 calorías)

Merienda

1 plátano pequeño (90 calorías)

364 calorías

Almuerzo

Ensalada dulce de pera con arúgula (página 216) con 1 tostada de harina integral (310 calorías)

Merienda

15 zanahorias miniatura con 2 cucharadas de tzatziki (83 calorías)

393 calorías

Cena

3 onzas de pollo asado con 2 tazas de verduras asadas y ½ batata asada (camote) (272 calorías)

272 calorías

Antojos

Brownie de granos de cacao (página 256) (112 calorías)

112 calorías

1,141 calorías totales

Día 13

Desayuno

1 toronja con 1 tostada vegana
de harina de trigo integral, cubierta
de 1 cucharada de mantequilla
de almendras (241 calorías)

Merienda

1 manzana mediana (95 calorías)

336 calorías

Almuerzo

Ensalada griega del jardín
(página 245) (312 calorías)

Merienda

1 taza de moras azules (85 calorías)

397 calorías

Cena

Pasta de calabaza tipo espagueti
(página 250) (300 calorías)

300 calorías

Antojos

2 cucharadas de crema batida sin
grasa con 1 taza de fresas picadas
y un ¼ de plátano rebanado
(90 calorías)

90 calorías

1,123 calorías totales

Día 14

Desayuno

Quínoa con nuez y canela Rayito
de Sol (página 189) (274 calorías)

Merienda

1 plátano pequeño (90 calorías)

364 calorías

Almuerzo

En un tazón mediano mezcla:
½ taza de sandía, ½ taza de pepino
picado, ¼ taza de aguacate en
trozos y ¼ de taza de rábanos
picados con 1 cucharadita de aceite
de oliva. Rocía con sal y pimienta al
gusto. Sirve ½ taza de yogur griego
con 1 cucharadita de aceite de
oliva, sal y pimienta. (243 calorías)

Merienda

15 zanahorias miniatura con
2 cucharadas de tzatziki (83 calorías)

326 calorías

Cena

Ensalada de toronja y tilapia a la
parrilla (página 237) (260 calorías)

260 calorías

Antojos

Brownie de granos de cacao
(página 256) (112 calorías)

112 calorías

1,062 calorías totales

73

Tu programa de comidas de 12 semanas

Día 15

Desayuno

½ taza de avena con ½ taza de frambuesas y 1 taza de leche de almendras sin azúcar (252 calorías)

Merienda

1 taza de compota de manzanas sin azúcar con canela (100 calorías)

352 calorías

Almuerzo

Ensalada de aguacate (página 219) (238 calorías)

Merienda

1 taza de cerezas (95 calorías)

333 calorías

Cena

Cazuela de coliflor al horno (página 241) (250 calorías)

250 calorías

Antojos

2 rebanadas de sandía en forma de pizza para los amantes de la sandía (página 272), con 3 onzas de yogur griego sin azúcar (102 calorías)

102 calorías

1,037 calorías totales

Día 16

Desayuno

Tazón de batido dulce de hojas verdes (página 181) (341 calorías)

Merienda

4 fresas medianas cubiertas con 1 cucharada de chocolate amargo derretido (100 calorías)

441 calorías

Almuerzo

1 panecillo pequeño de harina integral relleno de 2 onzas de pollo a la parrilla, 1 hoja de lechuga romana, 1 rebanada de tomate y 1 cucharadita de mostaza (276 calorías)

Merienda

6 onzas de yogur griego sin azúcar con 3 frambuesas (100 calorías)

379 calorías

Cena

Ensalada veraniega Rayito de Sol (página 224) (289 calorías)

289 calorías

Antojos

1 plátano mediano congelado hecho puré para helado (105 calorías)

105 calorías

1,214 calorías totales

Día 17

Desayuno

½ taza de avena con ½ taza de frambuesas y 1 taza de leche de almendras sin azúcar (252 calorías)

Merienda

1 taza de compota de manzanas sin azúcar con canela (100 calorías)

352 calorías

Almuerzo

Sopa de tomate y alcachofa orgánicos (página 249) (200 calorías)

Merienda

1 taza de cerezas (95 calorías)

295 calorías

Cena

3 onzas de pechuga de pavo asada, ½ taza de champiñones salteados, ½ taza de arroz integral, 1 toque de mantequilla (286 calorías)

286 calorías

Antojos

2 rebanadas de sandía en forma de pizza para los amantes de la sandía (página 272), con 3 onzas de yogur griego sin azúcar (102 calorías)

102 calorías

1,035 calorías totales

Día 18

Desayuno

Tazón de batido dulce de hojas verdes (página 181) (341 calorías)

Merienda

4 fresas medianas cubiertas con 1 cucharada de chocolate amargo derretido (100 calorías)

441 calorías

Almuerzo

Ensalada de aguacate (página 219) (238 calorías)

Merienda

6 onzas de yogur griego sin azúcar con 3 frambuesas (100 calorías)

341 calorías

Cena

Cazuela de coliflor al horno (página 241) (250 calorías)

250 calorías

Antojos

1 plátano mediano congelado hecho puré para helado (105 calorías)

105 calorías

1,137 calorías totales

Día 19

Desayuno

½ taza de avena con ½ taza de frambuesas y 1 taza de leche de almendras sin azúcar (252 calorías)

Merienda

1 taza de compota de manzanas sin azúcar con canela (100 calorías)

352 calorías

Almuerzo

1 panecillo pequeño de harina integral relleno de 2 onzas de pollo a la parrilla, 1 hoja de lechuga romana, 1 rebanada de tomate y 1 cucharadita de mostaza (276 calorías)

Merienda

1 taza de cerezas (95 calorías)

371 calorías

Cena

Ensalada veraniega Rayito de Sol (página 224) (289 calorías)

289 calorías

Antojos

2 rebanadas de sandía en forma de pizza para los amantes de la sandía (página 272), con 3 onzas de yogur griego sin azúcar (102 calorías)

102 calorías

1,114 calorías totales

Día 20

Desayuno

Tazón de batido dulce de hojas verdes (página 181) (341 calorías)

Merienda

4 fresas medianas cubiertas con 1 cucharada de chocolate amargo derretido (100 calorías)

441 calorías

Almuerzo

Sopa de tomate y alcachofa orgánicos (página 249) (200 calorías)

Merienda

6 onzas de yogur griego sin azúcar con 3 frambuesas (100 calorías)

303 calorías

Cena

3 onzas de pechuga de pavo asada, ½ taza de champiñones salteados, ½ taza de arroz integral, 1 toque de mantequilla (286 calorías)

286 calorías

Antojos

1 plátano mediano congelado hecho puré para helado (105 calorías)

105 calorías

1,135 calorías totales

Día 21

Desayuno

½ taza de avena con ½ taza de frambuesas y 1 taza de leche de almendras sin azúcar (252 calorías)

Merienda

1 taza de compota de manzanas sin azúcar con canela (100 calorías)

352 calorías

Almuerzo

Ensalada de aguacate (página 219) (238 calorías)

Merienda

1 taza de cerezas (95 calorías)

333 calorías

Cena

Cazuela de coliflor al horno (página 241) (250 calorías)

250 calorías

Antojos

2 rebanadas de sandía en forma de pizza para los amantes de la sandía (página 272), con 3 onzas de yogur griego sin azúcar (102 calorías)

250 calorías

1,037 calorías totales

Día 22

Desayuno

Tazón de frutos rojos (página 177) (273 calorías)

Merienda

1 manzana mediana (95 calorías)

368 calorías

Almuerzo

2 rebanadas de pan integral untadas de 2 cucharadas de hummus, con 4 rebanadas de pepino (de ¼ de pulgada), ½ pimiento rojo rebanado y ¼ de taza de espinacas baby (290 calorías)

Merienda

4 cucharadas de guisantes con wasabi (90 calorías)

380 calorías

Cena

Pizza de coliflor y espárragos (página 238) (331 calorías)

331 calorías

Antojos

3 cucharadas de crema batida sin grasa con ¼ de taza de moras azules y ½ taza de fresas picadas (90 calorías)

81 calorías

1,160 calorías totales

Día 23

Desayuno

2 tostadas veganas de harina de trigo integral untadas con 1 cucharada de mantequilla de maní y ¼ de taza de plátano picado (247 calorías)

Merienda

1 taza de frutos rojos variados con 1 cucharada de jugo de limón (100 calorías)

347 calorías

Almuerzo

Ensalada veraniega de queso feta y fresas (página 211) con 1 tostada integral con mantequilla (302 calorías)

Merienda

1 naranja con media taza de moras azules (104 calorías)

406 calorías

Cena

Ensalada de salmón dorado (página 231) con ¼ de taza de arroz integral (273 calorías)

273 calorías

Antojos

2 paletas de yogur de fresa (página 267) (100 calorías)

100 calorías

1,126 calorías totales

Día 24

Desayuno

Tazón de frutos rojos (página 177) (273 calorías)

Merienda

1 manzana mediana (95 calorías)

368 calorías

Almuerzo

Ensalada veraniega Rayito de Sol (página 224) (289 calorías)

Merienda

4 cucharadas de guisantes con wasabi (90 calorías)

379 calorías

Cena

1 taza de pasta integral en forma de conchas con 1 taza de arúgula, 2 cucharadas de queso romano rallado, ¼ de taza de tomates cherry, ½ cucharada de aceite de oliva y 1 pizca de pimienta roja en hojuelas (311 calorías)

311 calorías

Antojos

3 cucharadas de crema batida sin grasa con ¼ de taza de moras azules y ½ taza de fresas rebanadas (90 calorías)

81 calorías

1,139 calorías totales

Día 25

Desayuno

2 tostadas veganas de harina de trigo integral untadas con 1 cucharada de mantequilla de maní y ¼ de taza de plátano rebanado (247 calorías)

Merienda

1 taza de frutos rojos variados con 1 cucharada de jugo de limón (100 calorías)

347 calorías

Almuerzo

2 rebanadas de pan integral untadas de 2 cucharadas de hummus, con 4 rebanadas de pepino (de ¼ de pulgada), ½ pimiento rojo rebanado y ¼ de taza de espinacas baby (290 calorías)

Merienda

1 naranja con ½ taza de moras azules (104 calorías)

394 calorías

Cena

Pizza de coliflor y espárragos (página 238) (331 calorías)

331 calorías

Antojos

2 paletas de yogur de fresa (página 267) (100 calorías)

100 calorías

1,172 calorías totales

Día 26

Desayuno

Tazón de frutos rojos (página 177) (273 calorías)

Merienda

1 manzana mediana (95 calorías)

368 calorías

Almuerzo

Ensalada veraniega de queso feta y fresas (página 211) con 1 tostada integral con mantequilla (302 calorías)

Merienda

4 cucharadas de guisantes con wasabi (90 calorías)

392 calorías

Cena

Ensalada de salmón dorado (página 231) con ¼ de taza de arroz integral (273 calorías)

273 calorías

Antojos

3 cucharadas de crema batida sin grasa con ¼ de taza de moras azules y ½ taza de fresas rebanadas (90 calorías)

81 calorías

1,114 calorías totales

Día 27

Desayuno

2 tostadas veganas de harina de trigo integral untadas con 1 cucharada de mantequilla de maní y ¼ de taza de plátano rebanado (247 calorías)

Merienda

1 taza de frutos rojos variados con 1 cucharada de jugo de limón (100 calorías)

347 calorías

Almuerzo

Ensalada veraniega Rayito de Sol (página 224) (289 calorías)

Merienda

1 naranja con media taza de moras azules (104 calorías)

393 calorías

Cena

1 taza de pasta integral en forma de conchas con 1 taza de arúgula, 2 cucharadas de queso romano rallado, ¼ de taza de tomates cherry, ½ cucharadita de aceite de oliva y 1 pizca de pimienta roja en hojuelas (311 calorías)

311 calorías

Antojos

2 paletas de yogur de fresa (página 267) (100 calorías)

100 calorías

1,151 calorías totales

Día 28

Desayuno

Tazón de frutos rojos (página 177) (273 calorías)

Merienda

1 manzana mediana (95 calorías)

368 calorías

Almuerzo

2 rebanadas de pan integral untadas de 2 cucharadas de hummus, con 4 rebanadas de pepino (de ¼ de pulgada), ½ pimiento rojo rebanado y ¼ de taza de espinacas baby (290 calorías)

Merienda

4 cucharadas de guisantes con wasabi (90 calorías)

380 calorías

Cena

Pizza de coliflor y espárragos (página 238) (331 calorías)

331 calorías

Antojos

3 cucharadas de crema batida sin grasa con ¼ de taza de moras azules y ½ taza de fresas picadas (90 calorías)

81 calorías

1,160 calorías totales

Día 29

Desayuno

2 tostadas veganas de harina de trigo integral untadas con 1 cucharada de mantequilla de almendras y cubiertas con ¼ de taza de fresas cortadas por la mitad (312 calorías)

Merienda

¾ de taza de uvas (78 calorías)

390 calorías

Almuerzo

Ensalada César de pollo orgánico (página 212) (310 calorías)

Merienda

6 onzas de yogur griego sin azúcar con 3 fresas rebanadas (112 calorías)

422 calorías

Cena

3 onzas de salmón salvaje cocido, ½ taza de arroz integral, 1 taza de col rizada (kale), sal y pimienta al gusto (287 calorías)

287 calorías

Antojos

Helado de plátano con frutos rojos (página 255) (96 calorías)

96 calorías

1,195 calorías totales

Día 30

Desayuno

Malteada tropical de mango (página 169) (243 calorías)

Merienda

1 naranja con media taza de moras azules (104 calorías)

347 calorías

Almuerzo

Gazpacho de tomate (página 215) con 2 tostadas de harina integral (346 calorías)

Merienda

10 palitos de apio con 1 cucharada de mantequilla de maní (100 calorías)

446 calorías

Cena

Pasta con calabacín libre de culpas (página 246) (222 calorías)

222 calorías

Antojos

6 onzas de yogur griego sin azúcar con canela (100 calorías)

100 calorías

1,115 calorías totales

Tu programa de comidas de 12 semanas

Día 31

Desayuno

2 tostadas veganas de harina de trigo integral untadas con 1 cucharada de mantequilla de almendras y cubiertas con ¼ de taza de fresas cortadas por la mitad (312 calorías)

Merienda

¾ de taza de uvas (78 calorías)

390 calorías

Almuerzo

2 tazas de espinacas con 2 huevos duros picados, ½ taza de pimientos rojos picados, ½ taza de champiñones blancos rebanados, ¼ de taza de aguacate en rebanadas y 2 cucharadas de vinagre balsámico (283 calorías)

Merienda

6 onzas de yogur griego sin azúcar con 3 fresas rebanadas (112 calorías)

395 calorías

Cena

Tacos de pescado California (página 227) (251 calorías)

251 calorías

Antojos

Helado de plátano con frutos rojos (página 255) (96 calorías)

96 calorías

1,132 calorías totales

Día 32

Desayuno

Malteada tropical de mango (página 169) (243 calorías)

Merienda

1 naranja con media taza de moras azules (104 calorías)

347 calorías

Almuerzo

Ensalada César de pollo orgánico (página 212) (310 calorías)

Merienda

10 palitos de apio con 1 cucharada de mantequilla de maní (100 calorías)

410 calorías

Cena

3 onzas de salmón salvaje cocido, ½ taza de arroz integral, 1 taza de col rizada (kale), sal y pimienta al gusto (287 calorías)

287 calorías

Antojos

6 onzas de yogur griego sin azúcar con canela (100 calorías)

100 calorías

1,144 calorías totales

Día 33

Desayuno

2 tostadas veganas de harina
de trigo integral untadas con
1 cucharada de mantequilla
de almendras y cubiertas con
¼ de taza de fresas cortadas
por la mitad (312 calorías)

Merienda

¾ de taza de uvas (78 calorías)

390 calorías

Almuerzo

Gazpacho de tomate (página 215)
con 2 tostadas de harina integral
(346 calorías)

Merienda

6 onzas de yogur griego sin azúcar
con 3 fresas rebanadas (112 calorías)

458 calorías

Cena

Pasta con calabacín libre de culpas
(página 246) (222 calorías)

222 calorías

Antojos

Helado de plátano con frutos rojos
(página 255) (96 calorías)

96 calorías

1,166 calorías totales

Día 34

Desayuno

Malteada tropical de mango
(página 169) (243 calorías)

Merienda

1 naranja con media taza de moras
azules (104 calorías)

347 calorías

Almuerzo

2 tazas de espinacas con
2 huevos duros picados, ½ taza
de pimientos rojos picados,
½ taza de champiñones blancos
rebanados, ¼ taza de aguacate
rebanado y 2 cucharadas de
vinagre balsámico (283 calorías)

Merienda

10 palitos de apio con 1 cucharada
de mantequilla de maní (100 calorías)

383 calorías

Cena

Tacos de pescado California
(página 227) (251 calorías)

251 calorías

Antojos

6 onzas de yogur griego sin azúcar
con canela (100 calorías)

100 calorías

1,081 calorías totales

Tu programa de comidas de 12 semanas

Semana 5

Día 35

Desayuno

2 tostadas veganas de harina de trigo integral untadas con 1 cucharada de mantequilla de almendras y cubiertas con ¼ de taza de fresas cortadas por la mitad (312calorías)

Merienda

¾ de taza de uvas (78 calorías)

390 calorías

Almuerzo

Ensalada César de pollo orgánico (página 212) (310 calorías)

Merienda

6 onzas de yogur griego sin azúcar con 3 fresas rebanadas (112 calorías)

422 calorías

Cena

3 onzas de salmón salvaje cocido, ½ taza de arroz integral, 1 taza de col rizada (kale), sal y pimienta al gusto (287 calorías)

287 calorías

Antojos

Helado de plátano con frutos rojos (página 255) (96 calorías)

96 calorías

1,195 calorías totales

Semana 6

Día 36

Desayuno

Quínoa con nuez y canela Rayito de Sol (página 189) (274 calorías)

Merienda

1 plátano pequeño (90 calorías)

364 calorías

Almuerzo

En un tazón mediano mezcla: ½ taza de sandía, ½ taza de pepino picado, ¼ taza de aguacate en trozos y ¼ de taza de rábanos picados con 1 cucharadita de aceite de oliva. Rocía con sal y pimienta al gusto. Sirve ½ taza de yogur griego con 1 cucharadita de aceite de oliva, sal y pimienta. (243 calorías)

Merienda

15 zanahorias miniatura con 2 cucharadas de tzatziki (83 calorías)

326 calorías

Cena

Ensalada de toronja y tilapia a la parrilla (página 237) (260 calorías)

260 calorías

Antojos

Brownie de granos de cacao (página 256) (112 calorías)

112 calorías

1,062 calorías totales

Día 37

Desayuno

1 toronja con 1 tostada vegana
de harina de trigo integral, cubierta
de 1 cucharada de mantequilla
de almendras (241 calorías)

Merienda

1 manzana mediana (95 calorías)

336 calorías

Almuerzo

Ensalada dulce de pera con arúgula
(página 216) con 1 tostada de
harina integral (310 calorías)

Merienda

1 taza de moras azules (85 calorías)

395 calorías

Cena

3 onzas de pollo asado con 2 tazas
de verduras asadas y ½ batata
asada (camote) (272 calorías)

272 calorías

Antojos

2 cucharadas de crema batida sin
grasa con 1 taza de fresas picadas
y un ¼ de plátano rebanado
(90 calorías)

90 calorías

1,093 calorías totales

Día 38

Desayuno

Quínoa con nuez y canela Rayito
de Sol (página 189) (274 calorías)

Merienda

1 plátano pequeño (90 calorías)

364 calorías

Almuerzo

Ensalada griega del jardín
(página 245) (312 calorías)

Merienda

15 zanahorias miniatura con
2 cucharadas de tzatziki (83 calorías)

395 calorías

Cena

Pasta de calabaza tipo espagueti
(página 250) (300 calorías)

300 calorías

Antojos

Brownie de granos de cacao
(página 256) (112 calorías)

112 calorías

1,171 calorías totales

Semana 6

Día 39

Desayuno

1 toronja con 1 tostada vegana de harina de trigo integral, cubierta de 1 cucharada de mantequilla de almendras (241 calorías)

Merienda

1 manzana mediana (95 calorías)

336 calorías

Almuerzo

En un tazón mediano mezcla: ½ taza de sandía, ½ taza de pepino picado, ¼ taza de aguacate en trozos y ¼ de taza de rábanos picados con 1 cucharadita de aceite de oliva. Rocía con sal y pimienta al gusto. Sirve ½ taza de yogur griego con 1 cucharadita de aceite de oliva, sal y pimienta. (243 calorías)

Merienda

1 taza de moras azules (85 calorías)

328 calorías

Cena

Ensalada de toronja y tilapia a la parrilla (página 237) (260 calorías)

260 calorías

Antojos

2 cucharadas de crema batida sin grasa con 1 taza de fresas picadas y un ¼ de plátano rebanado (90 calorías)

90 calorías

1,014 calorías totales

Día 40

Desayuno

Quínoa con nuez y canela Rayito de Sol (página 189) (274 calorías)

Merienda

1 plátano pequeño (90 calorías)

364 calorías

Almuerzo

Ensalada dulce de pera con arúgula (página 216) con 1 tostada de harina integral (310 calorías)

Merienda

15 zanahorias miniatura con 2 cucharadas de tzatziki (83 calorías)

393 calorías

Cena

3 onzas de pollo asado con 2 tazas de verduras asadas y ½ batata asada (camote) (272 calorías)

272 calorías

Antojos

Brownie de granos de cacao (página 256) (112 calorías)

112 calorías

1,141 calorías totales

Día 41

Desayuno

1 toronja con 1 tostada vegana de harina de trigo integral, cubierta de 1 cucharada de mantequilla de almendras (241 calorías)

Merienda

1 manzana mediana (95 calorías)

336 calorías

Almuerzo

Ensalada griega del jardín (página 245) (312 calorías)

Merienda

1 taza de moras azules (85 calorías)

397 calorías

Cena

Pasta de calabaza tipo espagueti (página 250) (300 calorías)

300 calorías

Antojos

2 cucharadas de crema batida sin grasa con 1 taza de fresas picadas y un ¼ de plátano rebanado (90 calorías)

90 calorías

1,123 calorías totales

Día 42

Desayuno

Quínoa con nuez y canela Rayito de Sol (página 189) (274 calorías)

Merienda

1 plátano pequeño (90 calorías)

364 calorías

Almuerzo

En un tazón mediano mezcla: ½ taza de sandía, ½ taza de pepino picado, ¼ taza de aguacate en trozos y ¼ de taza de rábanos picados con 1 cucharadita de aceite de oliva. Rocía con sal y pimienta al gusto. Sirve ½ taza de yogur griego con 1 cucharadita de aceite de oliva, sal y pimienta. (243 calorías)

Merienda

15 zanahorias miniatura con 2 cucharadas de tzatziki (83 calorías)

326 calorías

Cena

Ensalada de toronja y tilapia a la parrilla (página 237) (260 calorías)

260 calorías

Antojos

Brownie de granos de cacao (página 256) (112 calorías)

112 calorías

1,062 calorías totales

Día 43

Desayuno

½ taza de avena con ½ taza de frambuesas y 1 taza de leche de almendras sin azúcar (252 calorías)

Merienda

1 taza de compota de manzanas sin azúcar con canela (100 calorías)

352 calorías

Almuerzo

Ensalada de aguacate (página 219) (238 calorías)

Merienda

1 taza de cerezas (95 calorías)

352 calorías

Cena

Cazuela de coliflor al horno (página 241) (250 calorías)

250 calorías

Antojos

2 rebanadas de sandía en forma de pizza para los amantes de la sandía (página 272), con 3 onzas de yogur griego sin azúcar (102 calorías)

102 calorías

1,037 calorías totales

Día 44

Desayuno

Tazón de batido dulce de hojas verdes (página 181) (341 calorías)

Merienda

4 fresas medianas cubiertas con 1 cucharada de chocolate amargo derretido (100 calorías)

441 calorías

Almuerzo

1 panecillo pequeño de harina integral relleno de 2 onzas de pollo a la parrilla, 1 hoja de lechuga romana, 1 rebanada de tomate y 1 cucharadita de mostaza (276 calorías)

Merienda

6 onzas de yogur griego sin azúcar con 3 frambuesas (100 calorías)

379 calorías

Cena

Ensalada veraniega Rayito de Sol (página 224) (289 calorías)

289 calorías

Antojos

1 plátano mediano congelado hecho puré para helado (105 calorías)

105 calorías

1,214 calorías totales

Día 45

Desayuno

½ taza de avena con ½ taza de frambuesas y 1 taza de leche de almendras sin azúcar (252 calorías)

Merienda

1 taza de compota de manzanas sin azúcar con canela (100 calorías)

352 calorías

Almuerzo

Sopa de tomate y alcachofa orgánicos (página 249) (200 calorías)

Merienda

1 taza de cerezas (95 calorías)

295 calorías

Cena

3 onzas de pechuga de pavo asada, ½ taza de champiñones salteados, ½ taza de arroz integral, 1 toque de mantequilla (286 calorías)

286 calorías

Antojos

2 rebanadas de sandía en forma de pizza para los amantes de la sandía (página 272), con 3 onzas de yogur griego sin azúcar (102 calorías)

102 calorías

1,035 calorías totales

Día 46

Desayuno

Tazón de batido dulce de hojas verdes (página 181) (341 calorías)

Merienda

4 fresas medianas cubiertas con 1 cucharada de chocolate amargo derretido (100 calorías)

441 calorías

Almuerzo

Ensalada de aguacate (página 219) (238 calorías)

Merienda

6 onzas de yogur griego sin azúcar con 3 frambuesas (100 calorías)

341 calorías

Cena

Cazuela de coliflor al horno (página 241) (250 calorías)

250 calorías

Antojos

1 plátano mediano congelado hecho puré para helado (105 calorías)

105 calorías

1,137 calorías totales

Día 47

Desayuno

½ taza de avena con ½ taza de frambuesas y 1 taza de leche de almendras sin azúcar (252 calorías)

Merienda

1 taza de compota de manzanas sin azúcar con canela (100 calorías)

352 calorías

Almuerzo

1 panecillo pequeño de harina integral relleno de 2 onzas de pollo a la parrilla, 1 hoja de lechuga romana, 1 rebanada de tomate y 1 cucharadita de mostaza (276 calorías)

Merienda

1 taza de cerezas (85 calorías)

371 calorías

Cena

Ensalada veraniega Rayito de Sol (página 224) (289 calorías)

289 calorías

Antojos

2 rebanadas de sandía en forma de pizza para los amantes de la sandía (página 272), con 3 onzas de yogur griego sin azúcar (102 calorías)

102 calorías

1,114 calorías totales

Día 48

Desayuno

Tazón de batido dulce de hojas verdes (página 181) (341 calorías)

Merienda

4 fresas medianas cubiertas con 1 cucharada de chocolate amargo derretido (100 calorías)

441 calorías

Almuerzo

Sopa de tomate y alcachofa orgánicos (página 249) (200 calorías)

Merienda

6 onzas de yogur griego sin azúcar con 3 frambuesas (100 calorías)

303 calorías

Cena

3 onzas de pechuga de pavo asada, ½ taza de champiñones salteados, ½ taza de arroz integral, 1 toque de mantequilla (286 calorías)

286 calorías

Antojos

1 plátano mediano congelado hecho puré para helado (105 calorías)

105 calorías

1,135 calorías totales

Día 49

Desayuno

½ taza de avena con ½ taza de frambuesas y 1 taza de leche de almendras sin azúcar (252 calorías)

Merienda

1 taza de compota de manzanas sin azúcar con canela (100 calorías)

352 calorías

Almuerzo

Ensalada de aguacate (página 219) (238 calorías)

Merienda

1 taza de cerezas (85 calorías)

333 calorías

Cena

Cazuela de coliflor al horno (página 241) (250 calorías)

250 calorías

Antojos

2 rebanadas de sandía en forma de pizza para los amantes de la sandía (página 272), con 3 onzas de yogur griego sin azúcar (102 calorías)

102 calorías

1,037 calorías totales

Día 50

Desayuno

Tazón de frutos rojos (página 177) (273 calorías)

Merienda

1 manzana mediana (95 calorías)

368 calorías

Almuerzo

2 rebanadas de pan integral untadas de 2 cucharadas de hummus, con 4 rebanadas de pepino (de ¼ de pulgada), ½ pimiento rojo rebanado y ¼ de taza de espinacas baby (290 calorías)

Merienda

4 cucharadas de guisantes con wasabi (90 calorías)

380 calorías

Cena

Pizza de coliflor y espárragos (página 238) (331 calorías)

331 calorías

Antojos

3 cucharadas de crema batida sin grasa con ¼ de taza de moras azules y ½ taza de fresas picadas (90 calorías)

81 calorías

1,160 calorías totales

Tu programa de comidas de 12 semanas

Día 51

Desayuno

2 tostadas veganas de harina
de trigo integral untadas con
1 cucharada de mantequilla de maní
y ¼ de taza de plátano rebanado
(247 calorías)

Merienda

1 taza de frutos rojos variados
con 1 cucharada de jugo de limón
(100 calorías)

347 calorías

Almuerzo

Ensalada veraniega de queso
feta y fresas (página 211) con
1 tostada integral con mantequilla
(302 calorías)

Merienda

1 naranja con media taza de moras
azules (104 calorías)

406 calorías

Cena

Ensalada de salmón dorado
(página 231) con ¼ de taza de arroz
integral (273 calorías)

273 calorías

Antojos

2 paletas de yogur de fresa
(página 267) (100 calorías)

100 calorías

1,126 calorías totales

Día 52

Desayuno

Tazón de frutos rojos (página 177)
(273 calorías)

Merienda

1 manzana mediana (95 calorías)

368 calorías

Almuerzo

Ensalada veraniega Rayito de Sol
(página 224) (289 calorías)

Merienda

4 cucharadas de guisantes con
wasabi (90 calorías)

379 calorías

Cena

1 taza de pasta integral en forma
de conchas con 1 taza de arúgula,
2 cucharadas de queso romano
rallado, ¼ de taza de tomates
cherry, ½ cucharadita de aceite de
oliva y 1 pizca de pimienta roja en
hojuelas (311 calorías)

311 calorías

Antojos

3 cucharadas de crema batida
sin grasa con ¼ de taza de moras
azules y ½ taza de fresas picadas
(90 calorías)

81 calorías

1,139 calorías totales

Día 53

Desayuno

2 tostadas veganas de harina de trigo integral untadas con 1 cucharada de mantequilla de maní y ¼ de taza de plátano rebanado (247 calorías)

Merienda

1 taza de frutos rojos variados con 1 cucharada de jugo de limón (100 calorías)

347 calorías

Almuerzo

2 rebanadas de pan integral untadas de 2 cucharadas de hummus, con 4 rebanadas de pepino (de ¼ de pulgada), ½ pimiento rojo rebanado y ¼ de taza de espinacas baby (290 calorías)

Merienda

1 naranja con media taza de moras azules (104 calorías)

394 calorías

Cena

Pizza de coliflor y espárragos (página 238) (331 calorías)

331 calorías

Antojos

2 paletas de yogur de fresa (página 267) (100 calorías)

100 calorías

1,172 calorías totales

Día 54

Desayuno

Tazón de frutos rojos (página 177) (273 calorías)

Merienda

1 manzana mediana (95 calorías)

368 calorías

Almuerzo

Ensalada veraniega de queso feta y fresas (página 211) con 1 tostada integral con mantequilla (302 calorías)

Merienda

4 cucharadas de guisantes con wasabi (90 calorías)

392 calorías

Cena

Ensalada de salmón dorado (página 231) con ¼ de taza de arroz integral (273 calorías)

273 calorías

Antojos

3 cucharadas de crema batida sin grasa con ¼ de taza de moras azules y ½ taza de fresas picadas (90 calorías)

81 calorías

1,114 calorías totales

Día 55

Desayuno

2 tostadas veganas de harina de trigo integral untadas con 1 cucharada de mantequilla de maní y ¼ de taza de plátano picado (247 calorías)

Merienda

1 taza de frutos rojos variados con 1 cucharada de jugo de limón (100 calorías)

347 calorías

Almuerzo

Ensalada veraniega Rayito de Sol (página 224) (289 calorías)

Merienda

1 naranja con media taza de moras azules (104 calorías)

393 calorías

Cena

1 taza de pasta integral en forma de conchas con 1 taza de arúgula, 2 cucharadas de queso romano rallado, ¼ de taza de tomates cherry, ½ cucharada de aceite de oliva y 1 pizca de pimienta roja en hojuelas (311 calorías)

311 calorías

Antojos

2 paletas de yogur de fresa (página 267) (100 calorías)

100 calorías

1,151 calorías totales

Día 56

Desayuno

Tazón de frutos rojos (página 177) (273 calorías)

Merienda

1 manzana mediana (95 calorías)

368 calorías

Almuerzo

2 rebanadas de pan integral untadas de 2 cucharadas de hummus, con 4 rebanadas de pepino (de ¼ de pulgada), ½ pimiento rojo rebanado y ¼ de taza de espinacas baby (290 calorías)

Merienda

4 cucharadas de guisantes con wasabi (90 calorías)

380 calorías

Cena

Pizza de coliflor y espárragos (página 238) (331 calorías)

331 calorías

Antojos

3 cucharadas de crema batida sin grasa con ¼ de taza de moras azules y ½ taza de fresas picadas (90 calorías)

81 calorías

1,160 calorías totales

Día 57

Desayuno

2 tostadas veganas de harina de trigo integral untadas con 1 cucharada de mantequilla de almendras y cubiertas con ¼ de taza de fresas cortadas por la mitad (312 calorías)

Merienda

¾ de taza de uvas (78 calorías)

390 calorías

Almuerzo

Ensalada César de pollo orgánico (página 212) (310 calorías)

Merienda

6 onzas de yogur griego sin azúcar con 3 fresas rebanadas (112 calorías)

422 calorías

Cena

3 onzas de salmón salvaje cocido, ½ taza de arroz integral, 1 taza de col rizada (kale), sal y pimienta al gusto (287 calorías)

287 calorías

Antojos

Helado de plátano con frutos rojos (página 255) (96 calorías)

96 calorías

1,195 calorías totales

Día 58

Desayuno

Malteada tropical de mango (página 169) (243 calorías)

Merienda

1 naranja con media taza de moras azules (104 calorías)

347 calorías

Almuerzo

Gazpacho de tomate (página 215) con 2 tostadas de harina integral (346 calorías)

Merienda

10 palitos de apio con 1 cucharada de mantequilla de maní (100 calorías)

446 calorías

Cena

Pasta con calabacín libre de culpas (página 246) (222 calorías)

222 calorías

Antojos

6 onzas de yogur griego sin azúcar con canela (100 calorías)

100 calorías

1,115 calorías totales

Día 59

Desayuno

2 tostadas veganas de harina de trigo integral untadas con 1 cucharada de mantequilla de almendras y cubiertas con ¼ de taza de fresas cortadas por la mitad (312 calorías)

Merienda

¾ de taza de uvas (78 calorías)

390 calorías

Almuerzo

2 tazas de espinacas con 2 huevos duros picados, ½ taza de pimientos rojos picados, ½ taza de champiñones blancos rebanados, ¼ taza de aguacate en rebanadas y 2 cucharadas de vinagre balsámico (283 calorías)

Merienda

6 onzas de yogur griego sin azúcar con 3 fresas rebanadas (112 calorías)

395 calorías

Cena

Tacos de pescado California (página 227) (251 calorías)

251 calorías

Antojos

Helado de plátano con frutos rojos (página 255) (96 calorías)

96 calorías

1,132 calorías totales

Día 60

Desayuno

Malteada tropical de mango (página 169) (243 calorías)

Merienda

1 naranja con media taza de moras azules (104 calorías)

347 calorías

Almuerzo

Ensalada César de pollo orgánico (página 212) (310 calorías)

Merienda

10 palitos de apio con 1 cucharada de mantequilla de maní (100 calorías)

410 calorías

Cena

3 onzas de salmón salvaje cocido, ½ taza de arroz integral, 1 taza de col rizada (kale), sal y pimienta al gusto (287 calorías)

287 calorías

Antojos

6 onzas de yogur griego sin azúcar con canela (100 calorías)

100 calorías

1,144 calorías totales

Día 61

Desayuno

2 tostadas veganas de harina de trigo integral untadas con 1 cucharada de mantequilla de almendras y cubiertas con ¼ de taza de fresas cortadas por la mitad (312 calorías)

Merienda

¾ de taza de uvas (78 calorías)

390 calorías

Almuerzo

Gazpacho de tomate (página 215) con 2 tostadas de harina integral (346 calorías)

Merienda

6 onzas de yogur griego sin azúcar con 3 fresas rebanadas (112 calorías)

458 calorías

Cena

Pasta con calabacín libre de culpas (página 246) (222 calorías)

222 calorías

Antojos

Helado de plátano con frutos rojos (página 255) (96 calorías)

96 calorías

1,166 calorías totales

Día 62

Desayuno

Malteada tropical de mango (página 169) (243 calorías)

Merienda

1 naranja con media taza de moras azules (104 calorías)

347 calorías

Almuerzo

2 tazas de espinacas con 2 huevos duros picados, ½ taza de pimientos rojos picados, ½ taza de champiñones blancos rebanados, ¼ de taza de aguacate en rebanadas y 2 cucharadas de vinagre balsámico (283 calorías)

Merienda

10 palitos de apio con 1 cucharada de mantequilla de maní (100 calorías)

383 calorías

Cena

Tacos de pescado California (página 227) (251 calorías)

251 calorías

Antojos

6 onzas de yogur griego sin azúcar con canela (100 calorías)

100 calorías

1,081 calorías totales

Día 63

Desayuno

2 tostadas veganas de harina de trigo integral untadas con 1 cucharada de mantequilla de almendras y cubiertas con ¼ de taza de fresas cortadas por la mitad (312 calorías)

Merienda

¾ de taza de uvas (78 calorías)

390 calorías

Almuerzo

Ensalada César de pollo orgánico (página 212) (310 calorías)

Merienda

6 onzas de yogur griego sin azúcar con 3 fresas rebanadas (112 calorías)

422 calorías

Cena

3 onzas de salmón salvaje cocido, ½ taza de arroz integral, 1 taza de col rizada (kale), sal y pimienta al gusto (287 calorías)

287 calorías

Antojos

Helado de plátano con frutos rojos (página 255) (96 calorías)

96 calorías

1,195 calorías totales

Día 64

Desayuno

Quínoa con nuez y canela Rayito de Sol (página 189) (274 calorías)

Merienda

1 plátano pequeño (90 calorías)

364 calorías

Almuerzo

En un tazón mediano mezcla: ½ taza de sandía, ½ taza de pepino picado, ¼ taza de aguacate en trozos y ¼ de taza de rábanos picados con 1 cucharadita de aceite de oliva. Rocía con sal y pimienta al gusto. Sirve ½ taza de yogur griego con 1 cucharadita de aceite de oliva, sal y pimienta. (243 calorías)

Merienda

15 zanahorias miniatura con 2 cucharadas de tzatziki (83 calorías)

326 calorías

Cena

Ensalada de toronja y tilapia a la parrilla (página 237) (260 calorías)

260 calorías

Antojos

Brownie de granos de cacao (página 256) (112 calorías)

112 calorías

1,062 calorías totales

Día 65

Desayuno

1 toronja con 1 tostada vegana de harina de trigo integral, cubierta de 1 cucharada de mantequilla de almendras (241 calorías)

Merienda

1 manzana mediana (95 calorías)

336 calorías

Almuerzo

Ensalada dulce de pera con arúgula (página 216) con 1 tostada de harina integral (310 calorías)

Merienda

1 taza de moras azules (85 calorías)

395 calorías

Cena

3 onzas de pollo asado con 2 tazas de verduras asadas y ½ batata asada (camote) (272 calorías)

272 calorías

Antojos

2 cucharadas de crema batida sin grasa con 1 taza de fresas picadas y un ¼ de plátano rebanado (90 calorías)

90 calorías

1,093 calorías totales

Día 66

Desayuno

Quínoa con nuez y canela Rayito de Sol (página 189) (274 calorías)

Merienda

1 plátano pequeño (90 calorías)

364 calorías

Almuerzo

Ensalada griega del jardín (página 245) (312 calorías)

Merienda

15 zanahorias miniatura con 2 cucharadas de tzatziki (83 calorías)

395 calorías

Cena

Pasta de calabaza tipo espagueti (página 250) (300 calorías)

300 calorías

Antojos

Brownie de granos de cacao (página 256) (112 calorías)

112 calorías

1,171 calorías totales

Día 67

Desayuno

1 toronja con 1 tostada vegana de harina de trigo integral, cubierta de 1 cucharada de mantequilla de almendras (241 calorías)

Merienda

1 manzana mediana (95 calorías)

336 calorías

Almuerzo

En un tazón mediano mezcla: ½ taza de sandía, ½ taza de pepino picado, ¼ taza de aguacate en trozos y ¼ de taza de rábanos picados con 1 cucharadita de aceite de oliva. Rocía con sal y pimienta al gusto. Sirve ½ taza de yogur griego con 1 cucharadita de aceite de oliva, sal y pimienta. (243 calorías)

Merienda

1 taza de moras azules (85 calorías)

328 calorías

Cena

Ensalada de toronja y tilapia a la parrilla (página 237) (260 calorías)

260 calorías

Antojos

2 cucharadas de crema batida sin grasa con 1 taza de fresas picadas y un ¼ de plátano rebanado (90 calorías)

90 calorías

1,014 calorías totales

Día 68

Desayuno

Quínoa con nuez y canela Rayito de Sol (página 189) (274 calorías)

Merienda

1 plátano pequeño (90 calorías)

364 calorías

Almuerzo

Ensalada dulce de pera con arúgula (página 216) con 1 tostada de harina integral (310 calorías)

Merienda

15 zanahorias miniatura con 2 cucharadas de tzatziki (83 calorías)

393 calorías

Cena

3 onzas de pollo asado con 2 tazas de verduras asadas y ½ batata asada (camote) (272 calorías)

272 calorías

Antojos

Brownie de granos de cacao (página 256) (112 calorías)

112 calorías

1,141 calorías totales

Día 69

Desayuno

1 toronja con 1 tostada vegana de harina de trigo integral, cubierta de 1 cucharada de mantequilla de almendras (241 calorías)

Merienda

1 manzana mediana (95 calorías)

336 calorías

Almuerzo

Ensalada griega del jardín (página 245) (312 calorías)

Merienda

1 taza de moras azules (85 calorías)

397 calorías

Cena

Pasta de calabaza tipo espagueti (página 250) (300 calorías)

300 calorías

Antojos

2 cucharadas de crema batida sin grasa con 1 taza de fresas picadas y un ¼ de plátano rebanado (90 calorías)

90 calorías

1,123 calorías totales

Día 70

Desayuno

Quínoa con nuez y canela Rayito de Sol (página 189) (274 calorías)

Merienda

1 plátano pequeño (90 calorías)

364 calorías

Almuerzo

En un tazón mediano mezcla: ½ taza de sandía, ½ taza de pepino picado, ¼ taza de aguacate en trozos y ¼ de taza de rábanos picados con 1 cucharadita de aceite de oliva. Rocía con sal y pimienta al gusto. Sirve ½ taza de yogur griego con 1 cucharadita de aceite de oliva, sal y pimienta. (243 calorías)

Merienda

15 zanahorias miniatura con 2 cucharadas de tzatziki (83 calorías)

326 calorías

Cena

Ensalada de toronja y tilapia a la parrilla (página 237) (260 calorías)

260 calorías

Antojos

Brownie de granos de cacao (página 256) (112 calorías)

112 calorías

1,062 calorías totales

Tu programa de comidas de 12 semanas

Día 71

Desayuno

½ taza de avena con ½ taza de frambuesas y 1 taza de leche de almendras sin azúcar (252 calorías)

Merienda

1 taza de compota de manzanas sin azúcar con canela (100 calorías)

352 calorías

Almuerzo

Ensalada de aguacate (página 219) (238 calorías)

Merienda

1 taza de cerezas (95 calorías)

333 calorías

Cena

Cazuela de coliflor al horno (página 241) (250 calorías)

250 calorías

Antojos

2 rebanadas de sandía en forma de pizza para los amantes de la sandía (página 272), con 3 onzas de yogur griego sin azúcar (102 calorías)

102 calorías

1,037 calorías totales

Día 72

Desayuno

Tazón de batido dulce de hojas verdes (página 181) (341 calorías)

Merienda

4 fresas medianas cubiertas con 1 cucharada de chocolate amargo derretido (100 calorías)

441 calorías

Almuerzo

1 panecillo pequeño de harina integral relleno de: 2 onzas de pollo a la parrilla, 1 hoja de lechuga romana, 1 rebanada de tomate y 1 cucharadita de mostaza (276 calorías)

Merienda

6 onzas de yogur griego sin azúcar con 3 frambuesas (100 calorías)

379 calorías

Cena

Ensalada veraniega Rayito de Sol (página 224) (289 calorías)

289 calorías

Antojos

1 plátano mediano congelado hecho puré para helado (105 calorías)

105 calorías

1,214 calorías totales

Día 73

Desayuno

½ taza de avena con ½ taza de frambuesas y 1 taza de leche de almendras sin azúcar (252 calorías)

Merienda

1 taza de compota de manzanas sin azúcar con canela (100 calorías)

352 calorías

Almuerzo

Sopa de tomate y alcachofa orgánicos (página 249) (200 calorías)

Merienda

1 taza de cerezas (95 calorías)

295 calorías

Cena

3 onzas de pechuga de pavo asada, ½ taza de champiñones salteados, ½ taza de arroz integral, 1 toque de mantequilla (286 calorías)

286 calorías

Antojos

2 rebanadas de sandía en forma de pizza para los amantes de la sandía (página 272), con 3 onzas de yogur griego sin azúcar (102 calorías)

102 calorías

1,035 calorías totales

Día 74

Desayuno

Tazón de batido dulce de hojas verdes (página 181) (341 calorías)

Merienda

4 fresas medianas cubiertas con 1 cucharada de chocolate amargo derretido (100 calorías)

441 calorías

Almuerzo

Ensalada de aguacate (página 219) (238 calorías)

Merienda

6 onzas de yogur griego sin azúcar con 3 frambuesas (100 calorías)

341 calorías

Cena

Cazuela de coliflor al horno (página 241) (250 calorías)

250 calorías

Antojos

1 plátano mediano congelado hecho puré para helado (105 calorías)

105 calorías

1,137 calorías totales

Día 75

Desayuno

½ taza de avena con ½ taza de frambuesas y 1 taza de leche de almendras sin azúcar (252 calorías)

Merienda

1 taza de compota de manzanas sin azúcar con canela (100 calorías)

352 calorías

Almuerzo

1 panecillo pequeño de harina integral relleno de 2 onzas de pollo a la parrilla, 1 hoja de lechuga romana, 1 rebanada de tomate y 1 cucharadita de mostaza (276 calorías)

Merienda

1 taza de cerezas (95 calorías)

371 calorías

Cena

Ensalada veraniega Rayito de Sol (página 224) (289 calorías)

289 calorías

Antojos

2 rebanadas de sandía en forma de pizza para los amantes de la sandía (página 272), con 3 onzas de yogur griego sin azúcar (102 calorías)

102 calorías

1,114 calorías totales

Día 76

Desayuno

Tazón de batido dulce de hojas verdes (página 181) (341 calorías)

Merienda

4 fresas medianas cubiertas con 1 cucharada de chocolate amargo derretido (100 calorías)

441 calorías

Almuerzo

Sopa de tomate y alcachofa orgánicos (página 249) (200 calorías)

Merienda

6 onzas de yogur griego sin azúcar con 3 frambuesas (100 calorías)

303 calorías

Cena

3 onzas de pechuga de pavo asada, ½ taza de champiñones salteados, ½ taza de arroz integral, 1 toque de mantequilla (286 calorías)

286 calorías

Antojos

1 plátano mediano congelado hecho puré para helado (105 calorías)

105 calorías

1,135 calorías totales

Día 77

Desayuno

½ taza de avena con ½ taza de frambuesas y 1 taza de leche de almendras sin azúcar (252 calorías)

Merienda

1 taza de compota de manzanas sin azúcar con canela (100 calorías)

352 calorías

Almuerzo

Ensalada de aguacate (página 219) (238 calorías)

Merienda

1 taza de cerezas (95 calorías)

333 calorías

Cena

Cazuela de coliflor al horno (página 241) (250 calorías)

250 calorías

Antojos

2 rebanadas de sandía en forma de pizza para los amantes de la sandía (página 272), con 3 onzas de yogur griego sin azúcar (102 calorías)

102 calorías

1,037 calorías totales

Día 78

Desayuno

Tazón de frutos rojos (página 177) (273 calorías)

Merienda

1 manzana mediana (95 calorías)

368 calorías

Almuerzo

2 rebanadas de pan integral untadas de 2 cucharadas de hummus, con 4 rebanadas de pepino (de ¼ de pulgada), ½ pimiento rojo rebanado y ¼ de taza de espinacas baby (290 calorías)

Merienda

4 cucharadas de guisantes con wasabi (90 calorías)

380 calorías

Cena

Pizza de coliflor y espárragos (página 238) (331 calorías)

331 calorías

Antojos

3 cucharadas de crema batida sin grasa con ¼ de taza de moras azules y ½ taza de fresas picadas (90 calorías)

81 calorías

1,160 calorías totales

Día 79

Desayuno

2 tostadas veganas de harina de trigo integral untadas con 1 cucharada de mantequilla de maní y ¼ de taza de plátano picado (247 calorías)

Merienda

1 taza de frutos rojos variados con 1 cucharada de jugo de limón (100 calorías)

347 calorías

Almuerzo

Ensalada veraniega de queso feta y fresas (página 211) con 1 tostada integral con mantequilla (302 calorías)

Merienda

1 naranja con media taza de moras azules (104 calorías)

406 calorías

Cena

Ensalada de salmón dorado (página 231) con ¼ de taza de arroz integral (273 calorías)

273 calorías

Antojos

2 paletas de yogur de fresa (página 267) (100 calorías)

100 calorías

1,126 calorías totales

Día 80

Desayuno

Tazón de frutos rojos (página 177) (273 calorías)

Merienda

1 manzana mediana (95 calorías)

368 calorías

Almuerzo

Ensalada veraniega Rayito de Sol (página 224) (289 calorías)

Merienda

4 cucharadas de guisantes con wasabi (90 calorías)

379 calorías

Cena

1 taza de pasta integral en forma de conchas con 1 taza de arúgula, 2 cucharadas de queso romano rallado, ¼ de taza de tomates cherry, ½ cucharada de aceite de oliva y 1 pizca de pimienta roja en hojuelas (311 calorías)

311 calorías

Antojos

3 cucharadas de crema batida sin grasa con ¼ de taza de moras azules y ½ taza de fresas picadas (90 calorías)

81 calorías

1,139 calorías totales

Día 81

Desayuno

2 tostadas veganas de harina de trigo integral untadas con 1 cucharada de mantequilla de maní y ¼ de taza de plátano picado (247 calorías)

Merienda

1 taza de frutos rojos variados con 1 cucharada de jugo de limón (100 calorías)

347 calorías

Almuerzo

2 rebanadas de pan integral untadas de 2 cucharadas de hummus, con 4 rebanadas de pepino (de ¼ de pulgada), ½ pimiento rojo rebanado y ¼ de taza de espinacas baby (290 calorías)

Merienda

1 naranja con media taza de moras azules (104 calorías)

394 calorías

Cena

Pizza de coliflor y espárragos (página 238) (331 calorías)

331 calorías

Antojos

2 paletas de yogur de fresa (página 267) (100 calorías)

100 calorías

1,172 calorías totales

Día 82

Desayuno

Tazón de frutos rojos (página 177) (273 calorías)

Merienda

1 manzana mediana (95 calorías)

368 calorías

Almuerzo

Ensalada veraniega de queso feta y fresas (página 211) con 1 tostada integral con mantequilla (302 calorías)

Merienda

4 cucharadas de guisantes con wasabi (90 calorías)

392 calorías

Cena

Ensalada de salmón dorado (página 231) con ¼ de taza de arroz integral (273 calorías)

273 calorías

Antojos

3 cucharadas de crema batida sin grasa con ¼ de taza de moras azules y ½ taza de fresas picadas (90 calorías)

81 calorías

1,114 calorías totales

Tu programa de comidas de 12 semanas

Día 83

Desayuno

2 tostadas veganas de harina
de trigo integral untadas con
1 cucharada de mantequilla de
maní y ¼ de taza de plátano picado
(247 calorías)

Merienda

1 taza de frutos rojos variados
con 1 cucharada de jugo de limón
(100 calorías)

347 calorías

Almuerzo

Ensalada veraniega Rayito de Sol
(página 224) (289 calorías)

Merienda

1 naranja con media taza de moras
azules (104 calorías)

393 calorías

Cena

1 taza de pasta integral en forma
de conchas con 1 taza de arúgula,
2 cucharadas de queso romano
rallado, ¼ de taza de tomates
cherry, ½ cucharada de aceite de
oliva y 1 pizca de pimienta roja en
hojuelas (311 calorías)

311 calorías

Antojos

2 paletas de yogur de fresa
(página 267) (100 calorías)

100 calorías

1,151 calorías totales

Día 84

Desayuno

Tazón de frutos rojos (página 177)
(273 calorías)

Merienda

1 manzana mediana (95 calorías)

368 calorías

Almuerzo

2 rebanadas de pan integral untadas
de 2 cucharadas de hummus,
con 4 rebanadas de pepino
(de ¼ de pulgada), ½ pimiento rojo
rebanado y ¼ de taza de espinacas
baby (290 calorías)

Merienda

4 cucharadas de guisantes
con wasabi (90 calorías)

380 calorías

Cena

Pizza de coliflor y espárragos
(página 238) (331 calorías)

331 calorías

Antojos

3 cucharadas de crema batida con
¼ de taza de moras azules y ½ taza
de fresas rebanadas (81 calorías)

81 calorías

1,160 calorías totales

5 Tu guía de ejercicios de 12 semanas

Como entrenador de celebridades, estoy al tanto del estigma inherente a hacer ejercicio. Con frecuencia, la gente se imagina con membresías en gimnasios y entrenadores personales, pasando horas interminables en la máquina elíptica, abdominales tras abdominales… y la lista podría seguir. Aunque hay personas que disfrutan de este tipo de ejercicios, estos no son para todos. Tampoco es un requisito para la salud verdadera y el buen estado físico.

Mi filosofía como entrenador físico siempre ha sido mantener las cosas simples. Creo que para que estés más sano y en mejor estado físico, se requieren *tres cosas*, y solo tres. Pasa menos tiempo sentado, muévete más y haz ejercicio.

Comencemos con el más sencillo: *pasa menos tiempo sentado*. Parece muy fácil, ¿no es cierto? Pues lo es. Lo único que se requiere es pasar más tiempo de pie a lo largo del día. El individuo promedio pasa 7.7 horas o más sentado al día: camino al trabajo, sentado en su escritorio, sentado en la casa. ¡Eso es mucho tiempo sentado! Las personas que trabajan sentadas frente a un escritorio saben bien a lo que me refiero. No obstante, lo único que tienes que hacer es comprometerte con ponerte de pie una vez por hora. Camina por el pasillo y toma una taza de café, ve al baño, pasea alrededor de los cubículos y saluda a tus colegas. Incluso puedes ponerte de pie en tu escritorio durante unos minutos para estirar tus piernas. Eso es todo lo que hace falta. Este sencillo movimiento te ayudará a mantener la parte inferior de tu cuerpo más tonificada y a activar tu metabolismo. Demasiados de mis clientes sufren de un metabolismo descompuesto porque sencillamente, no se ponen de pie lo suficiente.

El siguiente paso es *moverse más*. Esto tiene que ver con saber cuántos pasos caminas al día. Recomiendo muchísimo conseguir un podómetro o utilizar una aplicación para contar pasos. No muchas personas usan podómetros en la actualidad, pero son increíblemente útiles para asegurarte de que tu cuerpo permanece activo. La meta común es tratar de dar 10,000 pasos al día. Para una persona bastante activa, esto no es un gran reto. Sin embargo, si empiezas a llevar un conteo de tus pasos y te das cuenta de que estás muy por debajo, intenta incrementar tus pasos diarios en 1,000 hasta que llegues a 10,000. Algunas formas sencillas de incrementar tus pasos incluyen: estacionar el auto más lejos de la entrada al supermercado, llevar a pasear al perro alrededor de la cuadra dos veces, en lugar de una, o caminar desde la oficina hasta tu lugar favorito para almorzar, en vez de conducir. Empieza con pequeños cambios y logra tu meta.

El tercer y último paso es *hacer ejercicio*. Esto puede ser un poquito más difícil, especialmente porque toma tiempo. Estamos todos muy ocupados, encontrar tiempo para hacer ejercicio no es una prioridad. Sin embargo, es vital sacar el tiempo para realizar por lo menos veinte minutos de ejercicios cardiovasculares diarios. Puede ser: caminar, correr, remar, montar en bicicleta, etcétera. Cualquier cosa que acelere tu pulso cardiaco. Disfruto de mis ejercicios cardiovasculares tanto como mis ejercicios de fuerza en la forma de Entrenamiento de Intervalos de Alta Intensidad (HIIT, por sus siglas en inglés). Creo que este tipo de ejercicio es extremadamente beneficioso porque no es solo ejercicio cardiovascular, sino que también ayuda a tonificar tus músculos.

Esa es la razón por la cual estoy encantado de presentarles ¡mis ejercicios para Flaquita y llena! Más allá de ayudarte a hacer ejercicio, la actividad física que estoy a punto de presentarte proviene de una evidencia absoluta e inequívoca de que puedes —y lo vas a hacer— activar los mecanismos más agresivos de tu cuerpo, para quemar grasa en el vientre.

A continuación encontrarás una breve lección de química: para quemar grasa, tu cuerpo crea una enzima llamada lipasa sensible a las hormonas (HSL, por sus

Por qué la mayoría de los ejercicios no logran quemar grasa

Muchos expertos en salud recomiendan que hagas una hora o más de ejercicio moderado al día. Pero, ¿sabías que esa hora se destina en verdad a mantener el peso y la salud, y no a perder grasa o pulgadas, ni a combatir las enfermedades? En realidad, no hay investigaciones que respalden el uso de este tipo de ejercicios específicamente para perder peso. No estoy diciendo que hacer ejercicio durante una hora al día sea malo para ti, desde luego que no lo es. Cada vez que te mueves, tu salud mental y física se benefician. Pero la grasa de tu vientre seguirá ahí.

---

siglas en inglés). La enzima HSL descompone la grasa y le indica a tu cuerpo que la queme como combustible. Si tu cuerpo no está produciendo suficiente HSL, no vas a descomponer mucha grasa. Si los niveles HSL están elevados, tu cuerpo se convierte en un horno para quemar grasa. Muchas hormonas tienen efecto sobre la HSL: la testosterona, el cortisol, el estrógeno y la hormona del crecimiento humano, pero las más distintivas son las catecolaminas.

Las catecolaminas son un grupo de hormonas, que incluyen la dopamina, histamina, adrenalina y muchas más que liberan HSL, como ninguna otra. La más importante de estas hormonas para nuestro propósito de quemar grasa es la adrenalina, que es la hormona que se libera principalmente en caso de una amenaza, sorpresa o peligro, a lo cual se refiere a menudo como una respuesta de enfrentarse o salir huyendo. Durante esta reacción, se libera adrenalina, acelerando el ritmo del corazón, ralentizando la digestión, desviando el flujo sanguíneo a los grupos de músculos más grandes y alterando varias funciones del sistema nervioso. Cuando esto ocurre, le proporciona a tu cuerpo una oleada de energía y fuerza. Es esta reacción la que impulsa a tu cuerpo hacia un estado donde la grasa almacenada comienza a descomponerse para poder utilizarse como combustible.

Este es el escenario: Tu cuerpo cree que está en peligro, se estresa, y sabe que tiene que hacer todo lo posible para protegerse y salvarse. Entonces, ¿qué hace? Tu cuerpo libera toda la grasa posible para empezar a usarla como combustible y hacer que pueda seguir adelante aunque no tengas la energía para hacerlo por ti misma.

Esa misma adrenalina hace posible detectar y reducir el área abdominal porque tu región abdominal está más cargada de receptores de catecolamina que cualquier otra parte de tu cuerpo. En otras palabras, tienes tu propio ejército de quemadores de grasa viviendo exactamente en el lugar donde más lo necesitas. Pero si estás acostumbrada a ejercitarte sin esfuerzo, o a no hacer ningún tipo de ejercicios, tu ejército se ha pasado más tiempo dormitando que luchando. Entonces, ¿cómo lo despiertas sin ponerte en un grave peligro? Las catecolaminas responden sobre todo a un tipo de técnica de ejercicios, que es la base fundamental de las rutinas de ejercicios aquí descritas. Este tipo de ejercicio es denominado Entrenamiento a Intervalos de Alta Intensidad (HHIIT). De acuerdo con un revolucionario estudio publicado en el *Journal of Obesity*, de la University of South Wales, las mujeres que realizaron ejercicios HIIT apenas tres veces por semana, perdieron más grasa subcutánea y abdominal que aquellas que siguieron una rutina de bajo impacto. Redujeron su grasa abdominal, lo cual se suponía que no era posible de acuerdo con investigaciones previas, pero ahora sabemos que los ejercicios HIIT estimulan los receptores de catecolamina en tus músculos abdominales. Pones en marcha los receptores, y la adrenalina moviliza la grasa en tu abdomen y la quema durante tus ejercicios.

La rutina HIIT se denomina también entrenamiento de intervalos intensos, lo cual es solo una rutina de ejercicios en que se alternan ejercicios anaeróbicos intensos breves con periodos de recuperación menos intensos. He diseñado estos ejercicios para que hagan precisamente esto. Simplemente, realizas cuatro ejercicios de circuitos durante siete minutos, descansas rápidamente, luego realizas otros cuatro ejercicios de circuito por otros siete minutos, descansas, y repites toda la rutina una segunda vez. Haciendo esto solo tres veces por semana, quemas grasa abdominal, estimulas la frecuencia cardíaca y condicionas todos los músculos de tu cuerpo. Esto es lo único que se requiere para poner en marcha las catecolaminas, especialmente la adrenalina, y comenzar a quemar la grasa abdominal.

Haz estos movimientos tres veces por semana en días no consecutivos (lunes, miércoles, viernes, o martes, jueves y sábados). Esta rutina es lo único que necesitas para activar las poderosas catecolaminas quemadoras de grasa y destruir la grasa abdominal, de forma mucho más efectiva que haciendo ejercicio todos los días. Además, debido a la naturaleza intensa de tu rutina, necesitas un día intermedio entre rutinas. Si trabajas como debes hacerlo durante estos 28 minutos, tres veces por semana, tu cuerpo necesitará tiempo para recuperarse. Recuerda que el músculo se construye cuando descansas, no cuando estás haciendo ejercicio.

Permanece activa en los días de descanso

Quiero aclararte que no estoy sugiriendo que sigas esta rutina y luego te eches en tu sofá hasta que llegue el momento de la siguiente rutina. Antes de que la obesidad y el sobrepeso fueran un problema para nosotros, los seres humanos, caminábamos unas 10 millas al día: ¡esa era la norma! Aunque no estoy sugiriendo que separes tres horas al día para caminar, sí te estoy sugiriendo que te muevas más y te sientes menos. Es bueno para tu circulación, estabiliza tu humor, te ayuda a reducir las ansias e incrementa el control de tu impulsividad. En la página 133 de este capítulo, encontrarás varias sugerencias de cosas para hacer en tus días de descanso, para mantener tu mente y tu cuerpo sintiéndose lo mejor posible.

Lo que necesitarás para tu rutina de Flaquita y llena™

Asegúrate de tener lo siguiente:
- Unos buenos zapatos para hacer ejercicio
- Una habitación donde haya espacio para moverte
- Tu música favorita
- Tu podómetro favorito (el mío es AppleWatch)

Periodo de calentamiento y de enfriamiento

Antes y después de cada rutina, toma unos minutos para moverte un poco y prepararte para tus ejercicios e igualmente, al terminar, un periodo de transición. Camina en un solo lugar, trota suavemente, haz círculos con tus brazos, levanta y baja tus hombros, levanta y baja tus rodillas, o baila un poco; cualquier movimiento sirve.

¡Comencemos!

He diseñado nueve rutinas diferentes que utilizarás durante las 12 semanas. Hay un calendario que organiza los ejercicios para que sepas exactamente qué hacer cada semana. Recuerda, cada rutina consiste de dos ciclos y cuatro movimientos.

Esta es la forma en que se debe seguir cada rutina:

Calentamiento

Ciclo 1
Descansa de 30 a 60 segundos

Ciclo 2
Descansa de 30 a 60 segundos

Ciclo 1
Descansa de 30 a 60 segundos

Ciclo 2
Descansa de 30 a 60 segundos

Enfriamiento

¡Es hora de movernos!

Ciclo 1

Saltar la cuerda
100 repeticiones

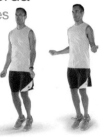

Ponte de pie en posición recta doblando ligeramente tus rodillas y con las manos a tus costados. Pretende que estás sosteniendo una cuerda y haz pequeños movimientos circulares con tus manos, mientras saltas sobre tus pies de manera rápida, como si estuvieras usando una cuerda de verdad.

Estiramiento lateral
30 repeticiones (15 de cada lado)

Ponte de pie con las piernas separadas a lo ancho de tu cadera. Da una gran zancada a tu derecha, con tu pierna derecha, y dobla tu rodilla en un ángulo de 90 grados. La idea es caer primero sobre tu talón y luego con la parte frontal de tu pie. Haz fuerza con tu pie para volver a la posición inicial.

Puñetazo poderoso
60 repeticiones
(30 de cada lado)

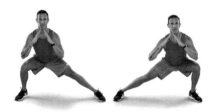

Ponte de pie con los pies separados a lo ancho de tus hombros y la pierna derecha ligeramente por delante de la izquierda. Levanta tus puños y mantén los codos hacia adentro y apuntando hacia abajo. Lanza un puñetazo con tu puño izquierdo cruzando tu cuerpo y rotando tu torso. Mantén el pecho levantado. Cambia de brazo y de pierna después de 10 golpes. Lanza golpes con toda la fuerza y furor posibles.

Inclinación de caderas
20 repeticiones

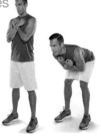

Ponte de pie con las piernas separadas a lo ancho de tus hombros. Mantén el peso sobre tus talones y empuja las caderas hacia atrás a medida que te inclinas hacia delante con las caderas, manteniendo las rodillas ligeramente dobladas, hasta que tu torso esté en un ángulo de 45 grados. Mantén la cabeza, el cuello, los hombros, el pecho y el torso en una línea, los músculos abdominales contraídos con firmeza. Contrae los músculos de los glúteos mientras te levantas desde tus caderas. Repite.

Ciclo 2

Levantamiento de rodillas
50 repeticiones

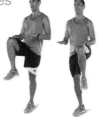

Ponte de pie con los pies separados a lo ancho de tus caderas, el pecho levantado, los hombros hacia atrás y hacia abajo. Coloca tus manos frente a ti con tus brazos doblados a 90 grados. Empuja turodilla derecha hacia tu pecho y llévala de regreso al piso. Empuja de inmediato tu rodilla izquierda hacia tu pecho. Continúa alternando rápidamente.

Sentadillas anchas
15 repeticiones

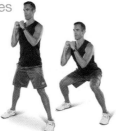

Ponte de pie con tus pies extendidos a una distancia más ancha de tus hombros. "Sentadilla", empujando tus glúteos hacia atrás y manteniendo tu pecho levantado, hasta que tus muslos queden paralelos al piso. Asegúrate de que tus rodillas no pasen los dedos de tus pies. Detente por un segundo y luego ponte de pie rápidamente. Repite y trata de bajar un poco más cada vez.

Pasos laterales
30 repeticiones
(15 de cada lado)

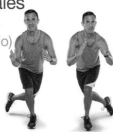

Comienza con los pies separados a lo ancho de tus hombros y el cuerpo inclinado como si fueras a hacer una sentadilla. Permanece a esta altura durante todo el movimiento (en vez de subir y bajar). Alterna tus pies de lado a lado extendiendo un pie y colocando todo tu peso sobre él. Retrocede y luego extiende el otro pie. Alterna las piernas.

Giros rusos
30 repeticiones (15 de cada lado)

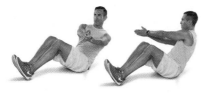

Siéntate con las rodillas dobladas y los pies juntos sobre el piso. Manteniendo alineados tu cabeza, hombros y pecho, comienza tus abdominales y reclínate a 45 grados, levantando tus pies unas cuantas pulgadas del piso. Flexiona tu torso y brazos como una sola unidad de lado a lado, manteniendo contraídos tus músculos abdominales. Continúa moviéndote de lado a lado.

Tu guía de ejercicios de 12 semanas

Ciclo 1

Flaquita y llena

Bicicleta
40 repeticiones

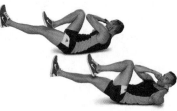

Recuéstate sobre tu espalda con las rodillas hacia tu pecho y las manos detrás de tu cabeza. Lleva tu codo derecho hacia la rodilla izquierda mientras la pierna derecha se mantiene recta. Alterna los lados al igual que cuando estás pedaleando una bicicleta. Muévete tan rápidamente como sea posible, asegurándote de mantener tus abdominales contraídos a lo largo del movimiento.

Plancha con pesas
1 minuto

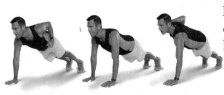

Comienza en la posición de lagartijas. Levanta el codo derecho hasta que esa mano llegue a las costillas. Desciende hasta la posición de inicio y repite con el lado izquierdo. Alterna lados, bajando hasta las rodillas cuando sea necesario.

Zig zag
40 repeticiones
(20 de cada lado)

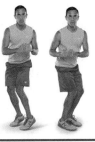

Comienza con tus pies juntos y tus manos frente a ti (con los codos a tus costados), como si estuvieras sosteniendo palos de esquiar. Brinca y gira la parte superior de tu cuerpo a la derecha y tus pies a la izquierda. Luego salta y gira la parte superior de tu cuerpo a la izquierda y tus pies hacia la derecha. Repite.

Levantamiento de pesas
30 repeticiones

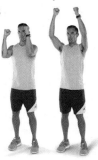

Ponte de pie con las piernas separadas a lo ancho de tus hombros. Lanza puñetazos con tus codos en un ángulo de 90 grados. Levanta tus brazos por encima de tu cabeza. Baja tus brazos de nuevo a 90 grados. Repite.

Ciclo 2

Saltar con brazos cruzados
30 repeticiones

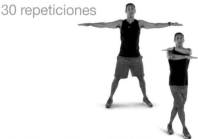

Ponte de pie con tus pies separados a lo ancho de tus hombros, extiende tus brazos rectos hacia cada costado con las palmas hacia abajo. Salta y cruza tu brazo derecho sobre tu izquierdo y tu pie derecho sobre tu izquierdo. Salta hacia atrás hasta la posición de inicio y luego cruza el brazo y el pie opuestos. Sigue alternando lados sin descansar.

Sentadillas con pesas sobre la cabeza
30 repeticiones

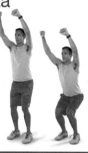

Ponte de pie con tus pies separados a lo ancho de tus hombros y las manos sobre tu cabeza. Flexiona tus rodillas y ponte en cuclillas. Repite. Mantén tus manos por encima de la cabeza todo el tiempo.

Correr en un solo lugar
1 minuto

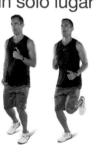

Comienza a trotar lo más rápido que puedas manteniéndote en el mismo lugar. Levanta tus rodillas para incrementar la intensidad; tus muslos pueden llegar hasta quedar paralelos al piso. Recuerda mover tus brazos hacia atrás y hacia adelante para incrementar aún más tu pulso cardíaco. Mantén el pecho levantado y la cabeza y el cuello en línea con los hombros.

Sentadillas
20 repeticiones

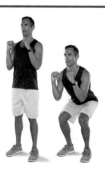

Ponte de pie con los pies separados a lo ancho de los hombros, los dedos de los pies apuntando ligeramente hacia fuera. Flexiona tus rodillas para sentarte, bajando hasta que tus muslos estén paralelos al piso. Asegúrate de que tus rodillas no pasen los dedos de los pies y mantén tu pecho levantado y la cabeza alineada con el cuello y los hombros. Detente por un segundo y luego colócate de pie en la posición de inicio. Repite.

Ciclo 1

Pasos laterales
30 repeticiones
(15 de cada lado)

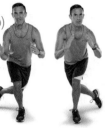

Comienza con los pies separados a lo ancho de tus hombros y el cuerpo inclinado como si fueras a comenzar una sentadilla. Permanece a esta altura durante todo el movimiento (en vez de subir y bajar). Alterna tus pies de lado a lado extendiendo un pie y colocando todo tu peso sobre él. Retrocede y luego extiende el otro pie. Alterna las piernas.

Zancada cruzada
20 (10 por lado)

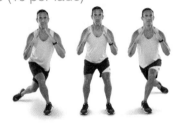

Ponte de pie con las piernas separadas a lo ancho de tu cadera. Da un paso gigantesco con tu pierna izquierda y crúzala detrás de tu derecha. Dobla tus rodillas hasta que tu muslo derecho esté casi paralelo al piso. Asegúrate de que la rodilla que está al frente no pase los dedos de tus pies. Levántate hasta la posición inicial. Retrocede con la otra pierna. Alterna los lados.

Zancada caminando
30 repeticiones (15 de cada lado)

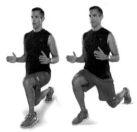

Ponte de pie con los pies juntos. Da un gran zancada hacia delante con tu pie derecho, alineando tu rodilla con tu tobillo. Dobla tu rodilla trasera hacia el piso con el talón levantado. Antes de que tu rodilla trasera toque el suelo, empuja hacia arriba con la pierna izquierda que está atrás, juntando al mismo tiempo el pie izquierdo con el derecho. Alterna los lados sin hacer pausas.

Lagartijas metiendo la rodilla
10 repeticiones (5 de cada lado)

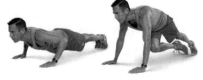

Comienza en la posición estándar de lagartijas. Mientras bajas tu cuerpo, levanta tu rodilla derecha hasta el pecho. Mientras levantas tu cuerpo, extiende de nuevo la pierna hacia atrás hasta que quede recta y los dedos de los pies toquen de nuevo el piso. Alterna los lados.

Ciclo 2

Puñetazo poderoso

60 repeticiones
(30 de cada lado)

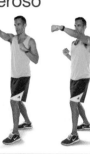

Ponte de pie con los pies separados a lo ancho de tus hombros y la pierna derecha ligeramente por delante de la izquierda. Levanta tus puños y mantén tus codos hacia dentro. Lanza un puñetazo con tu puño izquierdo, cruzando tu cuerpo y rotando tu torso. Mantén el pecho levantado y los abdominales apretados. Cambia de brazo y de pierna después de 10 golpes. Lanza golpes con toda la fuerza y furia posibles.

Inclinación con levantamiento de brazos

15 repeticiones

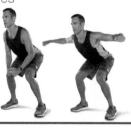

Ponte de pie con tus piernas separadas a lo ancho de tus hombros y tus rodillas ligeramente dobladas. Inclínate hacia delante desde las caderas, manteniendo la cabeza en línea con los hombros. Deja colgar tus brazos. Comienza a levantar tus brazos hasta una posición horizontal. Haz una pausa y contrae los músculos de los hombros y la espalda. Regresa a la posición de inicio. Repite.

Elevación lateral de los brazos a la altura de los hombros

20 repeticiones

Ponte de pie con las piernas separadas a lo ancho de tus hombros y los brazos a tus costados. Con tu espalda recta, extiende los brazos a la altura de los hombros guiando el movimiento con los codos. Deja de levantarlos cuando lleguen a la altura de tus hombros. La parte superior de tu cuerpo debe parecer una T. Baja tus brazos hacia la posición inicial de forma lenta y controlada.

Estiramiento lateral

30 repeticiones (15 de cada lado)

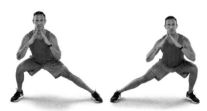

Ponte de pie con las piernas separadas a lo ancho de tu cadera. Da una gran zancada a tu derecha con tu pierna derecha y dobla tu rodilla en un ángulo de 90 grados. La idea es caer primero sobre tu talón y luego con la parte frontal de tu pie. Presiona sobre tu pie para volver a la posición inicial.

119

Tu guía de ejercicios de 12 semanas

Ciclo 1

Desplazamiento lateral
50 repeticiones

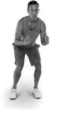
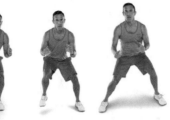

Ponte de pie con los pies un poco más separados que lo ancho de las caderas. Inclina tu costado hacia la derecha como si estuvieras subiéndote a una escalera en el piso. Coloca ambos pies en el primer escalón, manteniéndote sobre la bola del pie. Mueve tus brazos imitando el movimiento cuando corres. Después de 4 segundos, cambia la dirección y muévete a la izquierda.

Planchas
1 minuto

Comienza en la posición de lagartijas. Levanta el codo derecho hasta que esa mano llegue a las costillas. Desciende hasta la posición de inicio y repite con el lado izquierdo. Alterna lados, bajando hasta las rodillas cuando sea necesario.

Salto y patada
20 repeticiones

Comienza por ponerte de pie, bien erguida. Salta tan alto como puedas y empuja tus tobillos hacia tus glúteos hasta que hagan contacto. Aterriza en ambos pies. Salta hacia atrás realizando el mismo movimiento tan pronto como tocas el piso.

Elevación lateral de los brazos a la altura de los hombros
20 repeticiones

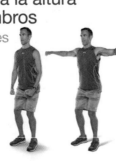

Ponte de pie con las piernas separadas a lo ancho de tus hombros y los brazos a tus costados. Con tu espalda recta, extiende los brazos a la altura de los hombros guiando el movimiento con los codos. Deja de levantarlos cuando lleguen a la altura de tus hombros. La parte superior de tu cuerpo debe parecer una T. Baja tus brazos hacia la posición de inicio de forma lenta y controlada.

Ciclo 2

Saltos de esquí

24 repeticiones
(12 de cada lado)

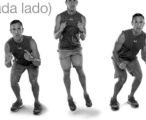

Ponte de pie con los pies ligeramente separados, los codos doblados como si estuvieras sosteniendo palos de esquiar. Salta a la derecha con ambos pies. Sin hacer una pausa, salta hacia atrás a la posición de inicio, y salta de nuevo de inmediato, esta vez al otro lado. Sigue alternando, doblando tus codos hacia delante y hacia atrás para ayudarte a impulsarte. Mantén tu pecho levantado.

Giros rusos

30 repeticiones
(15 de cada lado)

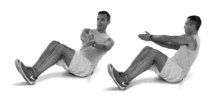

Siéntate con las rodillas dobladas y los pies juntos sobre el piso. Manteniendo alineados tu cabeza, hombros y pecho comienza tus abdominales e inclínate 45 grados hacia atrás, levantando tus pies unas cuantas pulgadas del piso. Flexiona tu torso y brazos como una sola unidad de lado a lado, manteniendo contraídos tus músculos abdominales. Continúa moviéndote de lado a lado.

Burpees

15 repeticiones

Ponte de pie, bien erguida, con las piernas separadas a lo ancho de tus hombros. Ponte en cuclillas hasta que tus caderas estén por debajo de tus rodillas. Coloca tus manos sobre el piso entre tus pies y salta con tus pies hacia atrás hasta quedar en la posición de lagartija. Salta con tus pies de regreso hacia tus manos y levántate bien erguida, terminando con una contracción de glúteos. Repite.

Sentadillas con manos sobre la cabeza

30 repeticiones

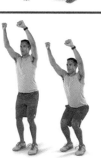

Ponte de pie con los pies separados a lo ancho de tus hombros y las manos sobre tu cabeza. Flexiona tus rodillas y ponte en cuclillas. Repite. Mantén tus manos sobre tu cabeza todo el tiempo.

Tu guía de ejercicios de 12 semanas

Ciclo 1

Sentadillas contra la pared
1 minuto

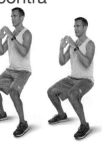

Ponte de pie a unos 60 cm frente a una pared, e inclínate contra ella. Deslízate hacia abajo, hasta que tus rodillas estén a un ángulo de 90 grados y permanece en esa posición, manteniendo contraídos tus músculos abdominales durante todo un minuto.

Sentadillas
20 repeticiones

Ponte de pie con las piernas separadas a lo ancho de tus hombros. Flexiona tus rodillas para sentarte, bajando hasta que tus muslos estén paralelos al piso. Asegúrate de que tus rodillas no pasen los dedos de los pies y mantén tu pecho levantado. Detente por un segundo y luego colócate de pie en la posición de inicio. Repite.

Zancada cruzada
20 repeticiones (10 por lado)

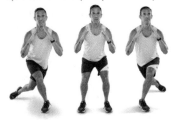

Ponte de pie con las piernas separadas a lo ancho de tu cadera. Da una gran zancada con tu pierna izquierda y crúzala detrás de tu derecha. Dobla tus rodillas hasta que tu muslo derecho esté casi paralelo al piso. Asegúrate de que la rodilla que está al frente no pase los dedos de tus pies. Levántate hasta la posición inicial. Retrocede con la otra pierna. Alterna los lados.

Patadas con la rodilla
40 repeticiones
(20 de cada lado)

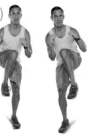

Permanece de pie con tus rodillas ligeramente dobladas y tus puños intercalados frente a tu rostro. Lleva tu rodilla derecha hacia arriba tan alto como puedas y luego extiende la pierna dando una patada desde tu rodilla. Añade un salto al movimiento de forma que saltes cada vez que levantas tu rodilla. Alterna las piernas. No bajes los brazos ni descanses entre patadas.

Ciclo 2

Puente sobre los hombros
30 repeticiones

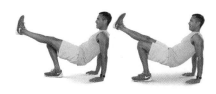

Acuéstate sobre tu espalda con las rodillas dobladas, los pies planos sobre el piso. Inclínate hacia tus manos y levanta tus caderas, rodando tus pies hasta que queden planos sobre el piso. Tu cuerpo debe formar una línea recta y tus brazos deben estar directamente debajo de tus hombros. Mantén la posición contando hasta 2 y luego deja caer con suavidad tus caderas. Repite.

Patada del cangrejo
20 repeticiones (10 de cada lado)

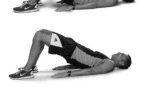

Siéntate en el suelo con las plantas de tus pies firmes sobre el piso. Coloca tus manos a una distancia de aproximadamente un pie detrás de ti, con las palmas planas. Asegúrate de que tu pecho esté levantado. Inclínate hacia tus manos y levanta tus glúteos del piso. Lanza hacia arriba tu pierna derecha y luego bájala. Repite con la izquierda. Alterna las piernas y no descanses entre los movimientos.

Saltar la cuerda
100 repeticiones

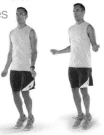

Ponte de pie, bien erguida, doblando ligeramente tus rodillas y con las manos a tus costados. Imagínate que estás sosteniendo una cuerda y haz pequeños movimientos circulares con tus manos, mientras saltas de manera rápida sobre tus pies como si estuvieras usando una cuerda de verdad.

Sentadillas anchas
15 repeticiones

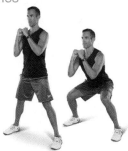

Ponte de pie con los pies separados, a una distancia más ancha de los hombros y los dedos de los pies apuntando ligeramente hacia fuera. "Sentadilla", empujando tus glúteos hacia atrás y manteniendo tu pecho levantado, hasta que tus muslos queden paralelos al piso. Mira hacia adelante y asegúrate de que tus rodillas no pasen los dedos de tus pies. Detente por un segundo y luego ponte de pie rápidamente. Repite, e intenta llegar más abajo con cada sentadilla.

Tu guía de ejercicios de 12 semanas

Ciclo 1

Levantamiento de rodillas
50 repeticiones

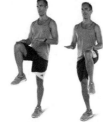

Ponte de pie con tus pies separados a lo ancho de las caderas, el pecho levantado y la mirada hacia el frente. Coloca tus manos frente a ti con tus brazos doblados a 90 grados. Empuja tu rodilla derecha hacia tu pecho y llévala de regreso al piso. Empuja de inmediato tu rodilla izquierda hacia tu pecho. Continúa alternando tus rodillas rápidamente.

Inclinación de caderas
20 repeticiones

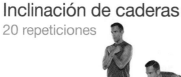

Ponte de pie con las piernas separadas a lo ancho de tus hombros. Alterna el peso sobre tus talones y empuja las caderas hacia atrás, a medida que te inclinas hacia delante con las caderas, hasta que tu torso esté en un ángulo de 45 grados. Mantén la cabeza, el cuello y el torso en una línea, los músculos abdominales contraídos con firmeza. Contrae los músculos de los glúteos mientras te levantas desde tus caderas. Repite.

Patadas de trasero
60 repeticiones

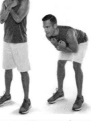

Ponte de pie con los pies en línea con las caderas, el pecho levantado y mirando al frente, comienza a correr levantando los talones hacia atrás. Deja que tus brazos se muevan naturalmente como cuando corres. Exagera mucho el paso hacia atrás, llevando tus talones hasta tus glúteos. Continúa alternando tus piernas rápidamente.

Elevación de pierna
40 repeticiones (20 de cada lado)

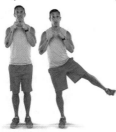

Ponte de pie con los pies juntos. Si es necesario, coloca una mano en el respaldo de una silla para ayudarte a mantener el equilibrio. Manteniendo tu pierna derecha sobre el piso, extiende tu pierna izquierda a un costado tan alto como puedas. Mantén recta la pierna extendida. Mantén esta posición hasta contar hasta 6, y luego lleva tu pierna a la posición de inicio. Ahora repite con el lado opuesto.

Ciclo 2

Burpees
15 repeticiones

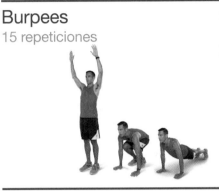

Ponte de pie con tus pies separados a lo ancho de tus hombros. Ponte en cuclillas hasta que tus caderas estén por debajo de tus rodillas. Coloca tus manos sobre el piso entre tus pies y salta con tus pies hacia atrás hasta quedar en la posición de lagartija. Salta con tus pies de regreso hacia tus manos y levántate bien erguida, terminando con una contracción de glúteos. Repite.

Sentadillas contra la pared
1 minuto

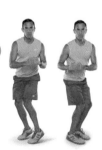

Ponte de pie a unos 60 cm frente a una pared, e inclínate contra ella. Deslízate hacia abajo hasta que tus rodillas estén a un ángulo de 90 grados y permanece en esa posición, manteniendo contraídos tus músculos abdominales durante todo un minuto.

Zig zag
40 repeticiones
(20 de cada lado)

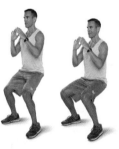

Comienza con tus pies juntos y tus manos frente a ti (con los codos a tus costados), como si estuvieras sosteniendo unos palos de esquiar. Brinca y gira la parte superior de tu cuerpo a la derecha y tus pies a la izquierda. Luego salta y gira la parte superior de tu cuerpo a la izquierda y tus pies hacia la derecha. Repite.

Lagartijas de rana
15 repeticiones

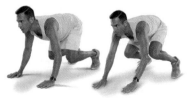

Comienza en la posición normal de lagartijas con las manos directamente bajo los hombros y los dedos apuntando hacia delante. Dobla tus rodillas a un ángulo de 90 grados y acércalas a tus manos. Dobla tus codos y cambia tu peso hacia adelante. Baja tu torso hasta que tu nariz quede cerca del piso, luego levántate.

Ciclo 1

Saltos de esquí

24 repeticiones
(12 de cada lado)

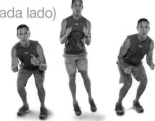

Ponte de pie con los pies ligeramente separados, los codos doblados como si estuvieras sosteniendo unos palos de esquiar. Salta a la derecha con ambos pies. Sin hacer una pausa, salta hacia atrás a la posición de inicio, y salta de nuevo de inmediato, esta vez hacia el otro lado. Sigue alternando, doblando tus codos hacia delante y hacia atrás para ayudar a impulsarte. Mantén tu pecho levantado.

Puente sobre los hombros

30 repeticiones

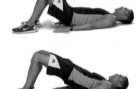

Acuéstate sobre tu espalda con las rodillas dobladas, los pies planos sobre el piso. Inclínate hacia tus manos y levanta tus caderas, rodando tus pies hasta que queden planos sobre el piso. Tu cuerpo debe formar una línea recta y tus brazos deben estar directamente por encima de tus hombros. Mantén la posición contando hasta 2 y luego deja caer con suavidad tus caderas. Repite.

Bicicleta

40 repeticiones

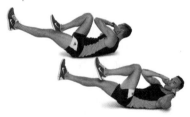

Recuéstate sobre tu espalda con las rodillas hacia tu pecho y las manos detrás de tu cabeza. Lleva tu codo derecho hacia la rodilla izquierda mientras la pierna derecha se mantiene recta. Alterna los lados al igual que cuando estás pedaleando una bicicleta. Muévete tan rápidamente como sea posible, asegurándote de mantener tus abdominales contraídos a lo largo del movimiento.

Zancadas poderosas

20 repeticiones

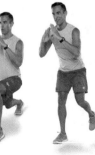

Ponte de pie con tus pies juntos y las manos sobre tus caderas. Dobla tus rodillas y salta separando los pies, aterrizando con tu pie derecho hacia adelante y tu pie izquierdo hacia atrás, las rodillas dobladas en posición de zancada. Empujándote con tus pies salta hacia el aire, alternando lados. Continúa alternando lados.

Ciclo 2

Correr en un solo lugar
1 minuto

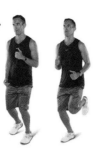

Comienza a correr en el mismo lugar tan rápido como puedas. Levanta tus rodillas para incrementar la intensidad; tus muslos pueden llegar hasta quedar paralelos al piso. Recuerda mover tus brazos de atrás hacia adelante para incrementar aún más tu pulso cardíaco. Mantén tu pecho levantado para mantener tu cabeza y cuello alineados con tus hombros.

Levantamiento de pierna hacia atrás, con inclinación hacia delante
20 repeticiones
(10 por lado)

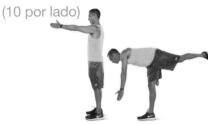

Ponte de pie con tus pies juntos y los brazos extendidos. Levanta ligeramente tu pierna derecha hasta que tu pie apenas se levante del piso. Baja tus manos al piso elevando la pierna levantada tras de ti. Mantén tu espalda recta y la rodilla que está soportando la pierna, ligeramente doblada. Una vez que sientas el estiramiento, levanta el torso y deja caer la pierna para regresar a la posición original. Repite.

Escalador
40 repeticiones

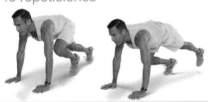

Comienza en la posición de lagartijas sobre tus manos y dedos de los pies. Manteniendo abajo tus caderas y tu cabeza alineada con tu espalda, lleva una rodilla hacia el pecho y retrocede, y luego la otra en un movimiento fluido. Regresando cada vez tu pie a la posición de inicio. Alterna los lados tan rápido como sea posible.

Levantamiento de pesas
30 repeticiones

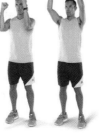

Ponte de pie con las piernas separadas a lo ancho de tus hombros. Haz puños y coloca tus codos a 90 grados. Levanta tus brazos por encima de tu cabeza. Baja tus brazos a 90 grados. Repite.

Ciclo 1

Burpees

15 repeticiones

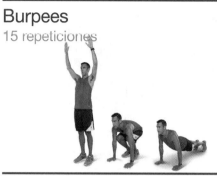

Ponte de pie, bien erguida, con las piernas separadas a lo ancho de tus hombros. Ponte en cuclillas hasta que tus caderas estén por debajo de tus rodillas. Coloca tus manos sobre el piso entre tus pies y salta con tus pies hacia atrás hasta quedar en la posición de lagartija. Salta con tus pies de regreso hacia tus manos y levántate bien erguida, terminando con una contracción de glúteos. Repite.

Zancada caminando

30 repeticiones
(15 de cada lado)

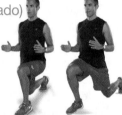

Ponte de pie con los pies juntos. Da un gran zancada hacia delante con tu pie derecho, con tu rodilla alineada sobre tu tobillo. Dobla tu rodilla trasera hacia el piso, con el talón levantado. Antes de que tu rodilla trasera toque el piso, levántate con tu pierna izquierda, al mismo tiempo que traes tu pie izquierdo para reunirse con el derecho. Alterna los lados sin hacer pausas.

Patadas con la rodilla

40 repeticiones
(20 de cada lado)

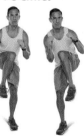

Permanece erguida con tus rodillas ligeramente dobladas y tus puños intercalados frente a tu rostro. Sube tu rodilla derecha tan alto como puedas y luego extiende la pierna dando una patada desde tu rodilla. Añade un salto al movimiento de forma que saltes cada vez que levantas tu rodilla. Alterna las piernas. No descanses entre patadas.

Inclinación con levantamiento de brazos

15 repeticiones

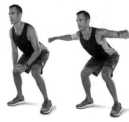

Ponte de pie con tus piernas separadas a lo ancho de tus hombros y tus rodillas ligeramente dobladas. Inclínate hacia delante desde tus caderas, mantén tu espalda derecha y mantén tu cabeza alineada con tus hombros. Deja caer tus brazos. Comienza a levantar tus brazos hasta una posición horizontal. Haz una pausa y contrae los músculos de los hombros y la espalda. Regresa a la posición de inicio. Repite.

Ciclo 2

Desplazamiento lateral
50 repeticiones

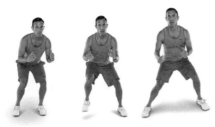

Ponte de pie con los pies a una distancia un poco más ancha que tus caderas. Inclínate a tu costado, hacia tu derecha como si estuvieras subiéndote a una escalera en el piso. Coloca ambos pies en el primer escalón, manteniéndote sobre la bola del pie. Mueve tus brazos imitando el movimiento que haces cuando corres. Después de 4 segundos, cambia la dirección y alterna a la izquierda.

Elevación de pierna
40 repeticiones
(20 de cada lado)

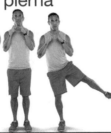

Ponte de pie con los pies juntos. Manteniendo tu pierna derecha sobre el piso, extiende tu pierna izquierda a un costado tan alto como puedas. Mantén recta la pierna extendida. Mantén esta posición hasta contar hasta 6, y luego lleva tu pierna a la posición de inicio. Ahora repite con el lado contrario.

Saltar con brazos cruzados
30 repeticiones

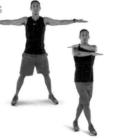

Ponte de pie con tus pies separados a lo ancho de tus hombros, extiende tus brazos rectos hacia cada costado con las palmas hacia abajo. Salta y cruza tu brazo derecho sobre tu izquierdo y tu pie derecho sobre tu izquierdo. Salta hacia atrás hasta la posición de inicio y luego cruza el brazo y el pie opuestos. Sigue alternando lados sin descansar.

Elevación lateral y zancada
20 repeticiones
(10 de cada lado)

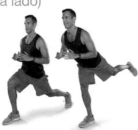

Ponte de pie con las piernas separadas a lo ancho de tu cadera. Lanza una zancada hacia la derecha y al mismo tiempo empuña tu mano izquierda hacia el piso. Regresa a la posición de pie y levanta ambos brazos directamente frente a ti al nivel de los hombros (para que estén paralelos al piso). Al mismo tiempo, patea ligeramente hacia atrás con tu pierna derecha. Alterna los lados.

Tu guía de ejercicios de 12 semanas

Ciclo 1

Patadas de trasero
60 repeticiones

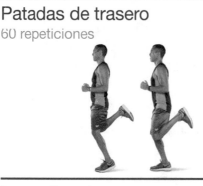

Ponte de pie con tus pies alineados con tus caderas, pecho levantado, empieza a correr, levantando tus talones detrás de ti. Deja que tus brazos se muevan naturalmente como cuando corres. Exagera tus movimientos de patada hacia atrás, trayendo tus talones hacia tus glúteos en un intento de hacer contacto entre ellos. Continúa alternando tus piernas rápidamente.

Lagartijas de rana
15 repeticiones

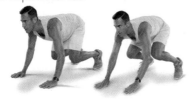

Comienza en la posición normal de lagartijas con las manos directamente bajo los hombros y los dedos apuntando hacia delante. Dobla tus rodillas a un ángulo de 90 grados y acércalas a tus manos. Dobla tus codos y cambia tu peso hacia adelante. Baja tu torso hasta que tu nariz se encuentre cerca del piso y luego vuelve a subir.

Escalador
40 repeticiones

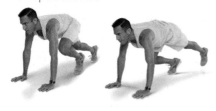

Comienza en la posición de lagartijas sobre tus manos y dedos de los pies. Manteniendo abajo tus caderas y tu cabeza alineada con tu espalda, lleva una rodilla hacia el pecho y retrocede, y luego la otra en un movimiento fluido. Regresando cada vez tu pie a la posición de inicio. Alterna los lados tan rápido como sea posible.

Levantamiento de pierna hacia atrás, con inclinación hacia delante

20 repeticiones
(10 por lado)

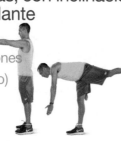

Ponte de pie con tus pies juntos y los brazos extendidos. Levanta ligeramente tu pierna derecha hasta que tu pie apenas se levante del piso. Baja tus manos al piso elevando la pierna levantada tras de ti. Mantén tu espalda recta y la rodilla que está soportando la pierna, ligeramente doblada. Una vez que sientas el estiramiento o que tus manos lleguen al piso, levanta el torso y deja caer la pierna para regresar a la posición inicial. Repite.

Ciclo 2

Patada del cangrejo
20 repeticiones (10 por lado)

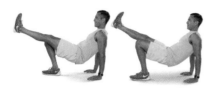

Siéntate en el suelo con las plantas de tus pies firmes sobre el piso. Coloca tus manos a una distancia de aproximadamente un pie detrás de ti, con las palmas planas. Asegúrate de que tu pecho esté levantado. Inclínate hacia tus manos y levanta tus glúteos del piso. Sube tu pierna derecha y luego bájala. Repite con la izquierda. Alterna las piernas y no descanses entre los movimientos.

Lagartijas metiendo la rodilla
10 repeticiones (5 de cada lado)

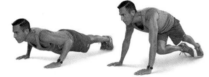

Comienza en la posición estándar de lagartijas. Mientras bajas tu cuerpo, levanta tu rodilla hasta el pecho. Mientras levantas tu cuerpo, extiende de nuevo la pierna hacia atrás hasta que quede recta y los dedos de los pies toquen de nuevo el piso. Alterna lados.

Salto y patada
20 repeticiones

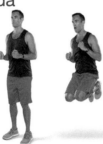

Comienza por ponerte de pie bien erguida. Salta tan alto como puedas y empuja tus talones hacia tus glúteos hasta que hagan contacto. Aterriza con ambos pies. Salta hacia atrás realizando el mismo movimiento tan pronto como tocas el piso.

Zancadas poderosas
20 repeticiones

Ponte de pie con tus pies juntos y las manos sobre tus caderas. Dobla tus rodillas y salta separando los pies, aterrizando con tu pie derecho hacia adelante y tu pie izquierdo hacia atrás, las rodillas dobladas en posición de zancada. Empujándote con los pies salta hacia arriba, alternando lados. Continúa alternando lados.

Calendario de entrenamiento

Semana 1	Semana 2	Semana 3	Semana 4
Día 1	Día 1	Día 1	Día 1
Entrenamiento 1	Entrenamiento 1	Entrenamiento 4	Entrenamiento 4
Día 2	Día 2	Día 2	Día 2
Entrenamiento 2	Entrenamiento 2	Entrenamiento 5	Entrenamiento 5
Día 3	Día 3	Día 3	Día 3
Entrenamiento 3	Entrenamiento 3	Entrenamiento 6	Entrenamiento 6

Semana 5	Semana 6	Semana 7	Semana 8
Día 1	Día 1	Día 1	Día 1
Entrenamiento 1	Entrenamiento 1	Entrenamiento 5	Entrenamiento 5
Día 2	Día 2	Día 2	Día 2
Entrenamiento 4	Entrenamiento 4	Entrenamiento 3	Entrenamiento 3
Día 3	Día 3	Día 3	Día 3
Entrenamiento 2	Entrenamiento 2	Entrenamiento 6	Entrenamiento 6

Semana 9	Semana 10	Semana 11	Semana 12
Día 1	Día 1	Día 1	Día 1
Entrenamiento 4	Entrenamiento 4	Entrenamiento 7	Entrenamiento 7
Día 2	Día 2	Día 2	Día 2
Entrenamiento 7	Entrenamiento 7	Entrenamiento 8	Entrenamiento 8
Día 3	Día 3	Día 3	Día 3
Entrenamiento 5	Entrenamiento 5	Entrenamiento 9	Entrenamiento 9

Qué hacer durante tus días de descanso

Muchos estudios han demostrado que un estilo de vida activo beneficia tu salud en general. De hecho, en una encuesta gigantesca que siguió los hábitos de ejercicio y la calidad de la salud en más de 250,000 hombres y mujeres entre 50 y 71 años de edad, durante casi una década, los investigadores descubrieron que los individuos que se ejercitaban vigorosamente durante 20 minutos, tres veces por semana, tenían 32% menos de posibilidades de morir por cualquier causa relacionada con la salud, y aquellos que se ejercitaban moderadamente, por lo menos treinta minutos la mayoría de los días de la semana, tenían 27% menos de probabilidades de morir por cualquier causa relacionada con la salud. Sigue estos consejos y tendrás una vida larga, saludable y feliz. ¿No se te ocurre ninguna actividad? Intenta algunas de las siguientes actividades:

Sal a caminar

Caminar no impide que tu cuerpo se recupere de los ejercicios de Flaquita y llena, y te provee múltiples beneficios más allá de tu salud física. Algunos estudios han descubierto que caminar puede mejorar las fallas de la memoria en personas de más de 50 años. Esto es muy comprensible para mí porque cuando camino, pienso. Es un movimiento fácil y natural que no necesita del uso de nuestro cerebro, pero que sí refresca y rejuvenece nuestra mente. Podemos reflexionar en un problema (y en una solución) o incluso meditar en el camino. Considera caminar en un parque de tu localidad, en la playa, al borde de un lago, o incluso en un vecindario agradable. Las investigaciones demuestran que cualquier tipo de caminata al aire libre o en la naturaleza puede mejorar tu humor, reducir la ansiedad, mejorar la fuerza de voluntad y el control de la impulsividad e incrementar la energía general. Las caminatas también son una actividad ideal para ir en compañía, puesto que el suave ritmo te permite llevar a cabo una conversación, y la ausencia total de distracciones provee un enfoque al que no estamos acostumbrados en nuestras agitadas vidas.

Monta en bicicleta

Pasear en bicicleta plácidamente puede ofrecerte todos los beneficios de una caminata. Sin importar tu edad ni tu estado físico, puedes disfrutar de la naturaleza y sentir el viento correr por tu cabello como cuando eras niña. Otro beneficio de pedalear es que ¡ayuda a que te sientas feliz! En una cuesta conducida por Portland State University, los sujetos que montaban en bicicleta reportaron los niveles más elevados de bienestar.

Entra en la onda de "Namaste"

Una actividad favorita de los días de "descanso" de una de mis clientas es el yoga, porque con frecuencia es un excelente estiramiento para los músculos que tanto han

Mi secreto experto para una mejor condición física

Siempre estoy buscando una forma más inteligente de mantener la motivación para hacer ejercicios. Mi primera elección para mí, para mi familia y para todos mis clientes famosos es el Apple Watch. Es probablemente la herramienta más valiosa que uso a diario para llevar un seguimiento de mi estado físico. Si me sigues en Instagram (@JorgeCruise o @TinyandFull), es muy probable que te hayas dado cuenta de que siempre llevo mi reloj. Es una forma de monitorear mi estado físico desde un nuevo y más completo nivel, mediante el fomento de conductas saludables como sentarse menos, moverse más y hacer ejercicio enérgico.

El secreto del Apple Watch es la aplicación Activity, la cual es crítica en dar seguimiento a tres piezas vitales de información. Te recuerda **ponerte de pie** y te permite visualizar cuántas horas al día has estado de pie. En segundo lugar, hace un seguimiento de tus **movimientos** mostrándote cuántas calorías activas has quemado a lo largo del día. En tercer lugar, hace un seguimiento de tus **ejercicios** supervisando cualquier actividad enérgica que hayas realizado a lo largo del día, como los ejercicios HIIT de este libro. Te indica cuántos minutos has completado con una meta de 30 al día.

¡El Apple Watch hace un seguimiento total! Con un énfasis en ponerse de pie, moverse y ejercitarse, el reloj te recordará constantemente que debes sentarte menos (como cuando te estás relajando al borde de la piscina), moverte más (como cuando realizas una caminata), y hacer 30 minutos de actividad enérgica (como los ejercicios HIIT).

La conclusión es que es clave estar más consciente… y como todos sabemos, el conocimiento es poder. Así que no tienes que adivinar cuántas calorías has consumido o quemado hoy… ¡llevas un seguimiento de ellas! Sabrás exactamente en qué pie estás parado con el Apple Watch… tal cual.

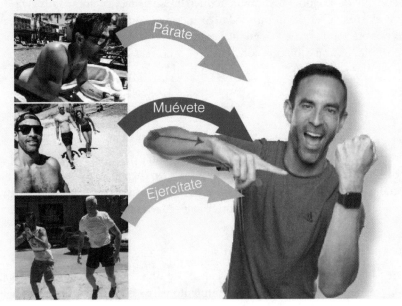

Párate

Muévete

Ejercítate

trabajado. El yoga incorpora movimientos como la tabla, que no solamente tonifica los músculos, sino que ayuda a fortalecerlos mejorando, en general, la flexibilidad y la fuerza. Otros beneficios del yoga también son maravillosos, uno de ellos es que ¡te ayuda a dormir mejor! Un estudio del *Medical Science Monitor* descubrió que los pacientes con problemas de sueño informaban que había mejorado la calidad de su sueño los días en que practicaban yoga y meditación. El yoga también libera químicos del bienestar en tu cerebro. Científicos de la Boston University School of Medicine y el McLean Hospital lograron observar que las personas que practicaban yoga durante 30 minutos tenían un 27% de incremento en el ácido gammaaminobutírico (GABA) en sus cerebros. El químico del bienestar nos ayuda a regular la actividad nerviosa; sus niveles son bajos en sujetos con trastornos del humor y la ansiedad, por lo que la meta es incrementarlo si queremos estar más felices y relajados.

Pasea en medio de la naturaleza

La mayoría de nosotros vivimos cerca de algún lugar de la naturaleza verdaderamente hermoso. Acércate a todo el plan del esplendor de la naturaleza paseando por un sendero. Es una de mis formas favoritas de dejar atrás el agite, la conmoción y el ritmo acelerado de la vida diaria. Asegúrate de llevar tu teléfono inteligente, no sólo para tomar unas cuantas fotografías, sino también para aprovechar al máximo aplicaciones para caminatas, como The Spot, un navegador gratis donde encontrarás información en tiempo real sobre tu localización y condiciones del tiempo. Llévate también a un amigo, especialmente si vas a un lugar un poco desolado.

A bailar se dijo

Siempre puedes bailar al ritmo de tu música favorita, o tomar una clase de jazz, tap o hip-hop en un colegio universitario comunitario de tu localidad; muchos gimnasios también tienen clases de zumba. O, si tienes una pareja complaciente, inscríbete a clases de baile de salón o asiste a tu iglesia o centros de tu comunidad para aprender diferentes tipos de bailes regionales de los Estados Unidos como: "line dancing" "square dancing", "contra dancing", "Zydeco" y salsa. ¿No tienes a nadie con quién ir? No hay problema. Muchas de las clases anteriormente mencionadas también ofrecen opciones para solteros, solo tienes que preguntar. Esta es una forma fantástica de socializar mientras mueves tu cuerpo. Además de ser una actividad divertida en tus días de "descanso", adoro la idea de tener una cita una noche para bailar; en lugar de salir a comer pesado y luego ir al cine, puedes cenar ligero y moverte mucho.

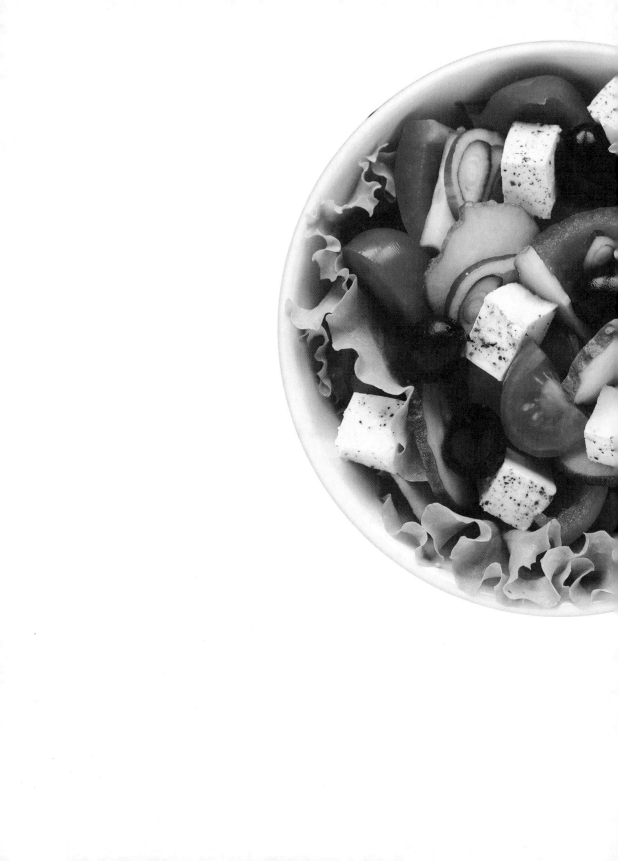

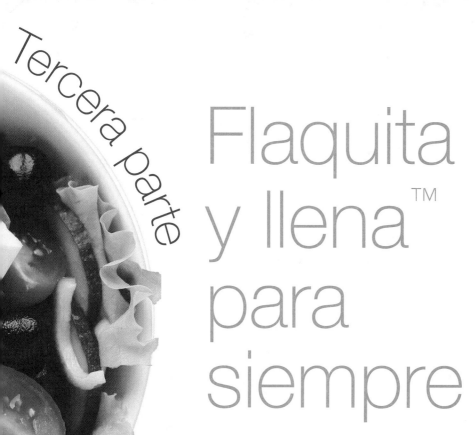

Tercera parte

Flaquita y llena™ para siempre

6 Después de las 12 semanas

Lo lograste!

Si estás leyendo este capítulo, espero que hayas completado el desafío de las 12 semanas. ¡Felicitaciones! Si estás echando un vistazo y todavía no has terminado —o ni siquiera comenzado— las 12 semanas, ¡está bien! Es buena idea prepararse.

Aquí veremos lo que vamos hacer una vez que se terminan las 12 semanas iniciales. Tal como llevas haciendo cada semana, es hora de tomar otra fotografía de "después" para capturar tu transformación total. Apreciarás esto en los meses venideros. Te reto a que compartas esta foto conmigo y con los demás. Visita Tiny and Full™ en Facebook, Instagram o Twitter para compartir conmigo tu historia.

Ahora, tienes unas cuantas opciones sobre cómo proceder. Elige una de las siguientes opciones para que este estilo de vida se convierta en permanente.

OPCIÓN 1: Mantén las cosas simples.

Lee este libro de nuevo. Simplemente, vuelve a leer los programas de comidas y ejercicios y síguelos. Hay mucho poder en la simplicidad, y la automatización es la clave del éxito. Esta opción es excelente para aquellos que disfrutan de un plan explicativo y a tu medida, que no requiere que tengas que pensar mucho al respecto.

OPCIÓN 2: Haz tu propio plan.

Si estás cómodo con las herramientas que te he provisto en este libro, pero no quieres seguir de nuevo los programas de comidas o de ejercicios, siéntete libre de diseñar tu propio plan. Puedes usar la lista de alimentos en el capítulo 7 para hacer tus propios menús. Usa las recetas y los programas de comidas como estructura e inspiración. Solo mantén en mente tu meta de calorías y planifica con anticipación. Nunca es divertido llegar a la cena y darte cuenta de que ya consumiste la mayoría de tus calorías. ¡Planear con anticipación es clave! También puedes utilizar los ejercicios del capítulo 5, con el fin de mezclar y combinar los ciclos para crear tus propios ejercicios.

Consejos rápidos para diseñar tu propio plan:

- Usa la lista de alimentos.

- Utiliza las recetas y los programas de comidas para darte ideas.

- Mantén al máximo posible el consumo de alimentos del primer nivel. Haz que estos constituyan la mayoría de tu comida.

- Considera los alimentos del segundo al cuarto nivel como guarniciones.

- Usa las rutinas de ejercicios como ideas para crear tus propios ciclos.

OPCIÓN 3: Déjame ayudar.

Visita TinyandFull.com si deseas entrenamiento en línea y apoyo directo de mi parte, así como nuevos programas de comidas, recetas, y mis ideas de ejercicios para máximos resultados y variedad de tu rutina. También puedes visitar Tiny and Full™ en los medios sociales para inspiración, consejos, recetas y más.

Facebook.com/TinyandFull

Instagram/TinyandFull

Twitter/TinyandFull

#TinyandFull

Ahora tienes la información que necesitas para continuar más allá de las 12 semanas y convertirla en una rutina permanente. Recuerda mantenerme al día de tu progreso y éxito, así como recibir consejos, recetas e inspiración, ¡siguiendo Tiny and Full™ en Facebook, Instagram y Twitter!

Qué hacer una vez que logras tu peso ideal

Cuando alcances tu meta, puedes pasar a 1,800 o incluso a 2,000 calorías diarias. Sigue supervisando tu peso y ajusta tus calorías como corresponde.

7 Alimentos de Flaquita y llena™

La siguiente lista de alimentos te ayudará si estás diseñando tu propio plan y deseas hacer tus propias comidas y programas de menús.

Los alimentos están organizados alfabéticamente de acuerdo a las categorías de alimentos. Los cuatro niveles tienen un color según su código para ayudarte a identificar fácilmente los alimentos con menor densidad calórica, según lo indica la siguiente leyenda:

Primer nivel: Mínima densidad calórica

Segundo nivel: Baja densidad calórica

Tercer nivel: Mediana densidad calórica

Cuarto nivel: Alta densidad calórica

Recuerda, cuando prepares tus comidas, te conviene que la mayoría de tus alimentos pertenezcan al primer nivel. Consume solo en ocasiones el segundo nivel, cuida tus porciones del tercer nivel y trata de minimizar o evitar el cuarto nivel. Los niveles del 2 al 4 deben considerarse como acompañamientos del primer nivel. Advertirás que los aceites, como el de oliva, pertenecen al cuarto nivel. A pesar de que es imperativo que minimices el uso de aceites debido a su alta densidad calórica, estos son útiles para cocinar y para hornear. Solo recuerda usarlos en pequeñas cantidades (echa un vistazo a las recetas del capítulo 8 para ver ejemplos). Deben evitarse otros productos del cuarto nivel como las meriendas y los antojos dulces.

Cada alimento de la lista te mostrará dos cosas: el número de densidad calórica y la conversión a la vida real. Esta conversión a la vida real te mostrará la cantidad que representa 100 calorías en ese alimento, en particular. Por ejemplo, la densidad energética de la sandía (primer nivel) es .26. Pero, ¿qué significa esto? Significa que esta conversión se lleva a cabo para indicarte que 100 calorías de sandía representan unas 2 tazas de sandía picada. Compara eso con 100 calorías de nueces (cuarto nivel), lo cual equivale solamente a 7 mitades de nueces. Esto es para darte un ejemplo visual y ayudarte a comprender cómo luce la densidad calórica.

Usa esta lista para ayudarte al máximo a elegir alimentos de baja densidad calórica. Si quieres calcular la densidad calórica de un alimento que no se encuentre en esta lista, simplemente observa la etiqueta y divide el número de calorías del alimento entre el número de gramos.

Densidad calórica = calorías ÷ gramos

¡Que disfrutes tu comida!

Lista de alimentos de Flaquita y llena™

Leyenda de densidad calórica	
Primer nivel: Mínima densidad calórica	De 0 a 0.59
Segundo nivel: Baja densidad calórica	De 0.6 a 1.5
Tercer nivel: Mediana densidad calórica	De 1.6 a 3.9
Cuarto nivel: Alta densidad calórica	De 4.0 a 9.0

Fruta

	Densidad calórica	Conversión a la vida real
Bayas de Acai, secas	0.70	5 onzas
Manzana	0.56	1 mediana
Compota de manzana, sin endulzar	0.41	2 tazas
Albaricoque	0.51	6 albaricoques

Fruta (continuación)

	Densidad calórica	Conversión a la vida real
Aguacate	1.90	⅓ taza
Plátano	0.90	1 plátano de 7 pulgadas
Plátano deshidratado	3.71	1 onza
Moras	0.60	1⅓ de taza
Mora azul	0.57	1¼ taza
Boysenberry o baya negra	0.50	1½ tazas
Melón	0.34	2 tazas en cubos
Cerezas	0.70	1 taza
Tomates cherry	0.18	32 tomates cherry
Uvas pasas	2.68	1.3 onzas
Dátiles	1.17	3 dátiles
Dátiles secos	3.00	1 onza
Pitaya	0.60	1¾ pitaya
Durián	1.47	¼ taza
Higo	0.73	2 higos
Higos secos	2.47	2 higos
Baya de Goji seca	3.21	¼ taza
Uvas	0.41	62 uvas
Guayaba	0.68	2 medianas
Melón verde	0.33	¼ melón de 5 pulgadas
Kiwi	0.61	2 grandes
Mora azul congelada de la marca Kirkland	0.50	1 taza
Fresas congeladas Kirkland	0.36	2 tazas
Naranja china	0.68	7 naranjitas
Limón amarillo	0.29	5 limones amarillos
Limón verde	0.30	5 limones verdes
Níspero japonés	0.47	11 grandes
Mango	0.60	⅔ medianos
Baya morera	0.43	1½ tazas
Nectarina	0.64	1½ nectarinas grandes
Aceituna	1.14	18 aceitunas

Alimentos de Flaquita y llena™

Fruta (continuación)

	Densidad calórica	Conversión a la vida real
Naranja	0.47	1¼ naranja grande
Papaya	0.43	½ papaya mediana
Maracuyá	0.97	5 maracuyás
Durazno	0.50	2½ duraznos medianos
Pera	0.51	1 pera mediana
Caqui japonés	0.70	¾ de caqui entero
Piña	0.56	1¼ tazas de piña en trozos
Ciruela	0.60	3 ciruelas medianas
Tomate ciruelo	0.17	9½ tomates ciruelo
Ciruela, pasa	2.40	5 ciruelas pasas
Granada	0.83	1 granada mediana
Calabaza naranja	0.20	2 tazas en puré
Pasas	3.25	2 cajas miniatura
Frambuesa	0.57	1½ tazas
Toronja roja y rosada	0.42	1 toronja de 4 pulgadas
Calabaza, todas las variedades	0.20	3 tazas rebanadas
Carambola	0.31	2½ carambolas
Fresa	0.32	25 medianas
Tomate de árbol	0.33	5 tomates de árbol
Power Fruits de Flaquita y llena™, con 8 onzas de agua	0.13	3 frutas y un batido de 3 onzas
Tomate	0.17	4¾ tomates medianos
Sandía	0.26	2 tazas cortadas en cubitos

Vegetales

	Densidad calórica	Conversión a la vida real
Brotes de alfalfa	0.20	13 tazas
Alcachofa	0.53	1½ alcachofas medianas
Arúgula	0.25	20 tazas
Espárragos	0.22	30 tallos de media pulgada
Pimiento morrón	0.20	5 pimientos medianos

Mi lista de compras de Costco

Con el fin de ahorrar tiempo y dinero, soy miembro de Costco. Me encantan los productos de la marca Kirkland por su calidad y precio.

A continuación, les presento la lista de compras de mis productos favoritos de la marca *Kirkland Signature* que siempre compro cuando voy a Costco. Revisa los valores de densidad calórica de la lista de alimentos.

Asegúrate de entrar en Costco.com y ver también otros productos de la marca Kirkland Signature, así como seguir a Costco en Facebook (www.facebook.com/Costco) e Instagram (@Costco).

- ☐ Yogur griego
- ☐ Pechuga de pollo
- ☐ Pollo asado
- ☐ Filetes de salmón rojo
- ☐ Carne molida sin grasa
- ☐ Avena con chispas de chocolate
- ☐ Quínoa cocida
- ☐ Arroz basmati
- ☐ Pan multigrano de trigo integral
- ☐ Fresas congeladas
- ☐ Judías verdes congeladas
- ☐ Vegetales mixtos congelados
- ☐ Moras azules congeladas
- ☐ Té sin endulzar
- ☐ Café de Sumatra
- ☐ Café de Costa Rica
- ☐ Café de Guatemala Lake Atitlan
- ☐ Café de Ruanda
- ☐ Café de Panamá Geisha
- ☐ Agua embotellada

Vegetales (continuación)

	Densidad calórica	Conversión a la vida real
Col china	0.14	10 tazas
Brócoli	0.35	3 tazas picados
Coles de Bruselas	0.36	1¾ tazas
Col	0.23	4½ tazas de col picada
Zanahoria	0.41	4 medianas
Coliflor	0.23	4 tazas
Apio	0.15	16½ tallos medianos
Acelgas	0.19	14 tazas
Berza	0.26	9 tazas
Maíz blanco	0.86	¾ de taza
Maíz amarillo	0.96	¾ de taza
Pepino	0.15	6⅓ tazas rebanado
Berenjena	0.33	¾ de taza
Endivias	0.16	12½ tazas
Hinojo	0.31	1⅓ bulbo
Judías verdes	0.35	60 habichuelas de 4 pulgadas de largo
Cebolla verde	0.33	20 cebollas medianas de 4 pulgadas de largo
Jícama	0.38	2 tazas
Col rizada (kale)	0.49	13 tazas picadas
Mezcla de vegetales congelados Kirkland	0.33	2.5 tazas
Judías verdes de Kirkland	0.17	2.5 cucharadas
Lechuga redonda	0.14	11 tazas, rallada
Lechuga, de hoja roja	0.16	22 tazas, rallada
Lechuga romana	0.17	12 tazas, rallada
Menta	0.43	8 onzas
Champiñones	0.26	26 medianos
Hojas de mostaza	0.27	7 tazas
Quimbombó	0.23	2½ tazas
Cebolla	0.43	2 cebollas medianas
Jalapeños	0.29	25 jalapeños
Chile serrano	0.33	50 chiles

Vegetales (continuación)

	Densidad calórica	Conversión a la vida real
Pepinillo en conserva	0.12	6 pepinillos grandes
Pepinillo	0.14	20 pepinillos
Papa al horno	0.97	¾ de 1 papa pequeña
Papas, papas a la francesa, comida chatarra	3.07	¼ de 1 orden mediana
Papas a la francesa hechas en casa	2.67	$^2/_3$ de taza
Papas en puré con leche entera y margarina	1.13	$^2/_3$ de taza
Achicoria	0.23	50 achicorias
Rábano	0.11	101 rábanos
Colinabo en cubos	0.39	2 tazas
Alga marina, nori	4.00	10 hojas
Chalotes	0.70	14 cucharadas
Espinaca	0.23	14 tazas
Batata (camote) al horno	0.90	¾ de 1 batata mediana
Proteína de guisantes sabor a chocolate de Flaquita y llena™, con 8 onzas de agua	0. 21	1 proteína y un batido de 7 onzas
Fibra esencial de Flaquita y llena™	4.00	10 cucharaditas
Power Greens en polvo de Flaquita y llena™	0.15	3 batidos
Proteína de guisantes sin sabor de Flaquita y llena™, con 8 onzas de agua	0.22	1 proteína y un batido de 6 onzas
Proteína de guisantes sabor a vainilla de Flaquita y llena™ con 8 onzas de agua	0. 21	1 proteína y un batido de 7 onzas
Nabo	0.20	5 tazas
Nabo en cubos	0.22	3 tazas
Mezcla de vegetales sofritos congelados	0.25	2½ tazas
Berro	0.20	20 tazas, picado

Legumbres

	Densidad calórica	Conversión a la vida real
Frijoles horneados originales Bush's Best	1.19	$^1/_3$ de taza
Frijoles negros cocidos	1.32	$^1/_3$ de taza
Garbanzos	1.19	$^1/_3$ de taza

Legumbres (continuación)

	Densidad calórica	Conversión a la vida real
Edamame sin cáscara	1.60	⅓ de taza
Hummus	1.80	4 cucharadas
Frijol rojo	1.27	⅓ de taza
Lentejas	1.14	⅓ de taza
Mantequilla de maní	5.88	1 cucharada
Frijol pinto	1.43	⅓ de taza

Pastas

	Densidad calórica	Conversión a la vida real
Pasta de arroz integral, todos los tamaños, cocida	1.23	⅓ de taza
Pasta sin gluten, todos los tamaños, cocida	1.31	⅓ de taza
Tradicional, todos los tamaños, cocida	1.58	⅓ de taza
Trigo integral, todos los tamaños, cocido	1.24	½ taza

Pescados y mariscos

	Densidad calórica	Conversión a la vida real
Bagre	1.35	2½ onzas
Almejas	1.48	2⅓ onzas
Bacalao	1.05	3⅓ onzas
Cangrejo	1.11	3 onzas
Rodaballo	0.91	3¾ onzas
Halibut o fletán	0.94	3¾ onzas
Filete Kirkland de salmón del norte del Pacífico	1.59	2.2 onzas
Langosta	0.90	3¾ onzas
Dorado	1.09	3¼ onzas
Pargo rojo	1.05	3⅓ onzas
Ostras	0.51	14 medianas
Salmón	1.32	2½ onzas
Sardinas	1.64	2 onzas
Vieira o callo de hacha	0.87	8 grandes o 20 pequeñas

Pescados y mariscos (continuación)

	Densidad calórica	Conversión a la vida real
Camarón	1.18	3 onzas
Lenguado	1.05	3⅓ onzas
Pez espada	1.55	2¼ onzas
Tilapia	0.96	3½ onzas
Trucha	1.50	2⅓ onzas
Atún en lata	1.16	3 onzas
Atún fresco	1.39	2½ onzas

Aves

	Densidad calórica	Conversión a la vida real
Pechuga de pollo sin piel	1.25	2¾ onzas
Pierna de pollo sin piel	1.91	1¾ onzas
Muslo de pollo sin piel	1.41	2½ onzas
Ala de pollo sin piel	2.05	1¾ onzas
Pechuga de pato sin piel	1.29	2¾ onzas
Pechuga de pollo Kirkland	0.98	1 pieza
Pollo rostizado Kirkland	1.65	2 onzas
Embutidos de pollo para emparedados	1.15	3 onzas
Embutidos de pavo para emparedados	1.13	3 onzas
Salchicha de pollo	2.12	⅔ de pieza
Salchicha de pavo	1.61	¾ de pieza
Tocino de pavo	1.29	2¾ onzas
Tocino de pavo magro	1.29	2¾ onzas
Pechuga de pavo	2.33	1½ onzas
Hamburguesa de pavo	1.34	2½ onzas
Pierna de pavo con piel	2.08	1¾ onzas
Muslo de pavo	1.25	2¾ onzas
Carne molida magra de pavo, 85% sin grasa	2.14	1½ onzas
Carne molida magra de pavo, 99% sin grasa	1.52	2¼ onzas

Carnes rojas y cerdo

	Densidad calórica	Conversión a la vida real
Tocino	5.42	3 rebanadas
Paletilla de res	3.45	1 onza
Falda de res	1.94	1.8 onzas
Carne seca de res	4.10	1¼ trozos
Filete de res	2.04	1.7 onzas
Costilla de res	2.95	¼ de costilla
Solomillo	1.86	1.9 onzas
Lomo de res	1.92	1.8 onzas
T-bone	2.21	1.6 onzas
Filete de lomo de res	2.11	1.6 onzas
Búfalo molido	2.38	1.5 onzas
Mortadela	3.11	1¼ rebanadas
Tocino canadiense	1.37	2½ onzas
Chorizo de res	4.08	⅔ de pieza
Chorizo de cerdo	2.71	½ salchicha
Carne en lata	1.89	1.8 onzas
Carne molida, 75% sin grasa	2.54	1.3 onzas
Carne molida, 85% sin grasa	2.27	1.5 onzas
Carne molida, 95% sin grasa	1.64	2.15 onzas
Jamón extra magro	1.07	3⅓ onzas
Jamón común	1.64	2 rebanadas de 6 pulgadas
Perro caliente	3.09	¾ de perro
Perro caliente, 97% sin grasa	1.01	2 perros
Perro caliente vegano	1.32	2 perros
Perro caliente vegetariano	1.25	2 perros
Carne molida magra de Kirkland al 9%	1.6	2.2 onzas
Chuletas de cordero	2.83	1.25 onzas
Pierna de cordero	2.65	1.3 onzas
Cordero asado	2.65	1.3 onzas
Embutido de hígado	.3.21	1 onza
Pastrami	1.46	2½ onzas

Carnes rojas y cerdo (continuación)

	Densidad calórica	Conversión a la vida real
Pastrami, 98% sin grasa	0.95	3¾ onzas
Pepperoni	4.91	4 × 1¾ rebanadas de 8 pulgadas de diámetro
Chuleta de lomo de cerdo	2.02	1.7 onzas
Filete de cerdo	1.44	2½ onzas
Embutidos de jamón para emparedados	1.11	3 onzas
Embutido de rosbif para emparedados	1.19	3 onzas
Prosciutto	2.25	3 rebanadas
Rosbif	1.11	3 onzas
Salami	2.61	1²/₃ rebanadas
Salchicha pequeña tipo desayuno	2.42	2 piezas de 4 pulgadas
Salchicha polaca	3.26	¹/₃ de salchicha
Chuleta de ternera magra o asada	1.75	2 onzas

Cereales y granos

	Densidad calórica	Conversión a la vida real
Arroz Basmati cocido	1.20	½ taza
Arroz integral cocido	1.11	¹/₃ de taza
Cereal Cheerios	3.57	1 taza
Cereal Ezekiel 4:9, brotes de grano integral	3.33	¼ de taza
Cereal Ezekiel 4:9, brotes de grano integral con linaza dorada	3.15	¼ de taza
Cereal Post de trigo	3.47	²/₃ de taza
Cereal Total	3.33	¾ de taza
Cereal Wheaties	3.70	¾ de taza
Corn-muffin "Jiffy"	4.84	½ muffin pequeño
Cuscús cocido	1.12	²/₃ de taza
Trozos de pan tostado	4.07	¾ de taza
Granola baja en grasa sin pasas	3.80	¼ taza
Arroz Jasmine cocido	1.03	½ taza

Cereales y granos (continuación)

	Densidad calórica	Conversión a la vida real
Avena instantánea de manzana, y canela cocida	1.08	¼ taza
Avena instantánea cocida	0.91	⅓ de taza
Avena integral cocida	0.71	⅔ de taza
Quínoa cocida	1.20	⅓ de taza
Arroz español cocido	0.87	⅓ de taza
Arroz blanco cocido	1.30	½ taza

Panes y tortillas

	Densidad calórica	Conversión a la vida real
Bagels de harina integral con miel	3.08	1¼ rebanadas
Pan de brotes de harina integral	2.35	1¼ rebanadas
Pan de trigo integral	2.44	1½ rebanadas
Pan de hamburguesa	2.62	1 pan
Pan de hamburguesa de brotes de harina integral	2.44	½ pan
Pan multigrano de 100% trigo integral de Kirkland	2.64	⅔ de rebanada
Panqueques naturales, congelados y listos para calentar	2.31	1 panqueque
Pita de trigo integral	2.66	½ pan pita de 6 pulgadas
Panecillo de cena	3.33	1 pan cuadrado de 2 pulgadas
Tortilla de maíz	2.14	2 tortillas de 6 pulgadas
Tortilla de harina	2.86	1 tortilla de 6 pulgadas
Waffles congelados	2.00	1⅓ waffles
Wrap de trigo integral	2.86	1¼ tortillas de 6 pulgadas

Lácteos

	Densidad calórica	Conversión a la vida real
Yogur griego	0.97	½ envase
Yogur griego con fruta	0.82	⅔ del envase
Yogur griego sin grasa	0.57	1 envase
Crema líquida	1.33	5 cucharadas

Lácteos (continuación)

	Densidad calórica	Conversión a la vida real
Yogur griego Kirkland	0.57	¾ de taza
Leche al 1%	0.42	8 onzas
Leche al 2%	0.50	7 onzas
Leche sin grasa	0.35	10 onzas
Leche entera	0.63	5 onzas
Leche de arroz sin endulzar	0.49	7 onzas
Crema agria	1.67	4 cucharadas
Leche de soya Silk sin endulzar	0.54	6 onzas
Crema batida Cool-Whip	2.75	8 cucharadas
Crema batida sin grasa Cool-Whip	1.67	13 cucharadas
Crema batida extra cremosa	4.00	10 cucharadas
Crema batida sin grasa	1.00	40 cucharadas
Crema batida	3.47	13 cucharadas
Yogur sin grasa y sin endulzar	0.44	8 onzas
Yogur sin grasa con fresas	0.44	8 onzas
Yogur sin endulzar	0.61	²/₃ del envase
Yogur con fresas	0.97	½ envase

Quesos

	Densidad calórica	Conversión a la vida real
Americano	2.38	1½ onzas
Asiago	3.57	1 onza
Azul	3.57	1 onza
Queso americano de leche entera (brick)	3.57	1 onza
Brie	3.35	1 onza
Cheddar	4.04	¾ onza
Colby	3.93	¾ onza
Colby Jack	3.93	¾ onza
Requesón, 1% de grasa	0.72	²/₃ de taza
Requesón, 2% de grasa	0.90	½ taza
Requesón, 4% de grasa	0.93	¹/₃ de taza

Quesos (continuación)

	Densidad calórica	Conversión a la vida real
Requesón sin grasa	0.62	$^2/_3$ de taza
Queso crema	2.58	$1^1/_3$ onzas
Queso crema sin grasa	0.93	7 cucharadas
Queso crema bajo en grasa con fresas	2.17	5 cucharadas
Queso crema batido	2.27	4 cucharadas
Edam	3.57	1 onza
Queso campesino	3.57	1 onza
Queso feta	2.63	$1^1/_3$ onzas
Fontina	3.89	¾ onza
Gorgonzola	3.36	1 onza
Gouda	3.57	1 onza
Gruyère	4.14	¾ onza
Havarti	3.93	¾ onza
Limburger	3.28	1 onza
Mascarpone	4.64	¾ onza
Monterey Jack	3.71	1 onza
Mozzarella de leche parcialmente descremada	2.54	$1^1/_3$ onzas
Mozzarella de leche entera	3.00	1 onza
Muenster	3.57	1 onza
Parmesano	3.92	¾ onza
Pepper Jack	3.77	1 onza
Provolone	3.50	1 onza
Queso blanco	3.93	¾ onza
Ricotta de leche parcialmente descremada	1.38	$^1/_3$ taza
Ricotta de leche entera	1.74	¼ taza
Romano	3.89	¾ onza
Queso en tiras	2.86	1¼ onza
Queso en tiras bajo en grasa	2.38	1½ onzas
Suizo	3.79	1 onza

Huevos

	Densidad calórica	Conversión a la vida real
Huevos batidos	0.53	6 huevos
Claras de huevos	0.52	6 huevos
Huevo entero	1.44	1¹/₃ huevos

Grasas

	Densidad calórica	Conversión a la vida real
Aceite de aguacate	8.99	3 cucharaditas
Aceite de pescado Barlean's Key Lime Omega Swirl To Go	6.00	1½ cucharaditas
Mantequilla	7.20	1 cucharada
Mantequilla, sustituto	4.93	1½ cucharadas
Mantequilla, sustituto, baja en grasa	2.86	2½ cucharadas
Aceite de coco	8.93	3 cucharaditas
Crisco	9.17	3 cucharaditas
Aceite de linaza	5.87	3 cucharaditas
Ghee	9.00	3 cucharaditas
Manteca de cerdo	8.98	3 cucharaditas
Aceite de oliva	8.00	3 cucharaditas
Aceite de ajonjolí	8.89	3 cucharaditas
Aceite de nuez	8.89	3 cucharaditas

Alimentos de Flaquita y llena™

Nueces* y semillas

	Densidad calórica	Conversión a la vida real
Mantequilla de almendras, sin endulzar	6.15	1 cucharada
Harina de almendras	5.80	¹/₈ de taza
Almendras	5.80	15 almendras
Nuez de Brasil	6.53	3 nueces
Anacardo o nuez de la India	6.28	25 mitades
Harina de coco	6.45	¼ taza

*Las nueces están sombreadas en rosado debido a su alta densidad energética; no obstante, son muy satisfactorias y producen sensación de llenura, además de que se asocian por lo general con beneficios para la salud y no con aumento de peso.

Nueces* y semillas (continuación)

	Densidad calórica	Conversión a la vida real
Coco seco	6.61	½ onza
Coco fresco	3.53	⅓ de taza, rallado
Coco endulzado	4.56	⅕ de taza, rallado
Nueces de macadamia	6.28	5 nueces
Pacanas	7.00	10 nueces
Piñones	5.71	⅛ de taza
Semillas de calabaza	5.60	2 cucharadas
Semillas de girasol	5.85	⅛ taza sin cáscaras
Nueces	6.54	7 mitades

Hierbas y especias

	Densidad calórica	Conversión a la vida real
Albahaca	0.17	1,470 hojas
Cebolletas	0.33	100 cucharadas
Cilantro	0.20	25 tazas
Ajo	1.33	25 dientes
Jengibre	0.50	33 cucharadas
Orégano	3.00	20 cucharadas
Perejil	0.37	4 tazas

Condimentos y aderezos

	Densidad calórica	Conversión a la vida real
Salsa barbecue	1.50	¼ taza
Aderezo de queso azul	4.67	1½ cucharadas
Aderezo de queso azul, libre de grasa	1.00	6 cucharadas
Salsa coctel o rosada	0.91	¼ taza
Miel	3.05	1½ onzas
Salsa picante	0.36	25 cucharadas
Aderezo italiano	3.00	2 cucharadas
Aderezo italiano libre de grasa	0.61	10 cucharadas

Condimentos y aderezos (continuación)

	Densidad calórica	Conversión a la vida real
Salsa de tomate	1.00	7 cucharadas
Mayonesa Primal Kitchen	6.66	1½ cucharadas
Mayonesa baja en grasa	2.33	3 cucharadas
Mayonesa Omega baja en grasa	3.33	2 cucharadas
Mayonesa verdadera	6.92	1½ cucharadas
Mayonesa baja en grasa, aceite de oliva	3.21	2 cucharadas
Miracle Whip	2.67	2½ cucharadas
Miracle Whip baja en grasa	1.31	5 cucharadas
Mostaza	1.00	7 cucharadas
Aderezo Ranch	4.67	1½ cucharadas
Aderezo Ranch libre de grasa	1.47	2½ cucharadas
Aderezo Ranch bajo en grasa	2.33	2½ cucharadas
Salsa	0.36	1⅓ de taza
Salsa de soya	0.67	10 cucharadas
Salsa Teriyaki lista para servir	0.89	6 cucharadas

Misceláneos

	Densidad calórica	Conversión a la vida real
Pasta de anchoas	1.80	3⅓ cucharadas
Harina para hornear enriquecida	3.64	⅕ de taza
Polvo de hornear	1.50	33 cucharaditas
Vinagre balsámico	0.88	7 cucharadas
Harina de chía	4.89	1 cucharada
Semillas de chía	3.84	2 cucharadas
Chispas de chocolate, algarrobo	5.33	2½ cucharadas
Chispas de chocolate amargo	4.93	1⅓ cucharadas
Chispas de chocolate semidulce	4.93	1⅓ cucharadas
Chispas de chocolate sin endulzar	3.93	110 chispas
Polvo de cacao	2.22	½ taza
Leche de coco en lata	1.83	⅕ de taza

Misceláneos (continuación)

	Densidad calórica	Conversión a la vida real
Sustituto de huevo	3.75	8 ½ cucharadas
Semilla de linaza	5.33	2 cucharadas
Avena con chispas de chocolate Kirkland	3.95	½ paquete
Quínoa cocida Kirkland	1.20	¼ taza
Arroz Basmati Kirkland	3.64	$1/8$ de taza
Semillas de ajonjolí	5.78	2 cucharadas
Fideos Shirataki, Miracle Noodles	0.00	Ilimitado
Queso de soya	2.11	$1 1/3$ rebanada
Azúcar, blanca y morena	3.81	$1/8$ de taza
Tempeh	1.96	½ porción
Tofu, firme	0.82	1½ rebanadas
Tofu bajo en grasa, firme	0.51	2 tajadas
Hamburguesa vegetariana	1.27	$2/3$ de hamburguesa
Vinagre	0.20	Ilimitado

Alimentos congelados

	Densidad calórica	Conversión a la vida real
Amy's Enchilada Verde	1.41	¼ de envase
Amy's Indian Vegetable Korma	1.15	$1/3$ del envase
Amy's Soft Taco Fiesta, Light and Lean	0.97	½ envase
Amy's Vegetable Pot Pie	1.98	¼ de envase
Lean Cuisine – Angel Hair Pomodoro	0.89	$1/3$ del envase
Lean Cuisine – Cheddar Bacon Chicken	0.88	½ envase
Lean Cuisine – Cheese & Tomato Snack Pizza	1.88	½ pan
Lean Cuisine – Chicken Teriyaki Stir Fry	1.06	½ envase
Lean Cuisine – Chicken, Spinach & Mushroom Panini	1.76	$1/3$ del envase
Lean Cuisine – Classic Macaroni & Beef	1.16	$1/3$ del envase
Lean Cuisine – Lasagna with Meat Sauce	1.04	$1/3$ del envase

Alimentos congelados (continuación)

	Densidad calórica	Conversión a la vida real
Lean Cuisine – Macaroni & Cheese	1.06	$^1/_3$ del envase
Lean Cuisine – Pasta Romano with Bacon	0.92	$^1/_3$ del envase
Lean Cuisine – Pomegranate Chicken	0.85	½ envase
Lean Cuisine – Ricotta Cheese and Spinach Ravioli	1.37	$^1/_3$ del envase
Lean Cuisine – Roasted Chicken and Garden Vegetables	0.74	½ envase
Lean Cuisine – Roasted Turkey & Vegetables	0.88	½ envase
Lean Cuisine – Roasted Turkey Breast	0.98	$^1/_3$ del envase
Lean Cuisine – Salisbury Steak with Mac & Cheese	0.97	$^1/_3$ del envase
Lean Cuisine – Salmon with Basil	0.92	$^1/_3$ del envase
Lean Cuisine – Spaghetti with Meatballs	0.95	$^1/_3$ del envase
Lean Cuisine – Steak Portobello	0.71	$^2/_3$ del envase
Lean Cuisine – Swedish Meatballs	1.12	$^1/_3$ del envase
Lean Cuisine – Sweet & Sour Chicken	1.06	$^1/_3$ del envase
Lean Cuisine – Vegetable Eggroll	1.25	$^1/_3$ del envase

Bebidas

	Densidad calórica	Conversión a la vida real
Leche de almendras con azúcar	0.25	14 onzas
Leche de almendras sin endulzar	0.13	3¼ tazas
Jugo de manzana	0.46	7 onzas
Cerveza Coors Light	0.30	12 onzas
Cerveza Michelob Ultra	0.28	12 onzas
Cerveza Miller Lite	0.32	11 onzas
Cerveza O'Doul sin alcohol	0.19	18 onzas
Leche de coco endulzada	0.33	10 onzas
Leche de coco sin endulzar	0.19	18 onzas
Agua de coco	0.19	18 onzas

Bebidas (continuación)

	Densidad calórica	Conversión a la vida real
Café negro	0.00	Ilimitado
Café con 2 cucharadas de crema ligera	0.06	7¹/₃ tazas
Café con crema endulzada	0.10	4¹/₃ tazas
Expreso	0.00	Ilimitado
Expreso, latte, leche al 1%	0.37	9 onzas
Expreso latte, leche al 1%, caramelo	0.50	7 onzas
Expreso latte, leche al 2%	0.42	8 onzas
Expreso latte, leche al 2%, caramelo	0.55	6 onzas
Expreso, latte, con crema ligera	0.97	3 onzas
Expreso latte, con crema ligera, caramelo	1.03	3 onzas
Expreso latte, leche descremada	0.29	12 onzas
Expreso latte, leche descremada, caramelo	0.35	10 onzas
Expreso latte, leche entera	0.49	7 onzas
Expreso latte, leche entera, caramelo	0.61	5 onzas
Ginger ale Schweppes	0.35	10 onzas
Jugo de toronja bajo en azúcar, Ocean Spray	0.50	7 onzas
Agua en botella Kirkland	0.00	Ilimitado
Café de Costa Rica Kirkland	0.00	Ilimitado
Café de Guatemala Lake Atitlan Kirkland	0.00	Ilimitado
Café de Panamá Geisha Kirkland	0.00	Ilimitado
Café de Ruanda Kirkland	0.00	Ilimitado
Café de Sumatra Kirkland	0.00	Ilimitado
Té sin endulzar Kirkland	0.00	Ilimitado
Bebida deportiva, limonada Gatorade	0.22	16 onzas
Té sin endulzar, caliente o frío	0.01	44 tazas
Jugo vegetal, V8 100%	0.22	16 onzas
Vino de postre	1.60	2 onzas
Vino tinto	0.85	4 onzas
Vino blanco	0.84	4 onzas

Meriendas y antojos

	Densidad calórica	Conversión a la vida real
Cheetos, crunchy	5.46	14 piezas
Cheetos, jumbo cheese puffs	5.43	9 piezas
Cheez-its	4.76	17 galletas
Doritos, Cool Ranch	5.36	8 trozos
Barra de Granola, 25% menos de azúcar	4.17	1 barra
Barra de Granola con trozos de chocolate	3.75	1 barra
Chocolate orgánico Green and Black's, amargo al 72%	3.77	5 pedazos
Chocolate orgánico Green and Black's, amargo al 85%	6.25	5 pedazos
Chocolate con leche Hershey's	3.71	½ barra
Helado suave de vainilla	1.33	$\frac{1}{3}$ de taza
Kettle chips, con poca sal	5.28	9 papas
Galletas Nabisco Ritz, originales	5.03	6 galletas
Galletas Nabisco Ritz, bajas en grasa	4.67	7 galletas
Galletas de crema de chocolate Newman's Own	4.44	1½ galletas
Oreo	4.74	2 galletas
Oreo, thin crisps	4.35	1 paquete
Pepperidge Farms goldfish crackers	4.67	40 piezas
Pirate's Booty	4.64	¾ onza
Popchips, original	4.30	1 bolsa pequeña
Palomitas de maíz preparadas con aire caliente	3.88	3 tazas
Palomitas de maíz endulzadas	4.15	1½ tazas
Tortas de arroz Quaker bajas en sal	3.89	3 tortas
Trail mix	4.84	$\frac{1}{8}$ de taza
Wasa Original Crispbread	4.00	1½ rebanadas
Wheat Thins	4.33	11 galletas
Wheat Thins, con poca grasa	4.48	12 galletas

Alimentos de Flaquita y llena™

8 Recetas para el desayuno de Flaquita y llena™

Vamos a movernos!

Me encanta la idea de compartir contigo recetas deliciosas para el desayuno, para que puedas ser Vegana hasta el Mediodía™. Los desayunos se dividen en dos categorías.

- Bebidas energéticas para el desayuno: Estas recetas son mis favoritas y las consumo con frecuencia. Cada una de estas recetas ha sido diseñada para proporcionarte energía adicional con 10 g de proteína de guisantes para combatir el hambre. Puedes utilizar la proteína de guisantes de Flaquita y llena™ o cualquier otra marca que elijas.

¿Por qué proteína de guisantes? Es la mejor solución en cuanto a polvos proteínicos. Este polvo proteínico es el que más tiempo logra calmar el apetito. No solo te mantiene más llena durante el día, te quita el hambre por completo durante tres horas. Eso significa que puedes llegar hasta tu siguiente comida lista para comer, pero nunca hambrienta o desesperada. Este es el polvo proteínico que te mantendrá en tu camino a estar flaquita, estando siempre llena.

- Antes que nada, es proteína vegana, por lo que se ajusta perfectamente a la filosofía de Flaquita y llena de desayunos veganos, rápidos y deliciosos y llenos de proteína.

- En segundo lugar, tiene alta biodisponibilidad, lo que significa que es suave para tu tracto digestivo, se absorbe a un nivel elevado y sus nutrientes se encuentran altamente disponibles para nutrir tu cuerpo. Es decir, no ocasiona ninguno de los problemas causados por los polvos proteínicos tratados en párrafos previos.

- En tercer lugar, los estudios que comparan la proteína del guisante con los huevos, el suero de la leche, la caseína y la soya demuestran que el polvo proteínico de guisantes es superior en cuanto a que te mantiene llena durante más tiempo. De hecho, todo el día, lo cual significa que tienes el suficiente tiempo entre el desayuno y el almuerzo sin llegar a sentir hambre.

En un estudio publicado en el *International Journal of Obesity* en 2008, investigadores de Holanda y Suiza que estudian la biología humana, le pidieron a 39 hombres y mujeres con sobrepeso, entre 18 y 60 años, que tomaran un batido de proteína de suero lácteo, proteína de guisantes, proteína de leche o agua. Al terminar de beber, se les pidió a los participantes que clasificaran el nivel de hambre cada 30 minutos durante tres horas. Los sujetos que tomaron la proteína de guisantes informaron menos deseos de comer durante las tres horas siguientes comparados con las otras proteínas. Los sujetos del estudio que tomaron el polvo proteínico de guisantes, también informaron sentir niveles más elevados de saciedad.

Para concluir, el polvo proteínico de guisantes te provee todos los beneficios de la proteína —permanecer lleno por más tiempo, reducir el impulso de comer todo el día, consumir menos calorías sin esfuerzos— sin todos los problemas que ocasionan otros polvos proteínicos. Además, es delicioso, tiene bajo costo y está disponible en todos los lugares donde venden polvos proteínicos.

- Desayunos básicos: La segunda categoría es desayunos veganos ordinarios. Estos no tienen proteína de guisantes incluida en la receta; sin embargo, recomiendo muchísimo añadirla a la comida que elijas. Por ejemplo, agrego siempre proteína de guisantes sin endulzar a mi avena (véase Avena mañanera, página 206). Otras recetas a las que recomiendo agregarla son: Tazón con frutos rojos y acai (página 198) y Parfait de kiwi y frutos rojos (página 205).

Toma nota del conteo de calorías y ajusta las porciones para reducir tus meriendas a lo largo del día, así te aseguras de mantenerte dentro de tu meta calórica.

¡Energía al máximo!

¿Sigues con hambre? ¿Necesitas incrementar tu energía? Si te encuentras un poco cansada o deseas un desayuno más grande en la mañana, añade antioxidantes y nutrientes a tus batidos con mis productos de Flaquita y llena™. He creado dos mezclas ricas en nutrientes para ayudarte con tu salud y bienestar diarios. Estos increíbles productos están llenos de antioxidantes, vitaminas y minerales importantes que tu cuerpo necesita para mantener una dieta balanceada.

Elige entre mi energético Power Greens, que te proporciona todos los minerales vegetales adicionales de los cuales careces, o mi energético Power fruits, que te provee cuatro porciones de fruta en una sola cucharada. Compuestos de más de 30 ingredientes completamente naturales, estos productos para tus batidos le proporcionan a tu cuerpo la energía adicional necesaria, para ayudarte a sentirte llena de la fibra buena.

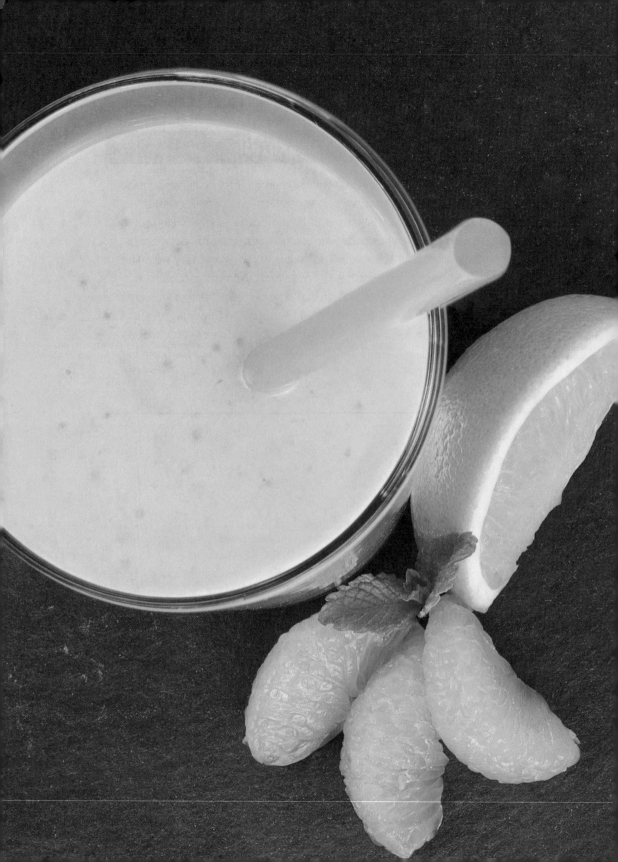

Bebidas energéticas para el desayuno

Ráfaga tropical de mango

Rinde 2 porciones

243 calorías, 2.5 g grasa, 36.2 g carbohidratos, 25.3 g azúcar, 3.4 g fibra, 11.2 g proteína

1 taza de mango congelado en cubos
¾ de taza de piña congelada en trozos
1 plátano, pelado y cortado en pedazos grandes
½ a ¾ de taza de leche de coco sin endulzar
30 g (aproximadamente 2 cucharadas) de polvo de proteína de guisante con sabor a vainilla

1. Coloca en la licuadora el mango, la piña, el plátano, la leche de coco y el polvo proteínico.
2. Mezcla hasta que quede totalmente licuado.
3. Vierte en 2 vasos y sírvelo.
4. ¡A beber se ha dicho!

Batido Power Greens

Rinde 1 porción

327 calorías, 13.6 g grasa, 41 g carbohidratos, 24.3 g azúcar, 9.1 g fibra, 18.6 g proteína

1 manzana grande, picada

1 cucharada de mantequilla de almendras

15 g (aproximadamente 1 cucharada) de polvo de proteína de guisante con sabor a vainilla

1 taza de leche de almendras sin endulzar

4 a 5 cubos de hielo

3 tazas de espinacas

1. Coloca en la licuadora la manzana, la mantequilla de almendras, el polvo proteínico, la leche de almendras y los cubos de hielo.

2. Mezcla hasta que quede totalmente licuado.

3. Agrega poco a poco la espinaca, mezclando un puñado a la vez hasta que quede todo completamente licuado.

4. Vierte en un vaso y sírvelo.

5. ¡Disfruta!

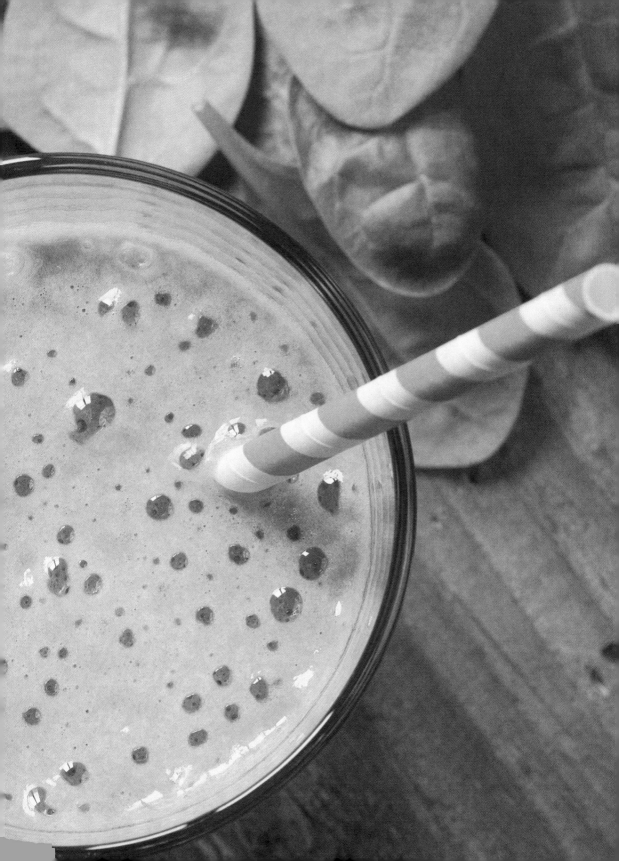

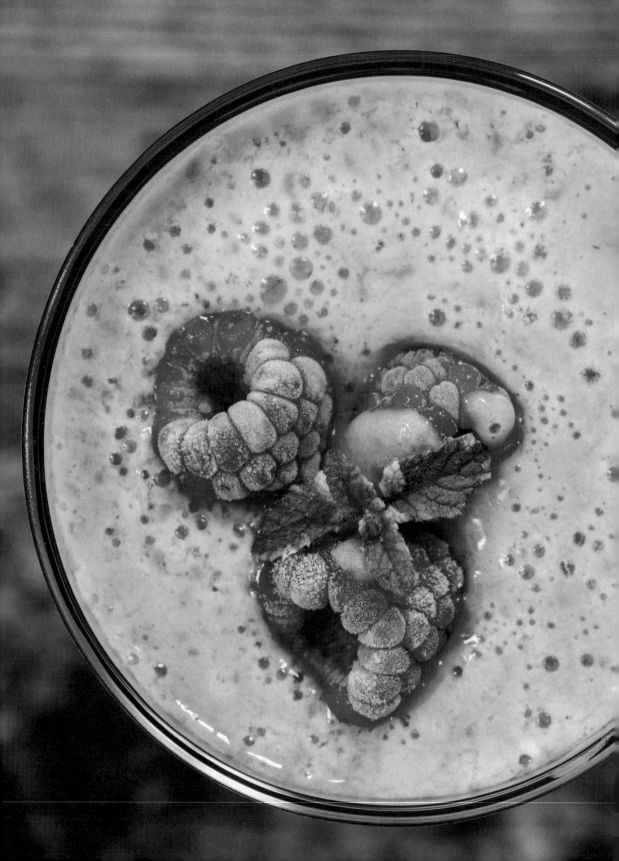

Detox de menta

Rinde 1 porción

342 calorías, 10.5 g grasa, 56.3 g carbohidratos, 37.2 g azúcar, 13.4 g fibra, 12.9 g proteína

1 naranja fresca grande
½ taza de mango congelado en cubos
½ taza de frambuesas congeladas
3½ onzas (1 paquete) de puré de acai congelado
15 g (aproximadamente 1 cucharada) de polvo de proteína de guisante sin sabor
   o con sabor a vainilla
½ taza de leche de coco sin endulzar
4 hojas frescas de menta

Para adornar:
3 frambuesas
Menta fresca

1. Coloca todos los ingredientes en la licuadora.
2. Mezcla hasta que quede totalmente licuado.
3. Vierte en 1 vaso y adórnalo con las frambuesas y la menta.
4. Sirve.
5. ¿Lista? ¿Preparada? ¡A desintoxicarnos!

Tazón de plátano y frutos rojos

Rinde 2 porciones

380 calorías, 14.4 g grasa, 78.6 g carbohidratos, 41.4 g azúcar, 16.3 g fibra, 15.2 g proteína

1 plátano grande congelado y pelado

¾ taza de frambuesas congeladas

½ taza de moras azules

1 cucharadita de polvo de frutos rojos y acai

30 g (aproximadamente 2 cucharadas) de polvo de proteína de guisante con sabor a vainilla

1 taza de agua

1 cucharadita de semillas de chía

Para adornar:

1 plátano grande, rebanado

¼ taza de frambuesas

½ taza de moras azules

¼ taza de moras

1. Coloca en la licuadora todos los ingredientes del batido excepto las semillas de chía y mezcla hasta que esté todo licuado.
2. Agrega las semillas de chía.
3. Deja asentar la mezcla por unos 5 minutos. Esto hace que las semillas de chía absorban algo del agua y espesen el batido.
4. Mezcla una más vez y luego vierte en 2 tazones.
5. Adorna con las frutas y sírvelo. ¡Al ataque!

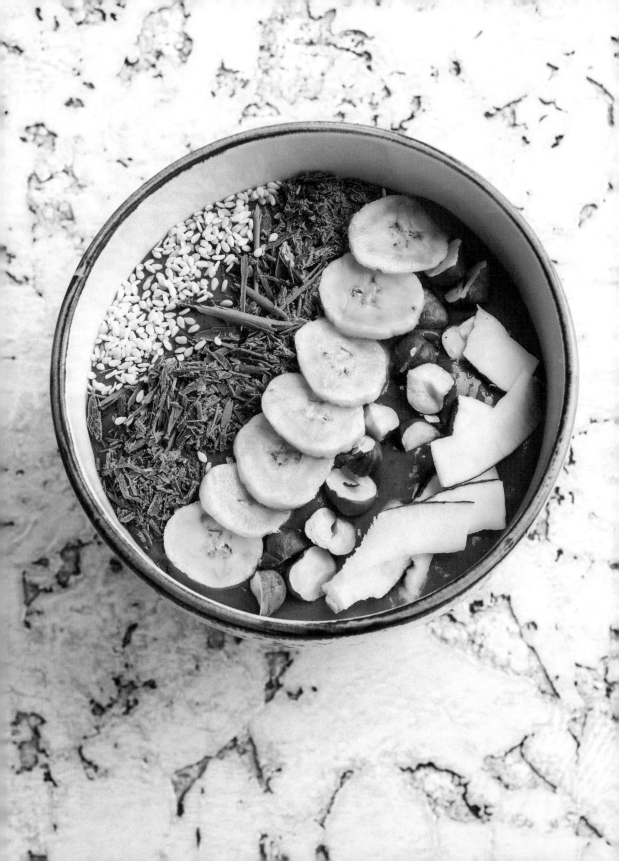

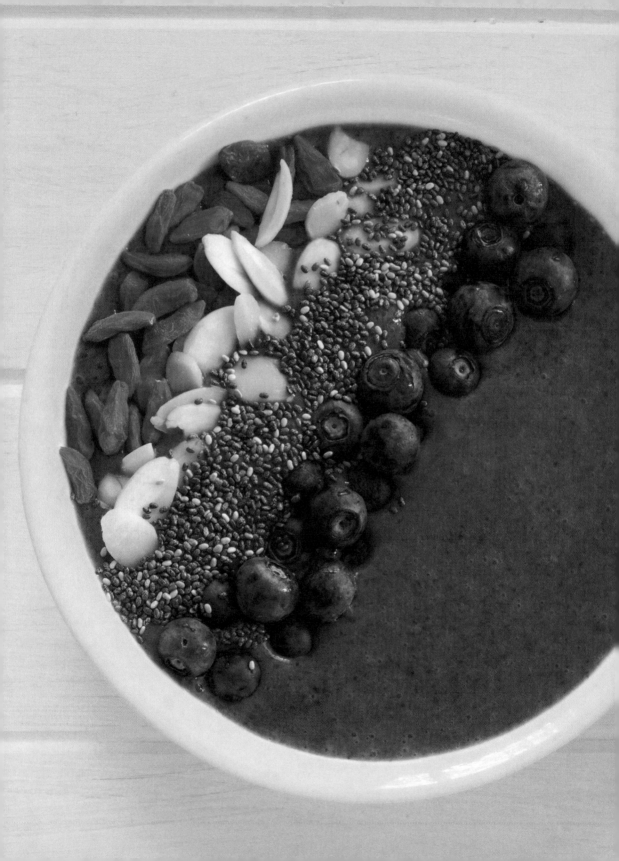

Tazón de frutos rojos

Rinde 2 porciones

273 calorías, 6.6 g grasa, 45.8 g carbohidratos, 27.1 g azúcar, 16.2 g fibra, 24.6 g proteína

1 taza de espinacas baby

1 cucharada de semillas de chía

1½ tazas de leche de almendras sin endulzar

1½ tazas de frutos rojos mezclados y congelados

15 g (aproximadamente 1 cucharada) de polvo de proteína de guisante sin endulzar
   o con sabor a vainilla

½ plátano grande congelado y pelado

1 cucharadita de jarabe de agave light

Para adornar:

¼ de taza de moras azules

1 cucharadita de semillas de chía

2 cucharaditas de almendras en rodajas

1 cucharada de bayas de goji

1. Coloca en la licuadora la espinaca, las semillas de chía y la leche de almendras y mezcla hasta que esté completamente licuado.

2. Agrega los frutos rojos congelados, el polvo proteínico, el plátano y el agave.

3. Licúa, asegurándote de raspar los lados de la licuadora cada cierto tiempo, hasta que quede todo bien mezclado.

4. Vierte en un tazón y adorna con las frutas.

5. Sirve de inmediato. ¡Disfruta!

Tazón energético de pitaya

Rinde 2 porciones

404 calorías, 3.4 g grasa, 59.2 g carbohidratos, 58.9 g azúcar, 11.5 g fibra, 19.6 g proteína

1 taza de mango congelado en cubos

1 taza de piña congelada en trozos

3½ onzas (1 paquete) de puré congelado de pitaya

1 taza de espinacas baby

½ kiwi, pelado

½ taza de leche de almendras sin endulzar

30 g (aproximadamente 2 cucharadas) de polvo de proteína de guisantes sin sabor
    o con sabor a vainilla

Para adornar:

½ plátano, rebanado

14 moras azules

10 moras

2 cucharadita de semillas de chía

2 cucharadas de semillas de calabaza

2 cucharadas de almendras

1. Coloca en la licuadora todos los ingredientes del batido excepto las semillas de chía y mezcla hasta que esté todo licuado.

2. Vierte en un tazón y adorna con las frutas frescas, las semillas y las nueces al gusto.

3. Sirve de inmediato. ¡Al ataque!

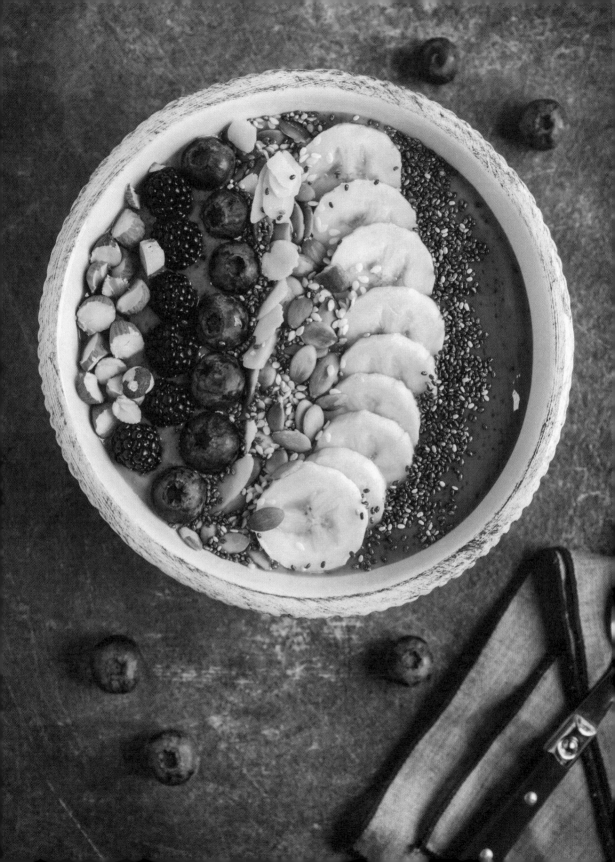

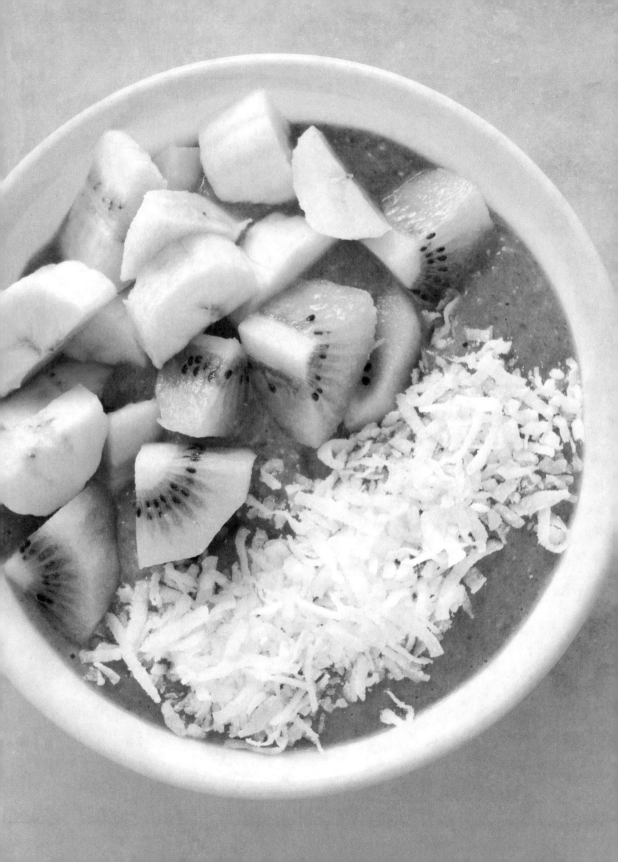

Tazón de batido dulce
de hojas verdes

Rinde 1 porción

341 calorías, 14.1 g grasa, 43.5 g carbohidratos, 22.4 g azúcar, 78.3 g fibra,15.6 g proteína

1 taza de leche de almendras sin endulzar
½ taza de mango congelado en cubos
15 g (aproximadamente 1 cucharada) de polvo de proteína de guisante con sabor a vainilla
½ aguacate
1 taza de col rizada (kale)
1 taza de espinaca baby
2 cubos de hielo
¼ de taza de agua fría, o más si es necesario

Para adornar:
¼ de taza de plátanos rebanados
¼ de taza de kiwi rebanado
2 cucharadas de hojuelas de coco sin endulzar

1. Coloca en la licuadora: la leche de almendras, el mango, el polvo proteínico, el aguacate, la col rizada, la espinaca y los cubos de hielo y mezcla hasta que esté listo.

2. Agrega el agua necesaria para lograr el espesor deseado y licúa de nuevo.

3. Vierte en 1 tazón y adorna con fruta y hojuelas de coco al gusto.

4. Sirve de inmediato. ¡Al ataque!

Feliz comienzo
con moras azules

Rinde 1 porción

206 calorías, 1.4 g grasa, 40.1 g carbohidratos, 27.9 g azúcar, 4.6 g fibra, 12 g proteína

1 taza de melón verde picado
½ taza de moras azules
1 plátano mediano pelado
¼ de taza de agua
15 g (aproximadamente 1 cucharada) de polvo de proteína de guisante con sabor a vainilla
Hielo para el espesor deseado

1. Coloca todos los ingredientes en la licuadora.
2. Mezcla hasta que quede totalmente licuado.
3. Vierte en un vaso y sírvelo.
4. Siéntate, relájate y disfruta.

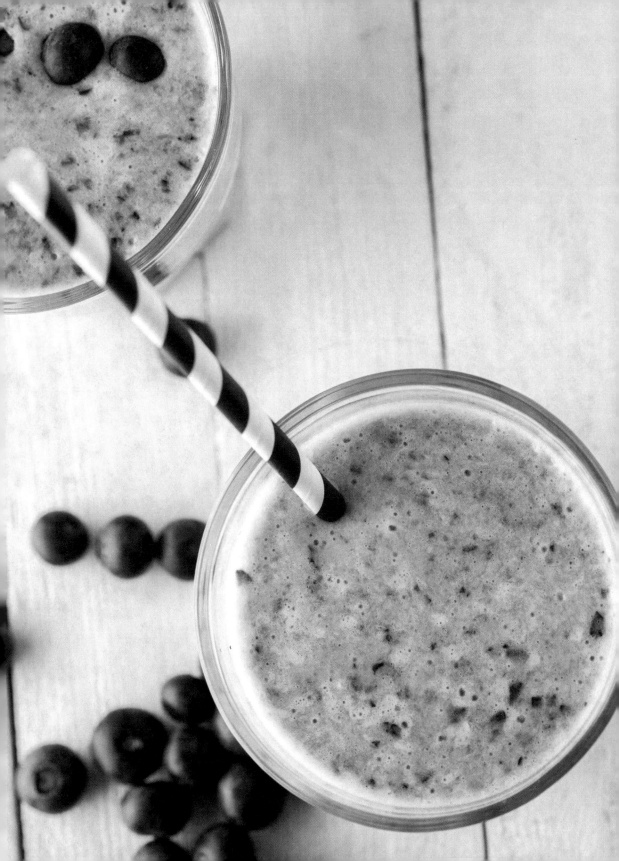

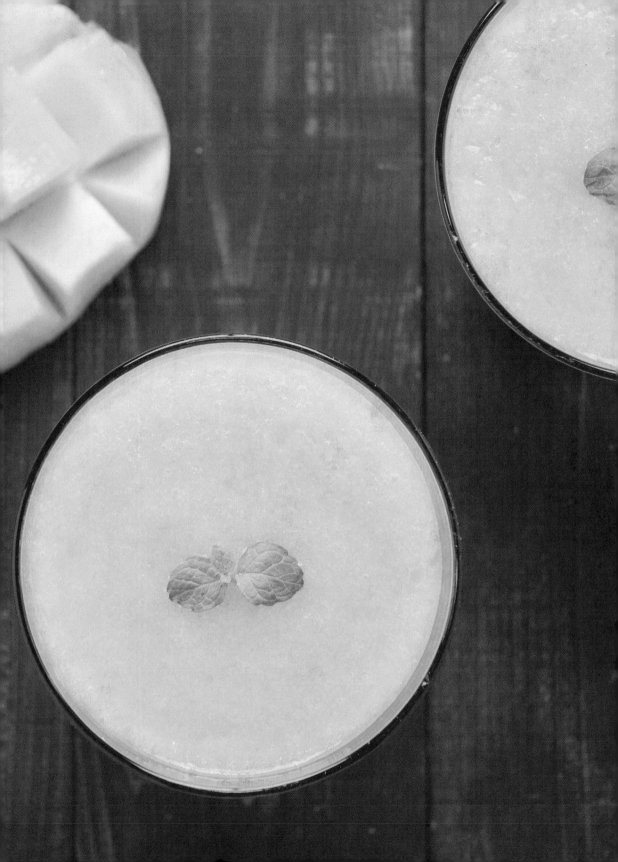

Batido del Amanecer

Rinde 1 porción

199 calorías, 1.7 g grasa, 54.4 g carbohidratos, 35.1 g azúcar, 5.1 g fibra, 13 g proteína

½ taza de jugo de naranja recién exprimido
½ taza de gajos de mandarina
1 plátano mediano pelado
15 g (aproximadamente 1 cucharada) de polvo de proteína de guisante con sabor a vainilla
Hielo para el espesor deseado

1. Coloca todos los ingredientes en la licuadora.
2. Mezcla hasta que quede totalmente licuado.
3. Vierte en un vaso y sírvelo. ¡Salud!

Tazón de plátano y polvo de cacao

Rinde 4 porciones

456 calorías, 20.6 g grasa, 57.1 g carbohidratos, 26.3 g azúcar, 11.6 g fibra, 20.3 g proteína

1 taza de leche de coco sin endulzar

4 plátanos (2 congelados), pelados

2 cucharadas de mantequilla de maní

½ taza de cacao en polvo sin endulzar

60 g (aproximadamente 4 cucharadas) de polvo de proteína de guisantes con sabor a chocolate

Para adornar:

1 plátano rebanado

¼ de taza de trozos de chocolate amargo

15 trozos de coco sin endulzar

¼ de taza de almendras

1. Coloca todos los ingredientes del batido en la licuadora.
2. Mezcla hasta que quede totalmente licuado.
3. Vierte en un tazón y adorna con las frutas a tu gusto.
4. Sirve de inmediato. ¡Al ataque!

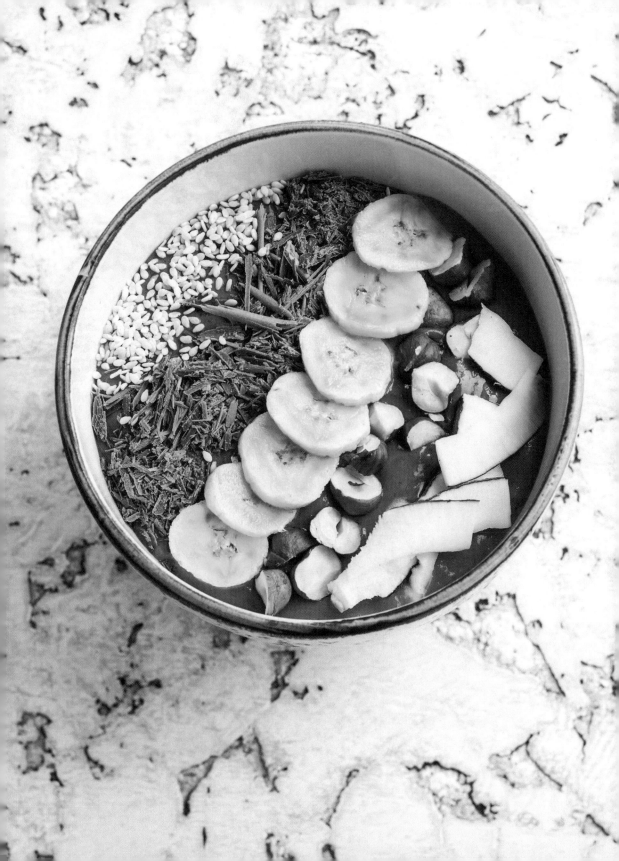

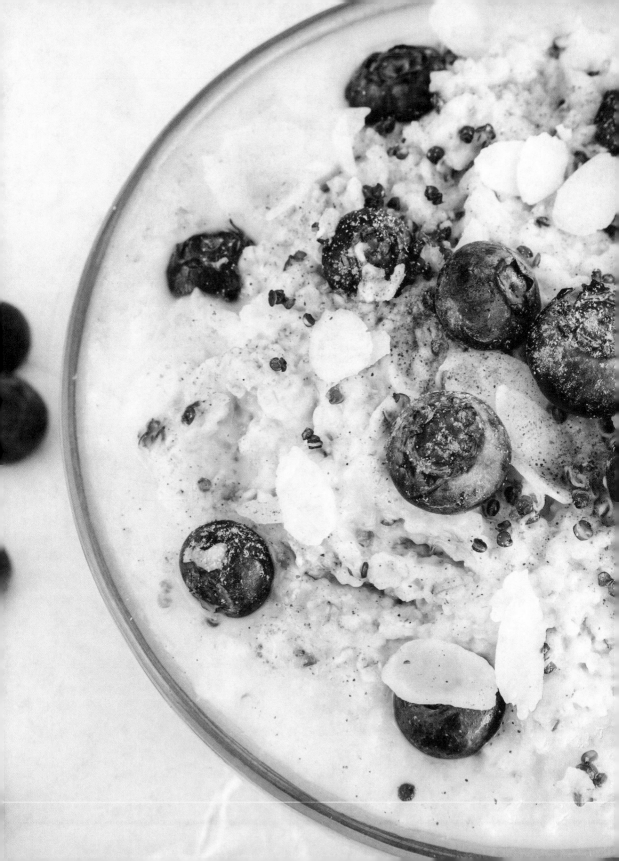

Desayunos básicos:

Quínoa con canela y nuez Rayito de Sol

Rinde 4 porciones

274 calorías, 8 g grasa, 44.2 g carbohidratos, 11.2 g azúcar, 6.2 g fibra, 8.7 g proteína

1 taza de leche de almendras sin endulzar
1 taza de agua
1 taza de quínoa, enjuagada
⅓ taza de almendras fileteadas y tostadas
½ cucharadita de canela en polvo
2 tazas de moras azules frescas
4 cucharaditas de jarabe de agave

1. Combina la leche de almendras, el agua, y la quínoa en una olla mediana.
2. Lleva a ebullición a fuego alto.
3. Reduce el calor a fuego medio, cubre y deja hervir por 15 minutos, o hasta que la mayoría del líquido se haya absorbido.
4. Apaga el fuego, deja reposar, cubierto, durante 5 minutos.
5. Mientras que la quínoa se cocina, precalienta el horno tostador a 350°F.
6. Esparce las almendras en una charola pequeña para hornear y dóralas de 4 a 6 minutos, o puedes tostarlas en una sartén sin aceite, a fuego medio, de 2 a 3 minutos.
7. Esparce canela sobre la quínoa.
8. Divide la quínoa en cuatro tazones y cubre con las almendras y las moras azules.
9. Rocía con una cucharadita de jarabe de agave cada porción. Puedes agregar más leche de almendras, si lo deseas.
10. *¡Buen apetito!*

Pudín de semilla chía Buenos Días

Rinde 4 porciones

216 calorías, 10.9 g grasa, 26.6 g carbohidratos, 10.9 g azúcar, 12.7 g fibra, 5.7 g proteína

3 tazas de leche de almendras sin endulzar
½ taza de semillas de chía
1 cucharada de jarabe puro de arce, o al gusto
1 taza de moras azules
¾ de taza de mango en trozos

Para adornar:
12 moras azules

1. En un tazón grande, bate la leche de almendras, las semillas de chía y el jarabe de arce.
2. Deja reposar de 5 a 10 minutos. Bate de nuevo.
3. Cubre y coloca en el refrigerador por 2½ a 3 horas. También puedes dejarlo en el refrigerador toda la noche. Revuelve la mezcla de vez en cuando.
4. Saca la mezcla del refrigerador y revuélvela. Añade las moras azules y el mango en trozos.
5. Divide en cuatro tazones y cubre con más moras azules.
6. ¡Disfruta!

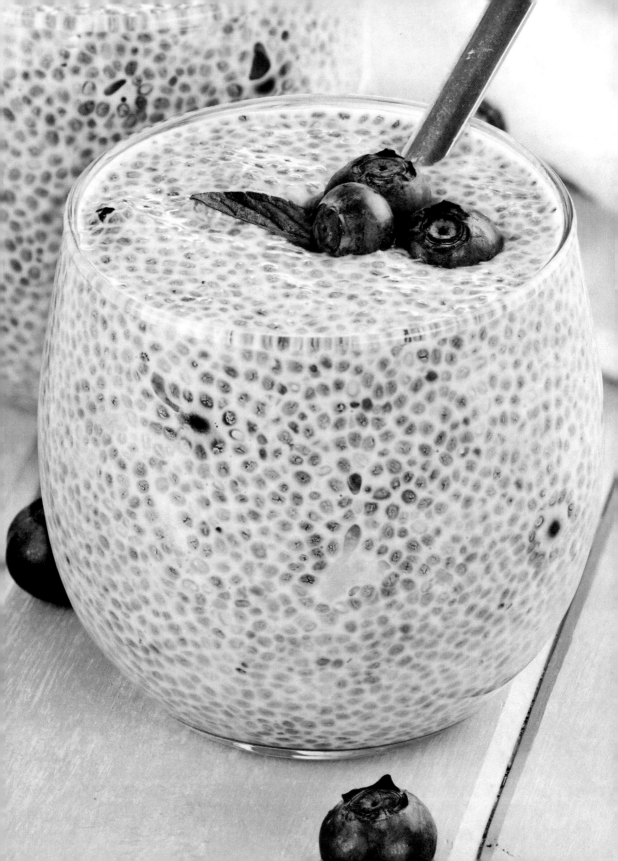

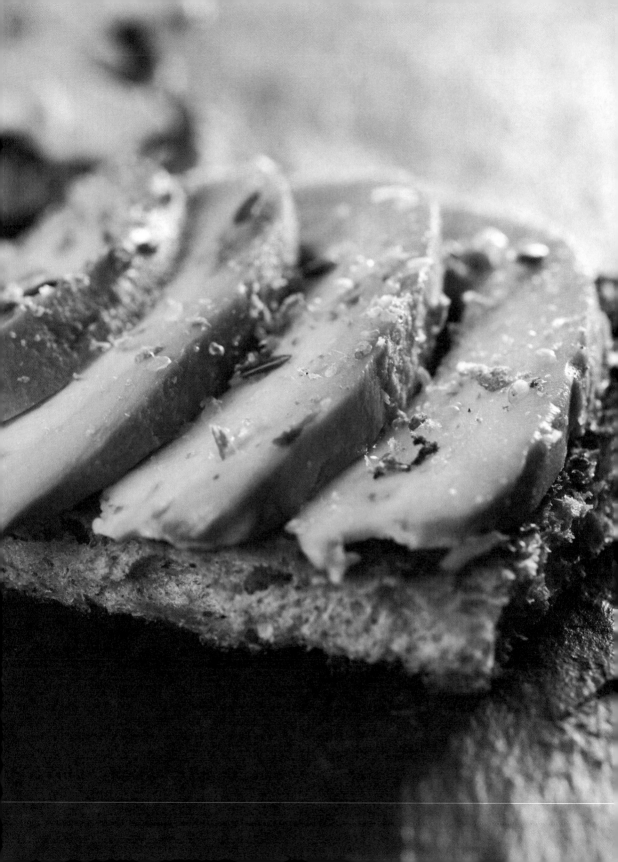

Tostada de aguacate
con hummus

Rinde 1 porción

363 calorías, 13.4 g grasa, 10.2 g carbohidratos, 0.5 g azúcar, 6.6 g fibra, 3.7 g proteína

2 rebanadas de pan integral vegano
2 cucharadas de hummus
8 rebanadas de aguacate
Sal rosada del Himalaya y pimienta al gusto

1. Tuesta el pan al gusto.
2. Unta cada rebanada con 1 cucharada de hummus.
3. Cubre con rebanadas de aguacate.
4. Espolvorea con sal y pimienta.
5. ¡A comer!

Tostada francesa
en la mañana

Rinde 4 porciones

395 calorías, 1.9 g grasa, 86.6 g carbohidratos, 43.3 g azúcar, 4.5 g fibra, 9.8 g proteína

1 plátano maduro, pelado
1 taza de leche de almendras sin endulzar
½ cucharadita de canela en polvo
¼ de cucharadita de extracto de vainilla
8 rebanadas de pan integral vegano
½ taza de jarabe de arce
1 taza de uvas partidas por la mitad
4 fresas, rebanadas
1 maracuyá
1 naranja, pelada y en trozos
1 kiwi, rebanado

1. En un tazón pequeño, convierte el plátano en puré con un tenedor. Agrega la leche, la canela y la vainilla y revuelve bien.

2. Calienta una sartén en fuego medio. Rocía con aceite en spray.

3. Sumerge una rebanada de pan a la vez en la mezcla de leche de almendras y plátano, asegurándote de humedecer bien los dos lados.

4. Coloca el pan en la sartén caliente. Cocina cada lado durante 4 minutos, o hasta que esté dorado.

5. Sirve dos rebanadas de pan por persona. Rocía cada una con 2 cucharadas de jarabe de arce y cubre con una cuarta parte de la fruta fresca.

6. ¡Disfruta!

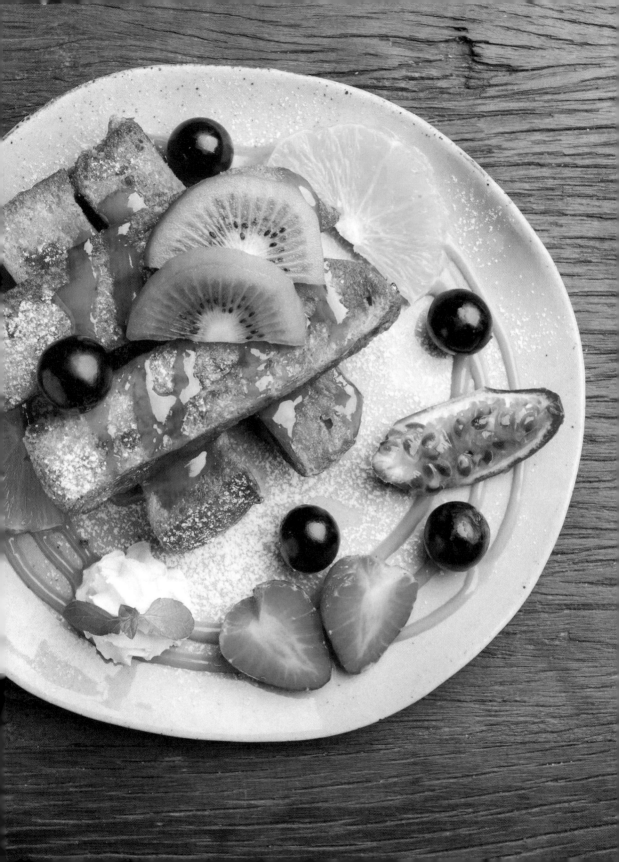

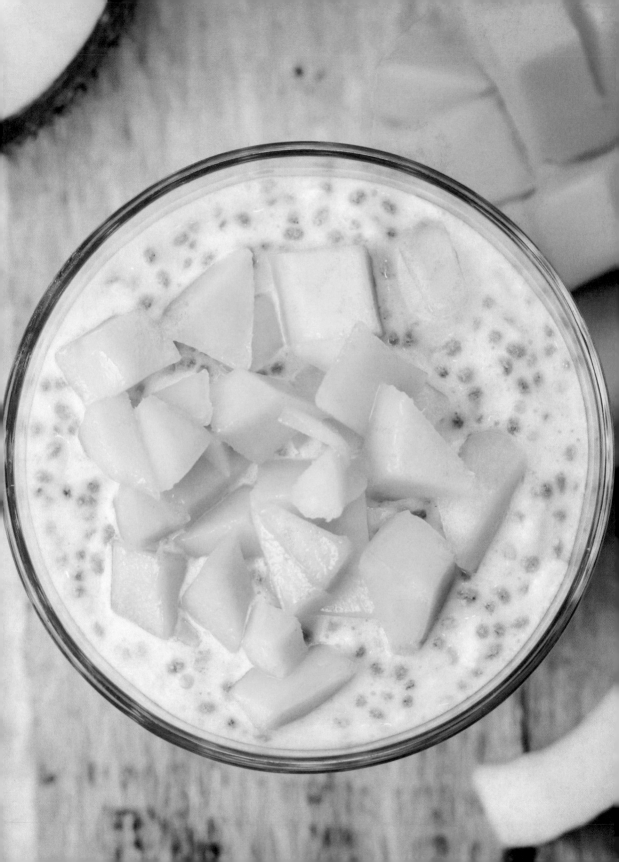

Pudín de coco con chía

Rinde 1 porción

358 calorías, 20.6 g grasa, 44.3 g carbohidratos, 15.7 g azúcar, 22.1 g fibra, 13.2 g proteína

½ taza de semillas de chía
1 taza de leche de coco sin endulzar
½ cucharada de jarabe de agave
¼ de taza de mango en trozos

1. En un tazón pequeño, mezcla las semillas de chía, la leche de coco y el jarabe de agave.
2. Cubre y refrigera durante la noche.
3. Sácalo del refrigerador, asegurándote de que el pudín esté espeso y las semillas de chía hayan cuajado.
4. Cubre con el mango cortado en cubitos y sirve de inmediato.
5. ¡Al ataque!

Tazón de frutos rojos y acai

Rinde 2 porciones

303 calorías, 8.1 g grasa, 50 g carbohidratos, 23.8 g azúcar, 9.8 g fibra, 5.6 g proteína

2 plátanos congelados, rebanados
2 tazas (10 ½ onzas) fresas congeladas
4 cucharadas de polvo de acai
1 taza de leche de almendras sin endulzar, más si hace falta
½ cucharada de jarabe de agave

Para adornar:
½ plátano rebanado
¼ taza de fresas picadas
¼ taza de frambuesas congeladas
2 cucharadas de moras azules

1. Coloca las rebanadas de plátano congelado, las fresas congeladas, el polvo de acai, la leche de almendras y el jarabe de agave en la licuadora.
2. Mezcla hasta que esté cremoso y suave, añadiendo más leche de almendras si es necesario. (Debe quedar más espeso que un batido).
3. Con una cuchara, coloca la mezcla en tazones y cubre con plátanos rebanados, fresas, frambuesas y moras azules.
4. ¡Disfruta!

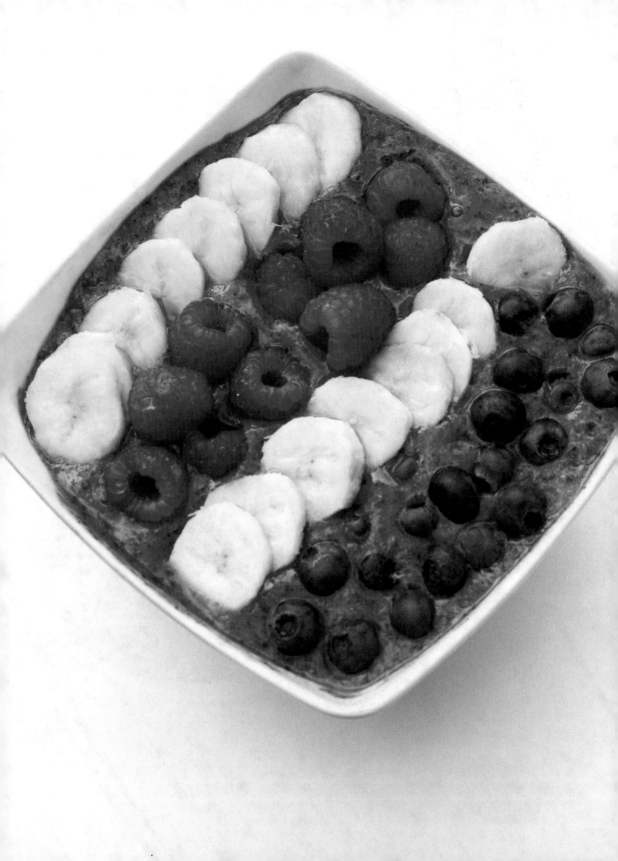

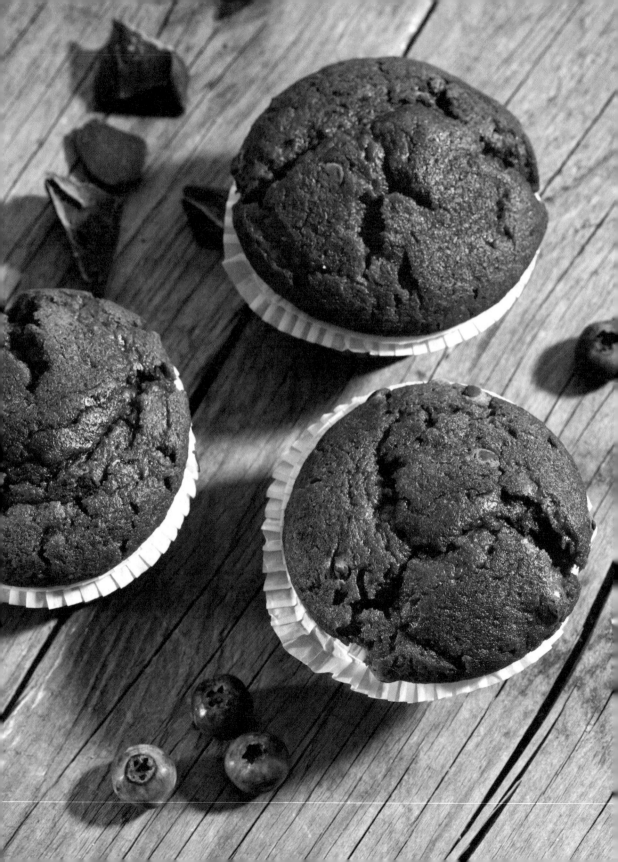

Muffins de mora azul con chocolate

Rinde 12

[Por muffin] **64 calorías,** 0.9 g grasa, 14.9 g carbohidratos, 3.4 g azúcar, 1.9 g fibra, 2 g proteína

1½ tazas de harina para todo uso
½ taza de cacao en polvo sin endulzar
4 tazas de azúcar sin refinar
2 cucharaditas de polvo para hornear
1½ cucharaditas de sustituto de huevos
½ cucharadita de sal
1¼ tazas de leche de coco sin endulzar
¼ de taza de compota de manzana
½ taza de moras azules congeladas

1. Precalienta el horno a 400°F.
2. Rocía un molde para hornear muffins con aceite antiadherente en spray.
3. En un tazón grande, combina la harina, el polvo de cacao, azúcar, polvo para hornear, sustituto de huevo y sal.
4. En un tazón pequeño, mezcla la leche de coco y la compota de manzana.
5. Agrega los ingredientes líquidos a los ingredientes secos y mezcla.
6. Añade las moras azules.
7. Usando una medida de ¼ de taza, usa 1 cucharada para colocar la mezcla en los moldes para hornear muffins hasta aproximadamente 2/3 del borde.
8. Hornea de unos 20 a 25 minutos, o hasta que al insertar un palillo en el centro, salga limpio.
9. Deja enfriar unos 5 minutos en el molde, y luego retíralos y déjalos enfriar en un estante.
10. ¡Disfruta!

Ensalada de frutas antioxidantes

Rinde 4 porciones

275 calorías, 1.3 g grasa, 60.3 g carbohidratos, 51.3 g azúcar, 10.6 g fibra, 4.3 g proteína

Jugo de ½ limón
1 cucharada de jarabe de agave
4 tazas de fresas sin hojas y partidas por la mitad
1½ tazas de moras azules
4 naranjas, peladas y picadas
4 kiwis, rebanados
3 tazas de uvas rojas partidas por la mitad

1. En un tazón pequeño, mezcla el jugo de limón con el jarabe de agave.
2. En un tazón grande, mezcla la fruta.
3. Vierte el jugo endulzado del limón sobre la mezcla de la fruta y revuelve.
4. Sirve de inmediato o deja en el refrigerador hasta el momento de comer.
5. ¡Disfruta!

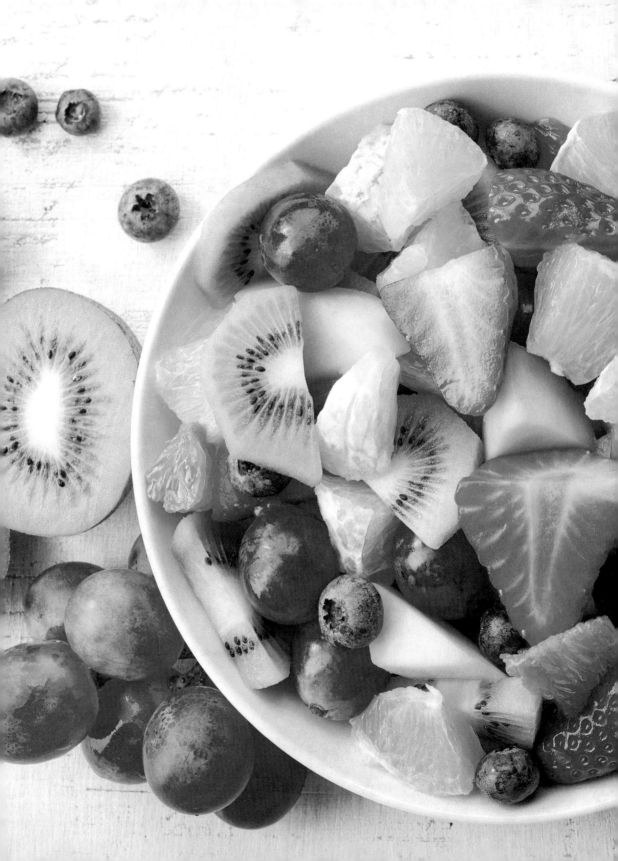

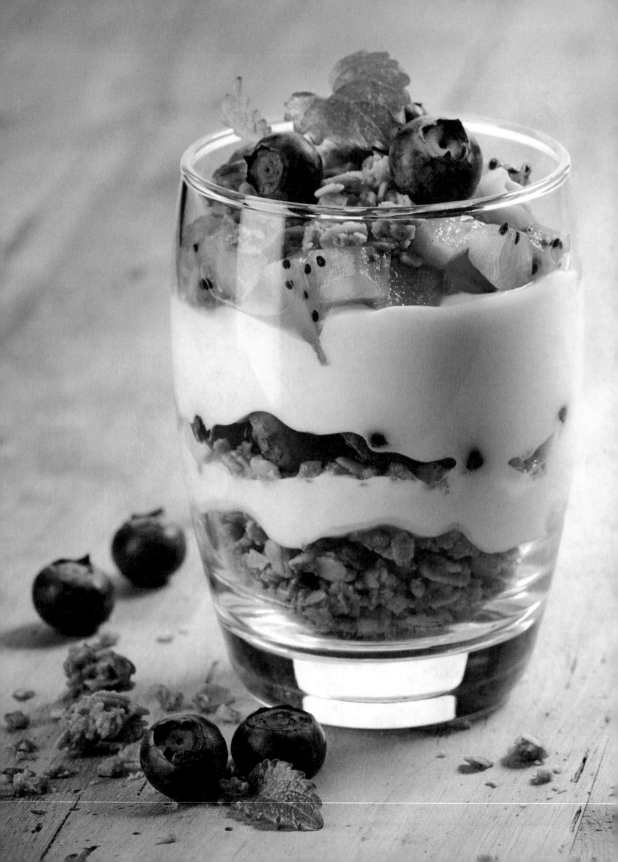

Parfait de kiwi y frutos rojos

Rinde 1 porción

339 calorías, 12.6 g grasa, 56.2 g carbohidratos, 30.9 g azúcar, 10.3 g fibra, 6.2 g proteína

½ taza de yogur de coco sin endulzar
Jugo de limón fresco y ralladura de limón, al gusto
¼ de taza de granola
½ taza de moras azules
½ taza de kiwi picado
Menta fresca para adornar (opcional)

1. En un tazón pequeño, mezcla el yogur de coco, el jugo de limón y la ralladura de limón.
2. Coloca la mitad de la granola en el fondo de un vaso de cristal.
3. Añade una capa de yogur, fruta y el resto de la granola.
4. Adorna con una hoja de menta, si lo deseas.
5. ¡Disfruta!

Avena de la mañana

Rinde 1 porción

363 calorías, 14.7 g grasa, 50.1 g carbohidratos, 12.8 g azúcar, 19.5 g fibra, 9.2 g proteína

½ taza de avena en hojuelas

½ taza de leche de almendras sin endulzar

2 cucharadas de nueces pecanas picadas

½ cucharada de jarabe puro de arce, o al gusto

½ cucharadita de canela en polvo

¼ plátano rebanado

3 fresas, rebanadas

1. En un tazón, mezcla la avena y la leche de almendras.
2. Cubre y refrigera durante la noche.
3. Al día siguiente, calienta la mezcla en una olla pequeña.
4. Agrega más leche de almendras, si lo deseas.
5. Vierte la avena en un tazón y mezcla con las pecanas, el jarabe y la canela.
6. Cubre con la fruta picada y sirve de inmediato.
7. ¡Al ataque!

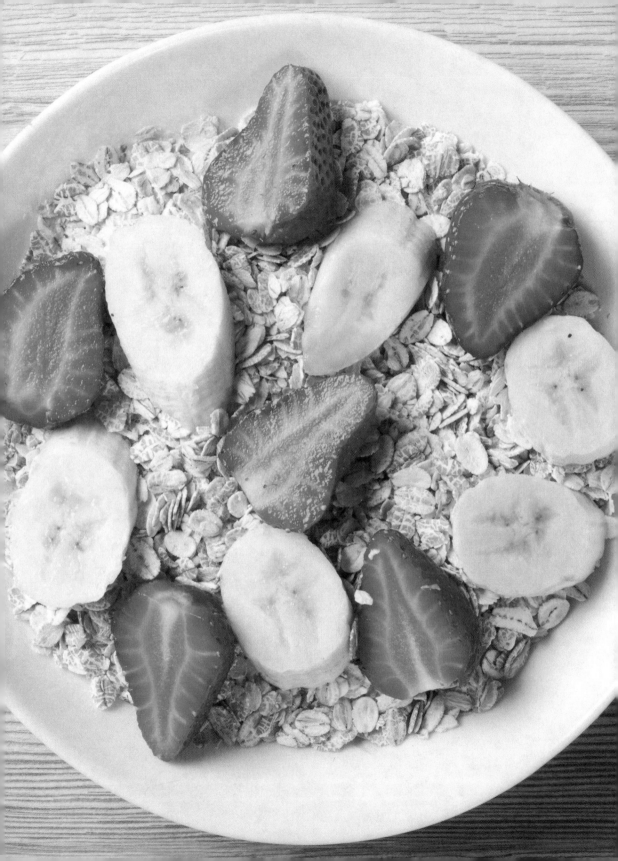

9 Recetas de platos fuertes de Flaquita y llena™

A cocinar!

Y ahora, es un placer para mí presentarte 20 opciones de almuerzos y cenas con alimentos de origen animal. Estas comidas son bajas en densidad calórica y están seriamente enfocadas en alimentos de origen vegetal, pero a la vez te aportan un equilibrio de alimentos de origen animal y de proteína.

Toma nota del conteo de calorías y ajusta las porciones para reducir tus meriendas a lo largo del día, así te aseguras de mantenerte dentro de tu meta calórica.

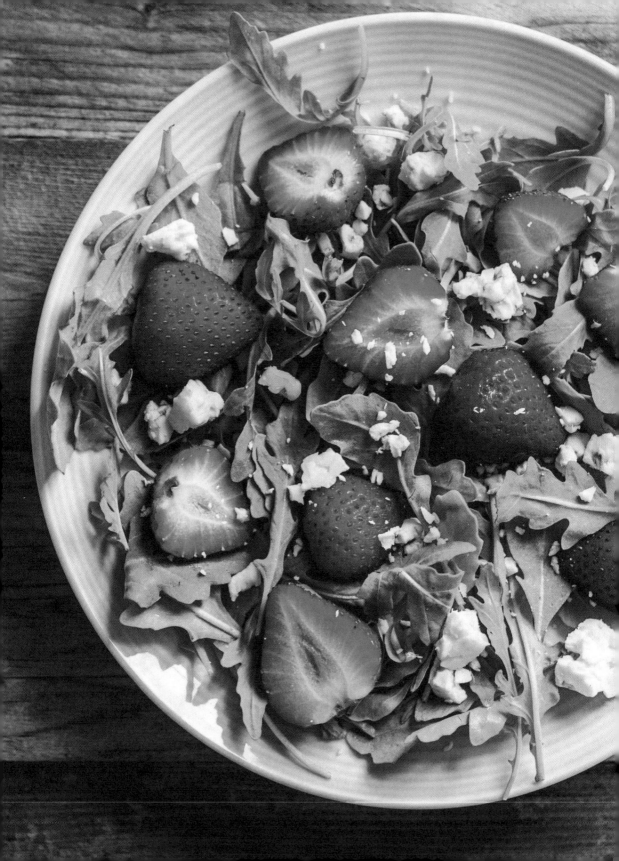

Ensalada veraniega
de queso feta y fresas

Rinde 4 porciones

166 calorías, 10.8 g grasa, 10.6 g carbohidratos, 6.8 g azúcar, 3.2 g fibra, 9 g proteína

12 tazas de arúgula
1 taza de hierbas como cebollín, perifollo o menta
3 cucharadas de vinagreta de jerez
1 taza de queso feta desmoronado
1 taza de fresas pequeñas picadas

1. En un tazón grande, coloca la arúgula y las hierbas, y mezcla.
2. Agrega la vinagreta y mezcla ligeramente.
3. Cubre con el queso feta y las fresas.
4. Divide en cuatro platos y sirve.
5. ¡Disfruta!

Ensalada César de pollo orgánico

Rinde 4 porciones

310 calorías, 18.3 g grasa, 11 g carbohidratos, 1.9 g azúcar, 2.5 g fibra, 25.2 g proteína

Para el aderezo:

½ diente pequeño de ajo

⅛ cucharadita de sal

2 cucharadas de jugo de limón

1 cucharada de mayonesa

1 cucharadita Mostaza de Dijon

¾ de cucharadita de pasta de anchoas, o al gusto (opcional)

¼ de cucharadita de pimienta recién molida

4 cucharaditas de aceite de oliva extra virgen

2 cucharadas de queso Asiago rallado

Para la ensalada:

12 onzas de pechugas de pollo sin piel, sin grasa

1 cucharadita de aceite de oliva extra virgen

¼ de cucharadita de sal, o al gusto

Pimienta recién molida, al gusto

8 tazas de lechuga romana troceada

1 taza de cuadritos de pan

½ taza de queso parmesano rallado

Para el aderezo:

1. En un tazón mediano, coloca el ajo y la sal y presiona con la parte de atrás de una cuchara hasta formar una pasta.
2. Agrega el jugo de limón, la mayonesa, la mostaza, la pasta de anchoas (si lo deseas) y la pimienta. Mezcla con el batidor.
3. Añade poco a poco el aceite, batiendo constantemente.
4. Agrega el queso y bate.

Para la ensalada:

5. Prepara una parrilla o precalienta la llama superior del horno.
6. Unta el pollo con el aceite y sazona con sal y pimienta.
7. Asa el pollo en la parrilla o en el horno hasta que dore y pierda el color rosado en el centro, unos 3 a 4 minutos de cada lado.
8. Combina la lechuga y los cubitos de pan frito en un tazón grande.
9. Añade el aderezo y divide en cuatro platos.
10. Corta el pollo y colócalo sobre la ensalada.
11. Cubre con parmesano.
12. Sirve de inmediato.
13. ¡Al ataque!

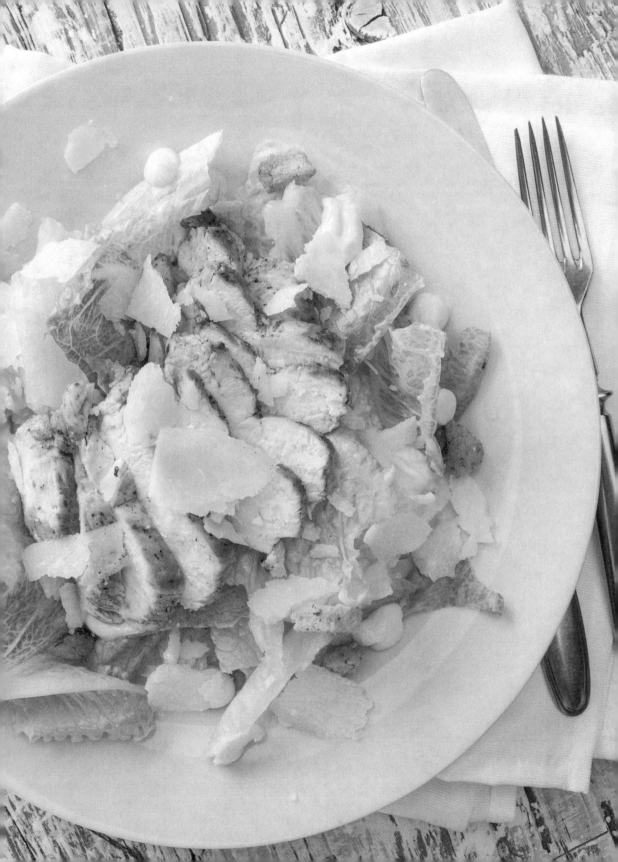

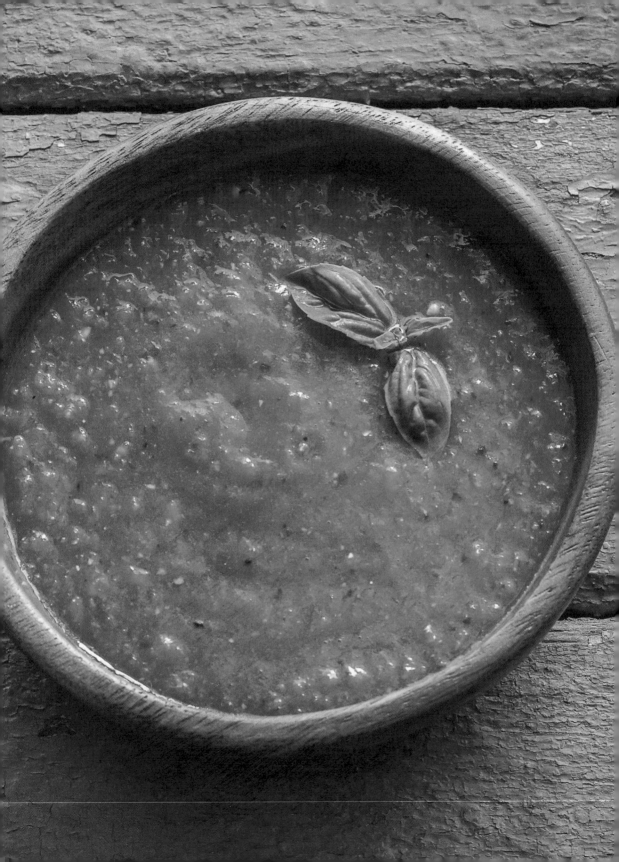

Gazpacho de tomates frescos

Rinde 2 porciones

146 calorías, 2.9 g grasa, 26 g carbohidratos, 13.2 g azúcar, 3.6 g fibra, 11 g proteína

1 diente grande de ajo, majado y picado

2 chalotes, finamente picados

1 cucharadita de aceite de oliva

1 cucharadita de azúcar morena

2 cucharadas de vinagre balsámico, separado

4 tomates, cortados en 4

1 pimiento morrón asado, sin aceite ni humedad

4 cubos de hielo

²/₃ tazas de yogur griego sin endulzar

½ cucharadita de sal

½ cucharadita de pimienta negra recién molida

8 hojas de albahaca picadas

1. En una olla anti adherente, dora a fuego medio el ajo y los chalotes en aceite de oliva hasta que comiencen a despedir su aroma, aproximadamente 2 minutos.

2. Añade el azúcar morena y 1 cucharada de vinagre balsámico.

3. Continúa calentando hasta que los chalotes se hayan suavizado y el vinagre haya espesado, aproximadamente 2 minutos.

4. Retira del fuego y coloca en la licuadora.

5. Añade los tomates, la cucharada de vinagre restante, el pimiento morrón asado, hielo, yogur, sal y pimienta y licúa bien.

6. Transfiere a un tazón y coloca en el refrigerador por un mínimo de 20 minutos.

7. Divide en dos tazones, cubre con albahaca y sirve.

8. *¡Buen provecho!*

Ensalada dulce de pera y arúgula

Rinde 4 porciones

210 calorías, 12 g grasa, 23.3 g carbohidratos, 14.1 g azúcar, 4.7 g fibra, 5.9 g proteína

6 tazas de arúgula
½ taza de queso azul desmoronado
⅓ taza de piñones
2 peras grandes, sin corazón y rebanadas
Vinagre balsámico
Sal y pimienta al gusto

1. En un tazón grande, mezcla la arúgula, el queso azul y los piñones.
2. Revuelve.
3. Divide la mezcla en cuatro platos y cubre con rodajas de pera.
4. Rocía ligeramente con vinagre balsámico y sazona con sal y pimienta.
5. ¡Disfruta!

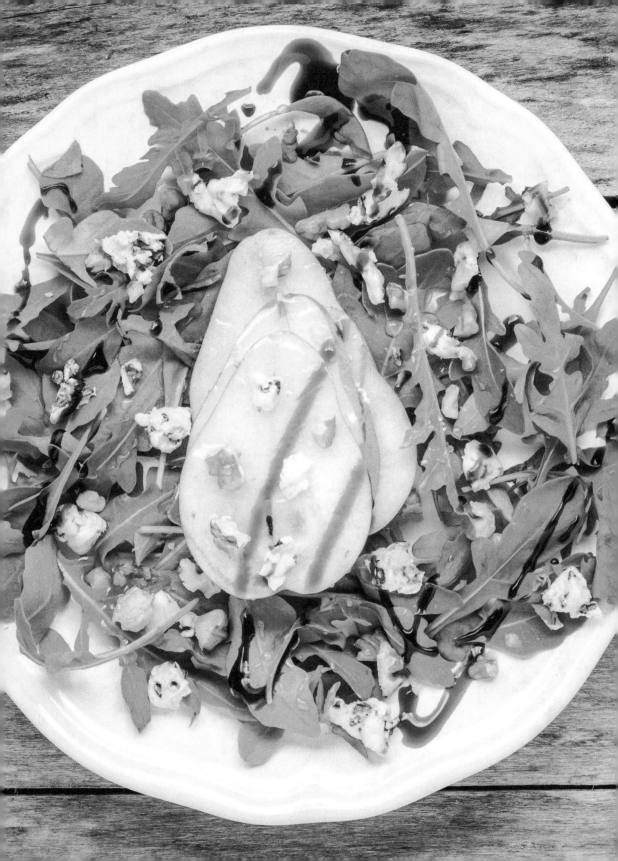

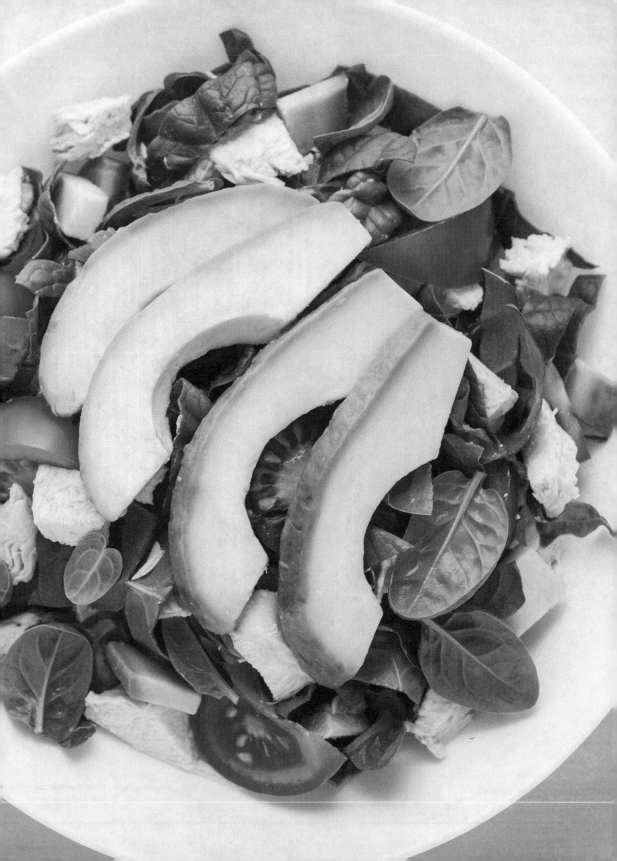

Ensalada de aguacate

Rinde 4 porciones

238 calorías, 13.5 g grasa, 7.3 g carbohidratos, 1 g azúcar, 4.9 g fibra, 23.2 g proteína

12 onzas chuletas de pechuga de pavo
3 cucharaditas de aceite de oliva, divididas
¼ cucharadita de sal, dividida
2 cucharadas de vinagre de sidra de manzana
1 cucharadita Mostaza de Dijon
1 cucharada de agua
8 tazas de hojas de espinacas baby
4 tomates cherry, cortados por la mitad
1 onza de queso de cabra, desmoronado
1 aguacate maduro, pelado, sin hueso, en rodajas
Pimienta negra al gusto

1. Precalienta un sartén antiadherente a fuego medio alto por aproximadamente 2 minutos.
2. Unta el pavo con 1 cdta. de aceite y espolvorea con ⅛ de cdta. de sal.
3. Dora durante 4 minutos, dale la vuelta y continúa la cocción hasta que pierda el tono rosado y el jugo salga claro.
4. Retira de la sartén y corta en trozos.
5. En un tazón pequeño, mezcla el vinagre, la mostaza, el agua, las 2 cucharaditas de aceite restantes y el resto de la ⅛ cdta. de sal.
6. En un tazón grande, mezcla espinacas, tomates, pavo y queso con 2 cdas. del aderezo.
7. Divide en cuatro platos y rocía con el aderezo restante.
8. Cubre con rodajas de aguacate y sazona con pimienta negra.
9. ¡Al ataque!

Sándwich de pollo con verduras

Rinde 1 porción

398 calorías, 3.9 g grasa, 45 g carbohidratos, 11.1 g azúcar, 7 g fibra, 46.3 g proteína

2 rebanadas de pan
2 cucharadas de hummus natural
3 oz. de pechuga de pollo cocido y en trozos
2 rebanadas de queso suizo bajo en grasa
4 rebanadas de tomate
Hojas de albahaca

1. Pan tostado, si lo deseas.
2. Esparce el hummus en cada rebanada de pan.
3. Agrega pollo, queso, tomate y albahaca.
4. ¡Disfruta!

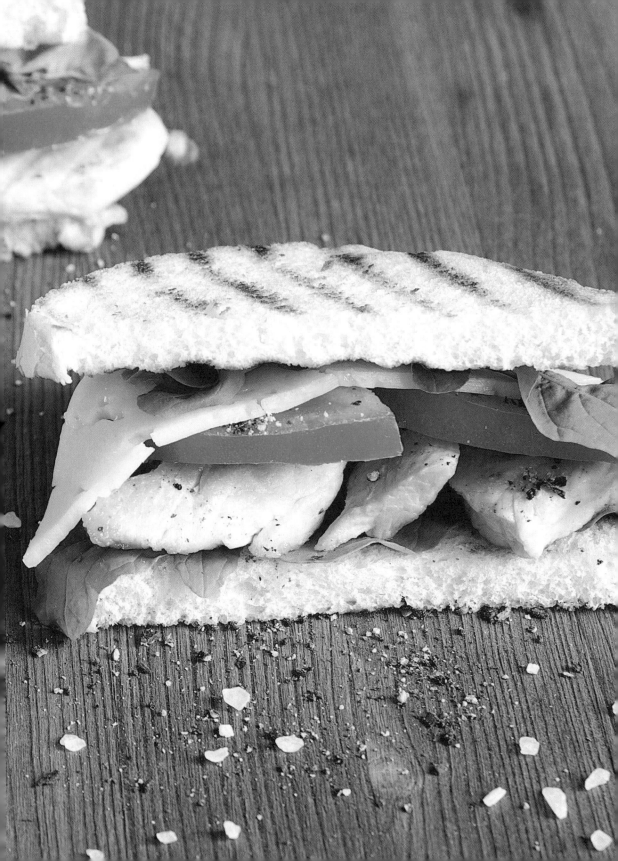

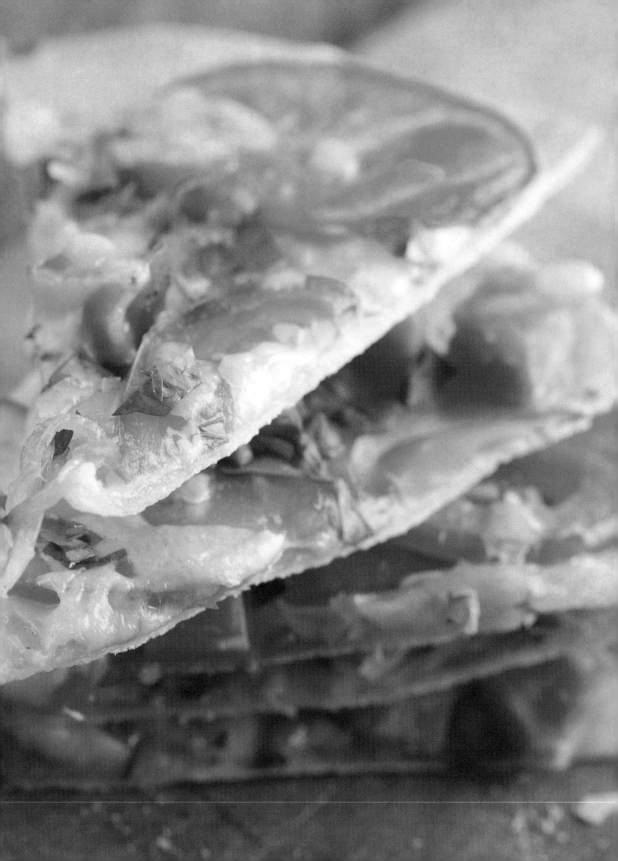

Pizza de tortilla, tocino y mozzarella

Rinde 1 porción

357 calorías, 6.6 g grasa, 30.5 g carbohidratos, 4.7 g azúcar, 3.9 g fibra, 29.5 g proteína

2 rebanadas de tocino, picado

1 tortilla de harina (10 pulgadas)

½ taza de queso mozzarella rallado

1 cucharada de queso parmesano rallado

½ tomate, cortado en rodajas finas

1 diente de ajo, picado

4 hojas de albahaca fresca, cortada finamente

1. Precalienta el horno a 450°F.
2. Fríe el tocino en una sartén a fuego medio hasta que esté bien cocido.
3. Escurre sobre papel de cocina.
4. Coloca la tortilla en una bandeja para hornear.
5. Cubre con los quesos, las rodajas de tomate y el tocino cocido y espolvorea con ajo.
6. Hornea de 8 a 10 minutos, o hasta que la tortilla esté crujiente y el queso se derrita.
7. Espolvorea con la albahaca.
8. Corta y sirve.
9. ¡Disfruta!

Ensalada de verano Rayito de Sol

Rinde 2 porciones

289 calorías, 21. 5 g grasa, 5. 5 g carbohidratos, 0. 3 g azúcar, 0. 4 g fibra, 21. 8 g proteína

8 pinchos
8 bolas de melón
8 bolas de mozzarella
8 rodajas finas de prosciutto
8 aceitunas verdes sin hueso
1 cdta. vinagre balsámico
Hojas de albahaca, picadas

1. Si usas pinchos de madera, remoja en agua durante 30 minutos para que la comida no se pegue.

2. En cada pincho, coloca alternando una bola de melón, una bola de mozzarella y la rebanada de prosciutto doblada.

3. Coloca los pinchos en un plato.

4. Añade las aceitunas alrededor y rocía con un poco de vinagre balsámico.

5. Adorna con hojas de albahaca.

6. *¡Buon appetito!*

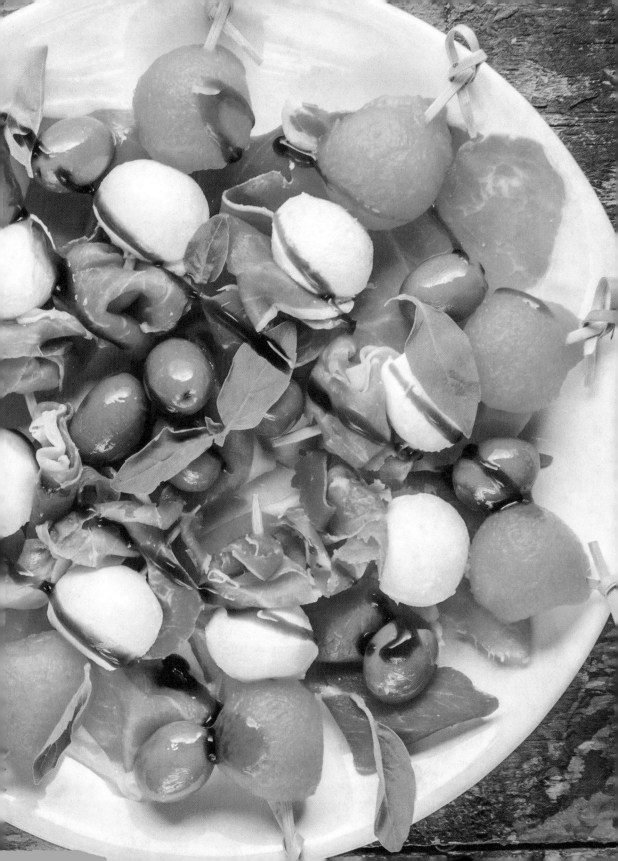

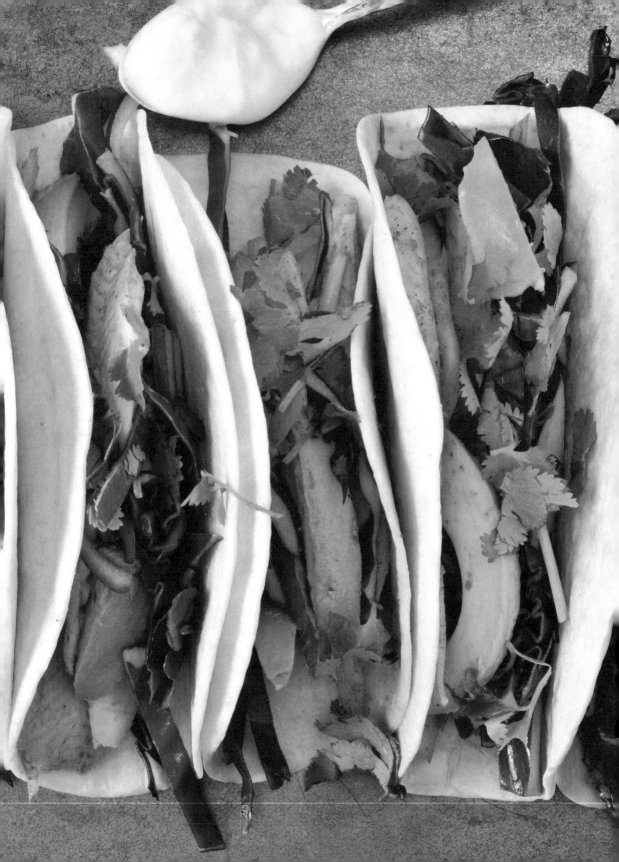

Tacos de pescado California

Rinde 4 porciones

251 calorías, 9.8 g grasa, 23.3 g carbohidratos, 4.3 g azúcar, 4.6 g fibra, 20.4 g proteína

1 cucharada de aceite de oliva, un poco más para la parrilla
4 (3-oz.) tilapia, halibut, o filetes de lubina negra
1 cdta. de semillas molidas de cilantro
¾ cucharadita de sal kosher, dividida
½ cucharadita de pimienta negra, dividida
6 rábanos en rodajas
1 pepino, cortado por la mitad y en rodajas
2 cucharadas de jugo de limón fresco, más algunos cuartos de limón para servir
8 tortillas de maíz
1 taza de hojas de cilantro fresco
½ taza de repollo morado picado
½ aguacate en rodajas

1. Calienta la parrilla en fuego alto, aceitándola.
2. Sazona los filetes de pescado con cilantro, 1/2 cdta. de sal y ¼ de cdta. de pimienta.
3. Asa hasta que esté bien cocido, de 1 a 2 minutos por cada lado.
4. Corta en pedazos pequeños o medianos.
5. En un tazón mediano, mezcla los rábanos y el pepino con jugo de limón, la cucharada de aceite restante, ¼ cdta. de sal y el resto del 1/4 de cdta. de pimienta.
6. Sirve el pescado en tortillas de maíz con la mezcla de pepino, cilantro, col y aguacate.
7. Coloca los cuartos de limón a un lado.
8. ¡Disfruta!

Lasaña de calabacín asado

Rinde 8 porciones

332 calorías, 11.9 g grasa, 22.8 g carbohidratos, 10.4 g azúcar, 5.8 g fibra, 35.8 g proteína

Para los "fideos":
2 calabacines grandes, pelados y cortados a lo largo en tiras de fideos de ¼ de pulgada
Sal y pimienta al gusto

Para la salsa de la carne:
1½ libra de pechuga de pavo
2 cebollas, picadas
3 dientes de ajo, picados
2 cucharadas de aceite de oliva
1 pimiento morrón, sin semilla y picado
1 paquete de 16 onzas de champiñones rebanados
1 paquete de 10 onzas de espinacas congeladas picadas
1 lata de 28 onzas de salsa de tomate
1 lata 15 onzas de tomates cortados en cubitos
1 cdta. de hojuelas de pimiento rojo (opcional)
2 cucharadas Aderezo italiano
Sal y pimienta al gusto

Para la mezcla de quesos:
2 tazas de queso ricotta
2 huevos
3 cebolletas, picadas
3 tazas de queso mozzarella rallado
½ taza de queso parmesano rallado

1. Precalienta el horno a 425° F. Rocía una bandeja para hornear con aceite en spray.

Para los "fideos":

2. Coloca las rodajas de calabacín en una bandeja para hornear y sazona con sal y pimienta.

3. Mete al horno y hornea 5 minutos de cada lado.

4. Reduce la temperatura del horno a 375° F.

(continúa en la siguiente página)

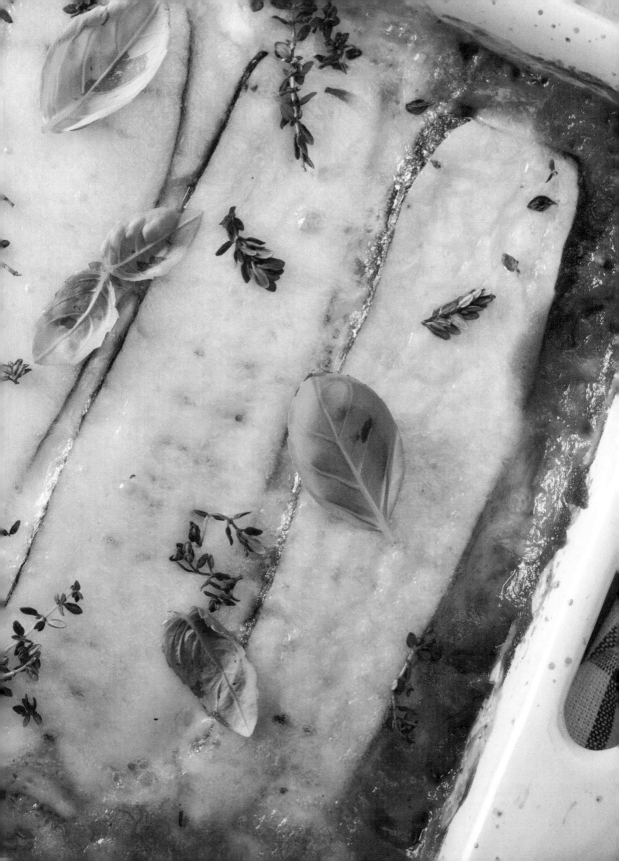

Para la salsa de la carne:

5. En una sartén grande a fuego medio, dora el pavo, la cebolla y el ajo en aceite de oliva por 5 minutos.

6. Añade el pimiento rojo y los champiñones y cocina por 5 minutos.

7. Agrega las espinacas, la salsa de tomate, los tomates cortados en cubitos, el pimiento rojo y el aderezo italiano, y sazona con sal y pimienta.

8. Cocina a fuego lento de 5 a 10 minutos.

Para la mezcla de quesos:

9. En un tazón, mezcla el queso ricotta, los huevos y las cebolletas.

10. Esparce un tercio de la salsa de carne en el fondo de un plato para hornear de 9 × 13 pulgadas.

11. Coloca la mitad de las rodajas de calabacín en la parte superior, esparce la mitad de la mezcla de ricotta y cubre con una tercera parte de la mozzarella y el parmesano.

12. Repite las capas una vez más.

13. Añade la última capa de salsa, cubre con la mozzarella y el parmesano restantes.

14. Cubre con papel aluminio y hornea durante 1 hora.

15. Retira el papel aluminio y hornea de 5 a 10 minutos, hasta que dore el queso.

16. Deja enfriar 10 minutos antes de servir.

17. ¡Disfruta!

Ensalada de salmón asado

Rinde 4 porciones

219 calorías, 11.2 g grasa, 9 g carbohidratos, 4.4 g azúcar, 2.2 g fibra, 20 g proteína

3 cucharadas de vinagre balsámico
1 cucharada de aceite de oliva extra virgen para la sartén y el salmón, dividida
1½ cdta. de albahaca seca
1 cucharadita Mostaza de Dijon
⅛ cucharadita de sal
½ taza de tomates cherry en rodajas
1 libra de hojas verdes para ensalada
1 cebolla pequeña, picada
4 filetes de 3 onzas de salmón sin piel
1 cucharadita Aderezo italiano
Limón partido en cuartos, para servir

1. En un tazón grande, mezcla bien el vinagre balsámico, media cucharada de aceite, albahaca, mostaza y sal.

2. Coloca los tomates y las hojas verdes en el tazón y revuelve con el aderezo. Deja a un lado.

3. Rocía una sartén mediana con el resto de la media cucharada de aceite de oliva.

4. Agrega la cebolla. Cocina a fuego medio-alto de 5 a 7 minutos, o hasta que esté suave.

5. Deja enfriar en un plato.

6. Limpia la sartén con una toalla de papel.

7. Esparce aceite de oliva y coloca a fuego alto.

8. Cubre el salmón con un poco de aceite de oliva y espolvorea con el aderezo italiano.

9. Coloca el salmón en la sartén y cocina 3 minutos de cada lado, o hasta que se desmenuce fácilmente.

10. Retira del fuego y corta los filetes en trozos medianos.

(continúa en la siguiente página)

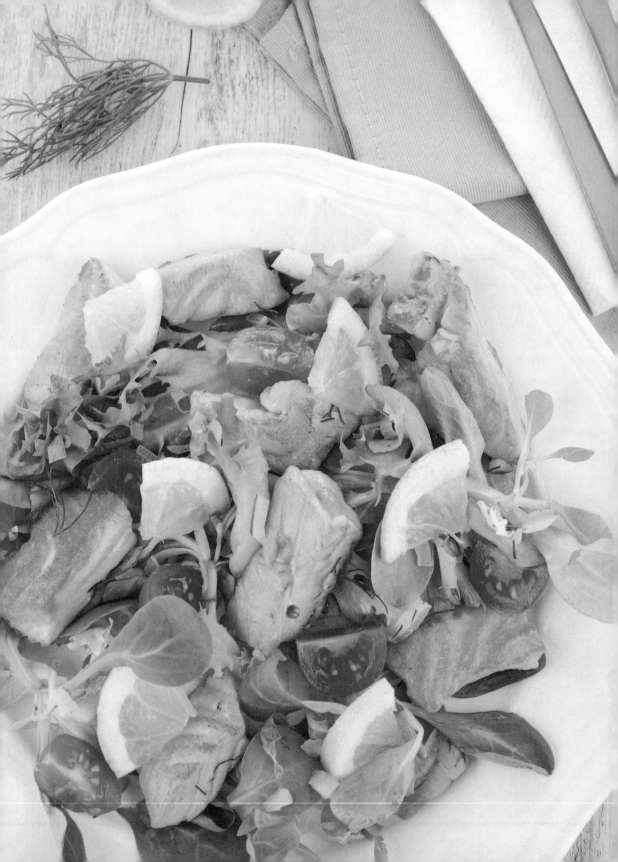

11. Coloca las cebollas y el salmón en un tazón para ensalada.
12. Mezcla con suavidad.
13. Divide la ensalada en cuatro platos.
14. Sirve con limón partido en cuartos.
15. ¡Al ataque!

Frijoles negros con pollo estilo Santa Fe

Rinde 2 porciones

400 calorías, 18.7 g grasa, 25.3 g carbohidratos, 0 g azúcar, 7.6 g fibra, 33.2 g proteína

1 cdta. de comino molido
Sal Kosher y pimienta negra al gusto
¼ cdta. de pimienta de cayena
4 muslos pequeños de pollo
2 cucharadas de aceite de oliva
1 taza de frijoles negros en lata, enjuagados y colados
Limón partido en cuartos

1. Mezcla comino, sal, pimienta, y pimienta de cayena en un tazón pequeño y frota el pollo con la mezcla.
2. En una sartén grande, calienta el aceite a fuego medio.
3. Dora el pollo 4 minutos de cada lado o hasta que deje de estar rosado en el centro.
4. Retira del fuego.
5. Calienta los frijoles negros en un recipiente apto para microondas o en una olla pequeña en la estufa.
6. Divide los frijoles en 2 platos y cubre con los muslos y los cuartos de limón.
7. Sirve de inmediato.
8. ¡Disfruta!

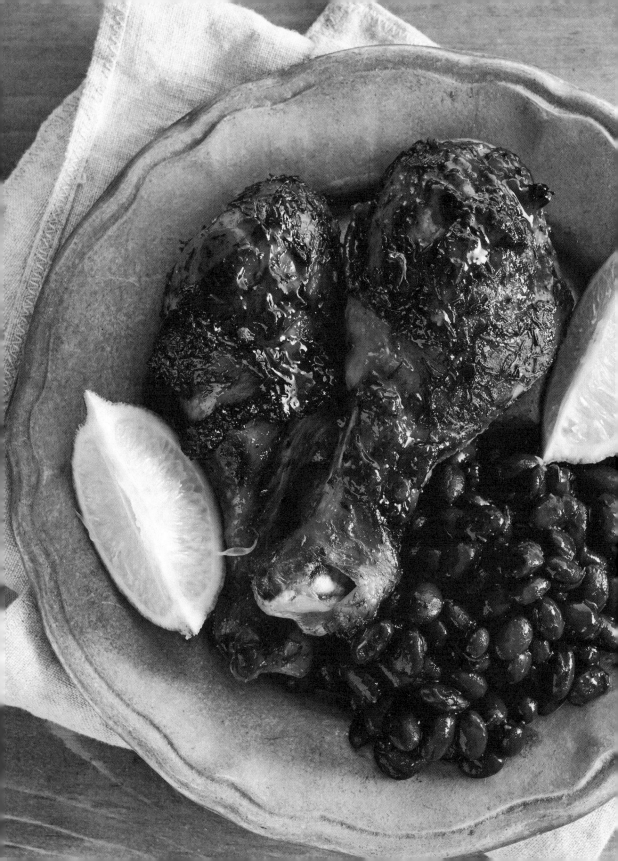

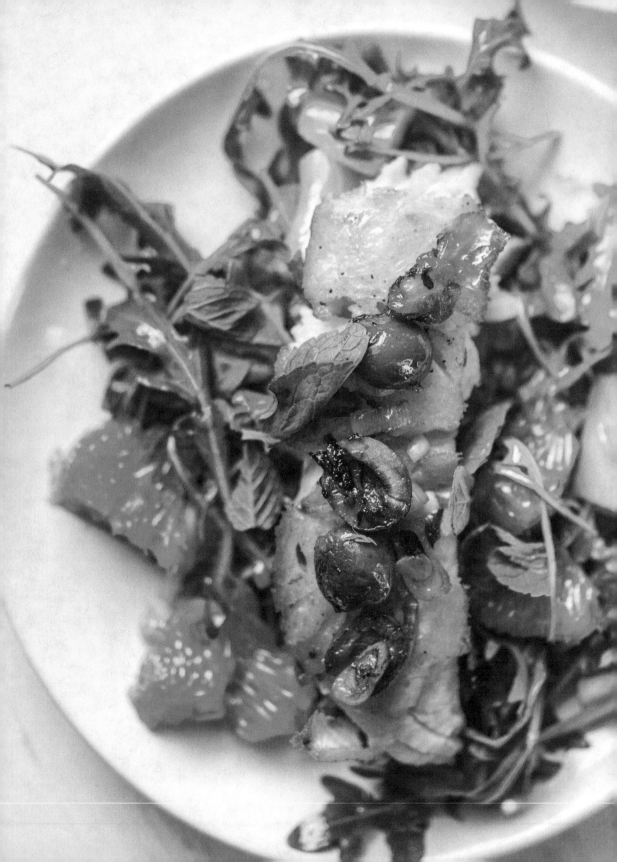

Ensalada de toronja y tilapia a la parrilla

Rinde 4 porciones

260 calorías, 16.6 g grasa, 7.1 g carbohidratos, 5.4 g azúcar, 0.8 g fibra, 18 g proteína

4 cdas. de aceite de oliva, dividido, más si hace falta

4 filetes de 3 onzas de tilapia

¾ de cucharadita de sal kosher, dividida

½ cucharadita de pimienta negra, dividida

2 cucharadas de jugo de limón fresco

1 cucharada Mostaza de Dijon

2 cucharaditas de miel

6 tazas de arúgula, sin los tallos gruesos

2 cabezas de endivia, en rodajas

1 toronja sin piel ni corteza

2 cucharadas de aceitunas verdes en rodajas

1. Calienta 2 cucharadas de aceite en una sartén antiadherente a fuego medio-alto.

2. Sazona los filetes de tilapia con ½ cdta. de sal y ¼ de cdta. de pimienta.

3. Coloca los filetes en la sartén y cocina de 2 a 3 minutos por cada lado, hasta que estén completamente cocidos (añadir más aceite a la sartén si es necesario).

4. Retira de la sartén y deja enfriar.

5. En un tazón grande, mezcla el jugo de limón, la mostaza, la miel, las 2 cucharadas restantes de aceite, ¼ de cdta. de sal y el resto del ¼ de cdta. de pimienta.

6. Añade arúgula, endivia, toronja y aceitunas.

7. Mezcla ligeramente.

8. Coloca la ensalada en un plato y cubre con los filetes de tilapia.

9. *¡Buen provecho!*

Pizza de coliflor y espárragos

Rinde 1 porción

331 calorías, 5.2 g grasa, 42.8 g carbohidratos, 20.8 g azúcar, 15.1 g fibra, 43.4 g proteína

Para la masa:
2½ tazas de coliflor rallada
1 huevo grande
¾ taza de mozzarella sin grasa, dividida
2 cucharadas de queso parmesano rallado
Pizca de sal

Para la cubierta:
¼ de taza de salsa marinara
½ pepino mediano, en rebanadas
10 espárragos
30 hojas de albahaca
5 hojas de orégano

1. Precalienta el horno a 425° F. Cubre una bandeja para hornear con papel manteca o encerado.

Para la masa:

2. Coloca la coliflor rallada en un tazón grande y cocina en el microondas de 7 a 8 minutos o hasta que esté suave.

3. Retira y déjalo enfriar.

4. En el recipiente con la coliflor, mezcla el huevo, el queso mozzarella, el queso parmesano y la sal. Mezcla bien.

5. Forma un círculo de 10 pulgadas y colócalo sobre la bandeja de hornear preparada.

6. Rocía ligeramente con aceite antiadherente en spray y hornea de 10 a 15 minutos o hasta que dore.

Para la cubierta:

7. Cubre la masa de la pizza con la salsa, el pepino y los espárragos.

8. Hornea hasta que la masa esté burbujeante, aproximadamente otros 10 minutos.

9. Retira del horno y cubre con albahaca y orégano.

10. Corta y sirve.

11. *¡Buon appetito!*

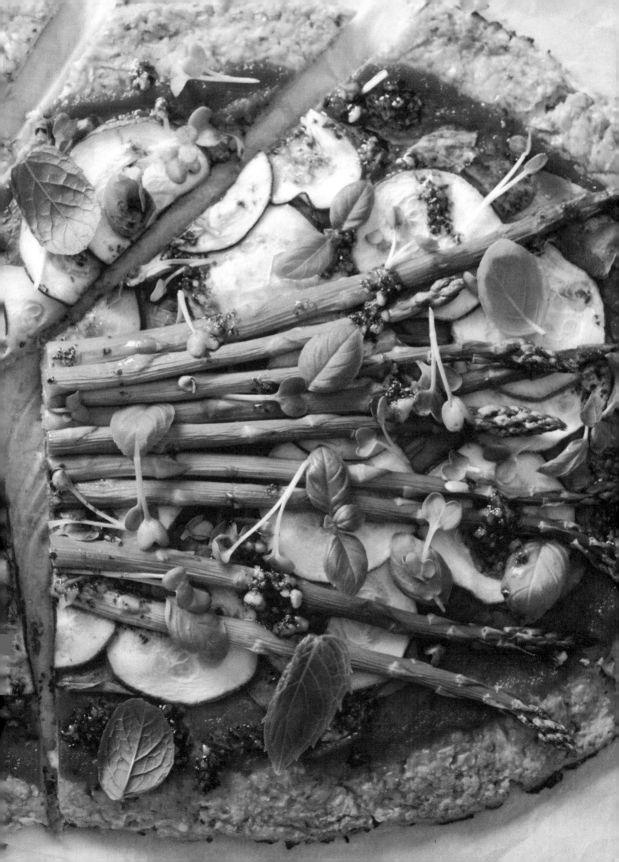

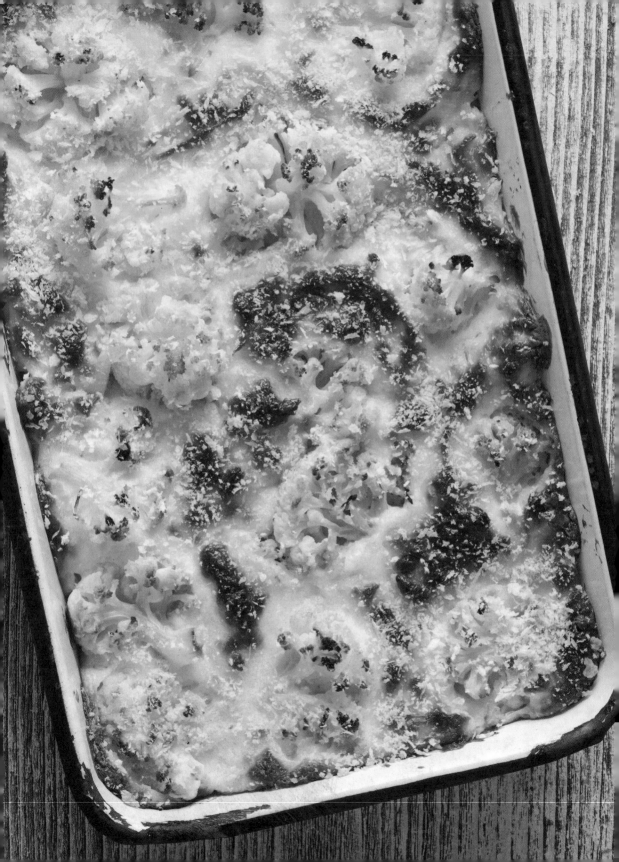

Cazuela de coliflor al horno

Sirve 6

250 calorías, 15 g grasa, 16 g carbohidratos, 8 g azúcar, 3 g fibra, 13 g proteína

1 coliflor grande (sin las hojas) en trozos
¼ de taza de leche
4 cucharadas de harina de trigo integral
3 cucharadas de mantequilla
2 tazas de queso cheddar rallado
2 a 3 cucharadas de migas de pan integral

1. Precalienta el horno a 425°F.
2. Hierve agua en una olla grande.
3. Cocina la coliflor en el agua hirviendo por 5 minutos o hasta que esté tierna.
4. Escurre la coliflor y pásala a un plato para hornear.
5. Coloca la sartén de nuevo en el fuego y añade la leche, la harina y la mantequilla.
6. Bate mientras se derrite la mantequilla y la mezcla empieza a hervir. La harina va a desaparecer y la salsa comenzará a espesar.
7. Bate durante 2 minutos, mientras que la salsa hierve y se espesa.
8. Apaga el fuego y añade la mayor parte del queso.
9. Añade la mezcla sobre la coliflor.
10. Cubre con el queso restante y la miga de pan.
11. Hornea durante 20 minutos o hasta que haga burbujas.
12. ¡Al ataque!

Ensalada de Pollo Supremo

Rinde 4 porciones

194 calorías, 8.2 g grasa, 6.8 g carbohidratos, 3.9 g azúcar, 0.6 g fibra, 21.2 g proteína

4 pechugas de pollo de 3 onzas
1 cucharada de aceite de oliva extra virgen
6 cucharadas de vinagre balsámico, separado
6 cucharaditas de ajo molido
4 tazas de mezcla de hojas verdes
½ taza de queso parmesano rallado

1. En una sartén, cocina las pechugas de pollo en aceite de oliva a fuego medio, con 4 cucharadas de vinagre balsámico y ajo.
2. Retira del fuego una vez que esté cocido.
3. En un tazón grande, mezcla las hojas verdes, el queso parmesano y las 2 cucharadas restantes de vinagre balsámico.
4. Divide en cuatro platos y cubre cada ensalada con una pechuga de pollo con balsámico.
5. ¡Disfruta!

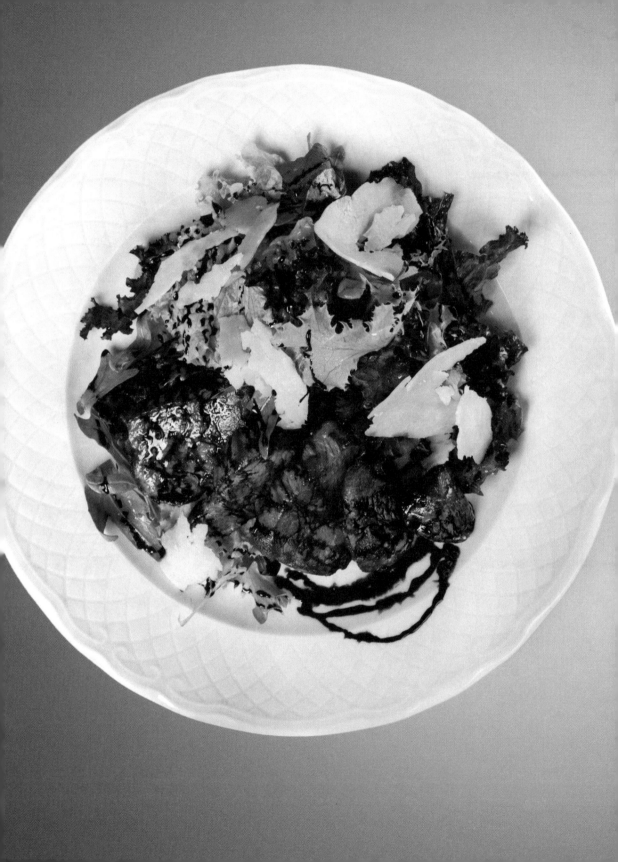

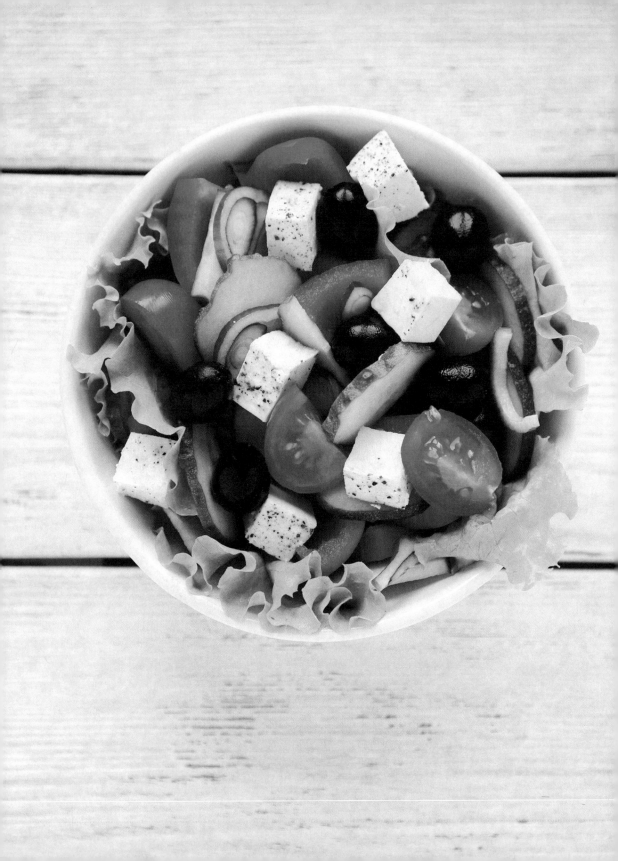

Ensalada griega del jardín

Rinde 4 porciones

312 calorías, 28.9 g grasa, 10 g carbohidratos, 2.2 g azúcar, 0.8 g fibra, 6 g proteína

1 taza de tomates cherry, cortados por la mitad
1 cebolla roja cortada finamente
1 pepino en rodajas
½ taza de aceitunas negras Kalamata
2 rebanadas de 4 onzas de queso feta griego
4 cucharadas de aceite de oliva extra virgen
3 cucharadas de vinagre de vino tinto
1 cucharadita de orégano seco picado
Sal y pimienta al gusto

1. En un tazón grande, mezcla los tomates, la cebolla, el pepino, las aceitunas y el queso feta.
2. En un tazón pequeño, mezcla el aceite de oliva con el vinagre y el orégano.
3. Vierte sobre la ensalada y sazona con sal y pimienta.
4. ¡Disfruta!

Pasta de calabacín libre de culpas

Rinde 2 porciones

222 calorías, 18. 6 g grasa, 25. 8 g carbohidratos, 7 g azúcar, 2.6 g fibra, 5.5 g proteína

2 cucharadas de aceite de oliva
3 dientes de ajo, picados
½ cebolla, en rodajas
1 calabacín grande, en espiral o rallado
½ taza de tomates cherry picados
¼ de taza de queso feta en cubos
Sal y pimienta al gusto

1. En una olla mediana a fuego lento, añade el aceite de oliva.
2. Calienta por 1 minuto.
3. Añade el ajo picado al aceite.
4. Utiliza una cuchara o espátula para revolver el ajo y evitar que se pegue a la sartén y se queme.
5. Cuando el ajo comience a soltar su aroma, añade la cebolla y revuelve.
6. Cocina hasta que las cebollas estén suaves y ligeramente doradas, de 4 a 5 minutos.
7. Coloca los "fideos" de calabacín en un tazón grande.
8. Vierte la mezcla de cebolla y ajo sobre el calabacín, añade los tomates y el queso y mezcla ligeramente.
9. Sazona con sal y pimienta.
10. ¡Al ataque!

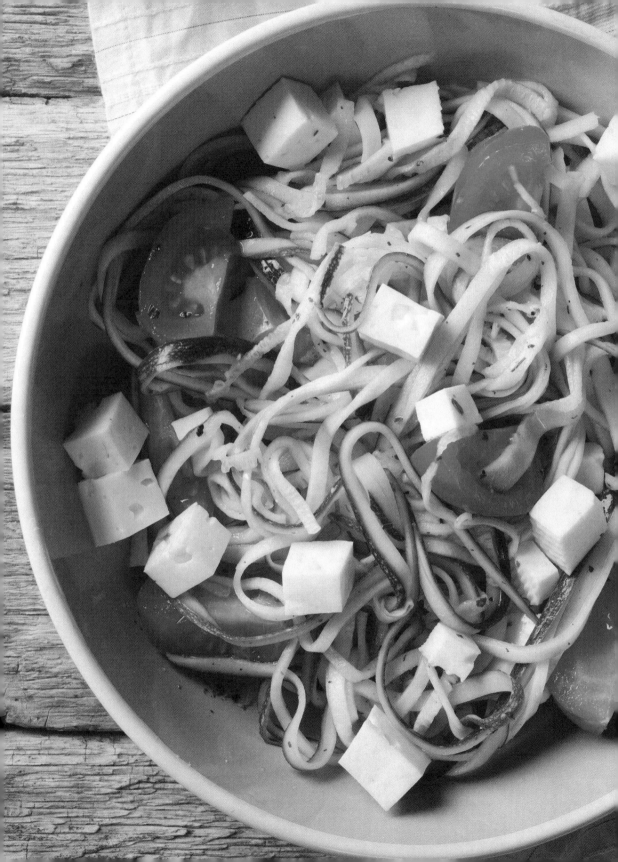

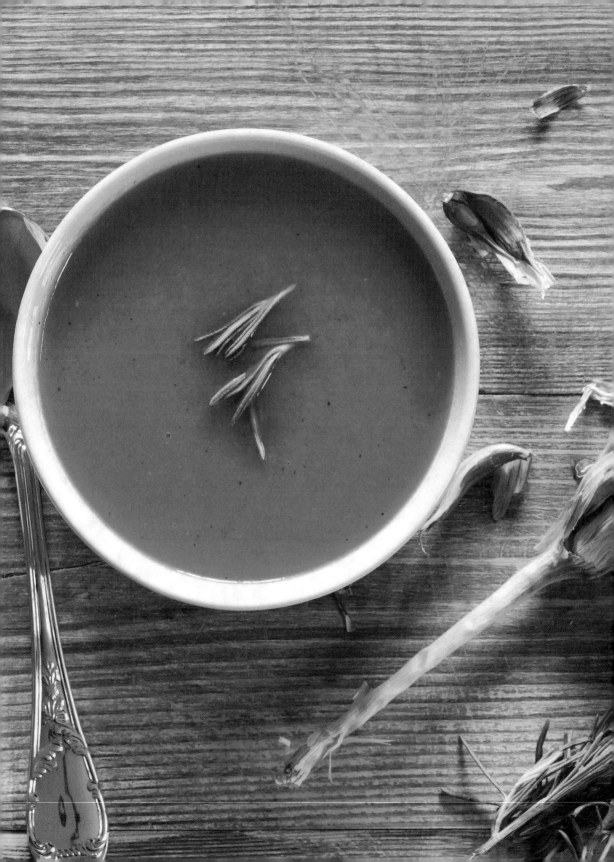

Sopa de tomate y alcachofa orgánica

Rinde 4 porciones

342 calorías, 30.6 g grasa, 35.15 g carbohidratos, 16.6 g azúcar, 4.2 g fibra, 20.8 g proteína

1 lata de 28 onzas de pasta de tomate

3 cucharadas de mantequilla sin sal

1 taza de cebolla dulce picada

¾ de taza de cebollín en rodajas finas, toda la cebolla

2 dientes de ajo, picados

2 cucharadas de pasta de tomate

3 cucharadas de harina para todo uso

1½ tazas de caldo de pollo bajo en sodio

2½ tazas de leche

1 paquete de 9 onzas de corazones de alcachofa congelados, descongelados
   y picados en trozos grandes

2 cucharaditas de sal kosher

1½ tazas de queso cheddar blanco fuerte, rallado

¼ de taza de crema de leche

1. En un tazón grande, vierte los tomates y el puré.
2. Divide en pequeños trozos con una cuchara de madera o con tijeras de cocina y deja de lado.
3. En una olla de 6 cuartos, derrite la mantequilla a fuego medio.
4. Añade la cebolla, el cebollín y el ajo.
5. Cocina, revolviendo ocasionalmente hasta que las cebollas estén suaves, de 3 a 5 minutos.
6. Añade la pasta de tomate y la harina.
7. Revuelve por 1 minuto para cocinar y calentar por completo la harina.
8. Agrega el caldo, la leche, las alcachofas, la sal y la pasta de tomate.
9. Cocina la sopa a fuego lento, asegúrate de que no hierva.
10. Cubre la olla y deja a fuego lento, revolviendo ocasionalmente de unos 15 a 20 minutos para mezclar los sabores.
11. Cuando esté listo, añade el queso y la crema, revolviendo hasta que se derrita el queso.
12. *¡Buen provecho!*

Pasta de calabaza tipo espagueti

Rinde 8 porciones

300 calorías, 14.1 g grasa, 37.4 g carbohidratos, 26.6 g azúcar, 9 g fibra, 7 g proteína

2 calabazas enteras tipo espagueti

¼ de taza de aceite de oliva extra virgen

Sal y pimienta al gusto

4 tazas de salsa marinara

1 cucharada de queso parmesano finamente rallado

8 hojas de albahaca (opcional)

1. Precalienta el horno a 450°F.

2. Cubre una bandeja para hornear con papel de aluminio.

3. Corta las calabazas por la mitad y retira las semillas.

4. Sazona con aceite de oliva, sal y pimienta.

5. Coloca la calabaza partida por la mitad con la cáscara hacia arriba, en una bandeja para hornear.

6. Hornea de 30 a 40 minutos o hasta que esté completamente cocida.

7. Retira del horno y deja enfriar hasta que puedas tocarla.

8. En una olla mediana, calienta la salsa marinara a fuego lento.

9. Cuando la calabaza esté lo suficientemente fría como para tocarla, retira sus hebras con una cuchara.

10. Coloca en un plato los "fideos" de calabaza y cubre con la salsa marinara caliente.

11. Decora con un poco de queso parmesano y una hoja de albahaca, si lo deseas.

12. ¡Al ataque!

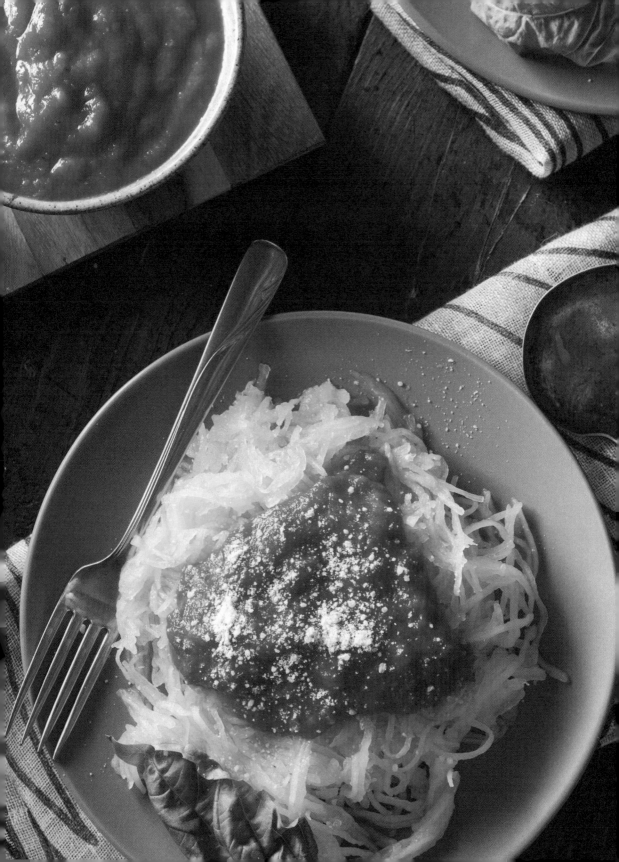

10 Recetas de postres de Flaquita y llena™

Llegó la hora de disfrutar!

Estoy fascinado de presentarte diez postres, ¡absolutamente deliciosos! Mmm. Úsalos cada vez que te haga falta algo dulce al final de la noche. ¡Son excelentes para compartir con amigos y familiares!

Toma nota del conteo de calorías y ajusta las porciones para reducir tus meriendas a lo largo del día, así te aseguras de mantenerte dentro de tu meta calórica.

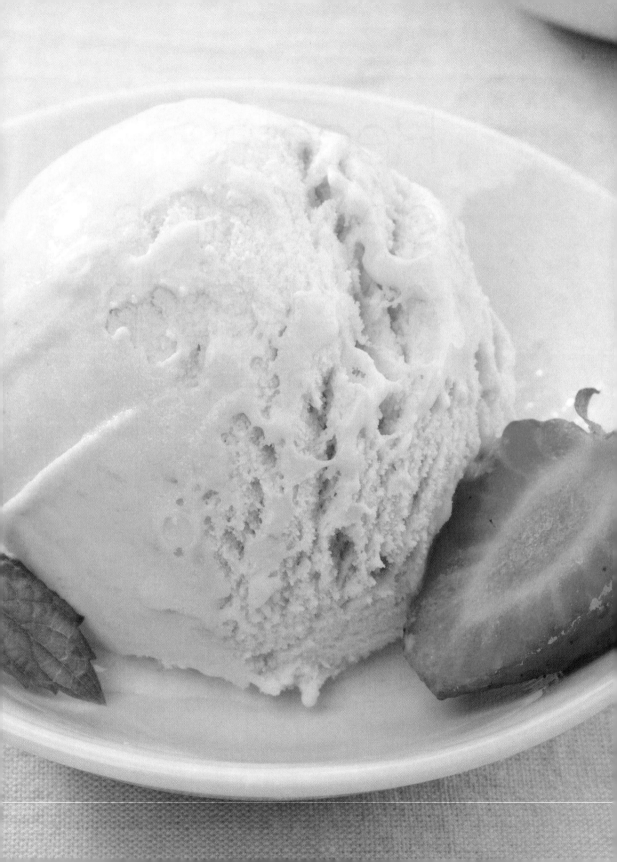

Helado de plátano con frutos rojos

Rinde 2 porciones

96 calorías, 1 g grasa, 22.8 g carbohidratos, 12.1 g azúcar, 2.8 g fibra, 1.2 g proteína

1½ plátanos medianos, pelados, cortados en rodajas y congelados
⅓ taza de fresas congeladas picadas
2 cucharadas de crema

1. Coloca los plátanos congelados en una licuadora.
2. Mezcla hasta que tenga la consistencia suave del helado.
3. Añade las fresas y la crema y mezcla hasta que quede suave.
4. Transfiere la mezcla a un recipiente apto para el congelador y congela hasta que quede sólida.
5. Sirve cuando esté completamente congelada la mezcla.
6. ¡Disfruta!

Recetas de postres de Flaquita y llena™

Brownies de granos de cacao

Rinde 16

[Por brownie] 112 calorías, 4.4 g grasa, 18.5 g carbohidratos, 11 g azúcar, 3.1 g fibra, 2.8 g proteína

1 lata de 14 onzas de frijoles negros, enjuagados y colados
2 huevos grandes
½ taza de compota de manzana sin endulzar
15 dátiles pequeños, sin hueso (½ taza a ras)
2 cucharadas de café líquido (opcional)
1 cucharadita de extracto puro de vainilla
½ taza de cacao en polvo
¼ cucharadita de sal
½ cucharadita de bicarbonato de sodio
¾ taza de chispas de chocolate amargo, dividida

1. Precalienta el horno a 350°F.
2. Cubre un molde para hornear de 8 × 8 pulgadas con papel encerado y rocía con aceite en spray.
3. Coloca todos los ingredientes en una licuadora, excepto las chispas de chocolate.
4. Mezcla hasta que quede suave.
5. Añade ½ taza de chispas de chocolate y revuelve.
6. Vierte la mezcla en una molde para hornear y cubre con ¼ de taza de chispas de chocolate.
7. Hornea durante 30 minutos.
8. Retira del horno y deja enfriar por completo los brownies.
9. Corta en 16 cuadrados y sirve.
10. ¡Disfruta!

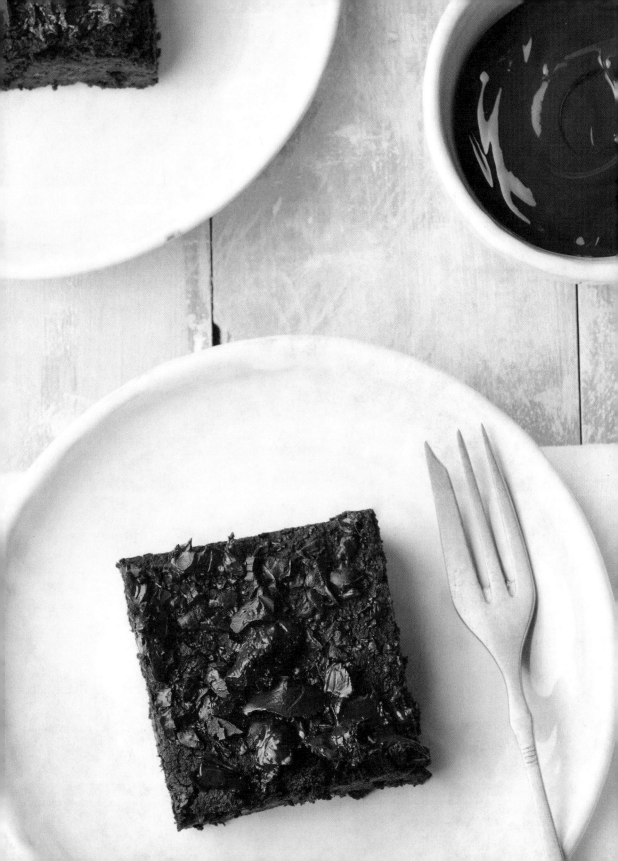

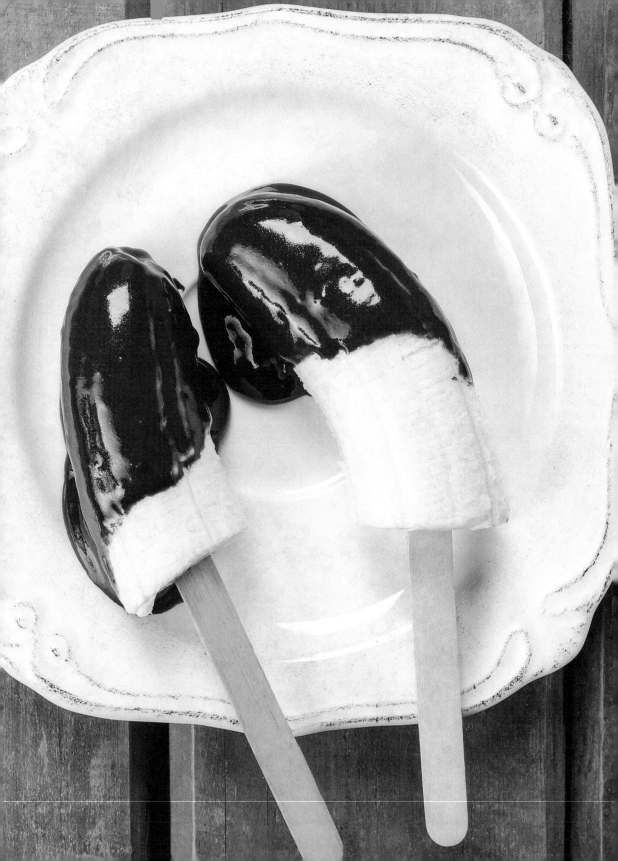

Plátanos con algarrobo y chocolate

Rinde 4 porciones

[Por plátano] 253 calorías, 10.3 g grasa, 36.2 g carbohidratos, 27 g azúcar, 7.2 g fibra, 6.4 g proteína

2 plátanos
3 cucharadas de leche de almendras sin endulzar
1 bolsa de 6 onzas de chispas de algarrobos (también puedes utilizar trocitos semidulces)

1. Pela los plátanos y corta por la mitad.
2. Introduce un palito de paleta en el extremo del plátano.
3. Coloca la leche de almendras y las chispas de algarrobo en una olla, dejando que se derritan y revolviendo entre tanto.
4. Sosteniendo el plátano por el palito, sumérgelo en el chocolate.
5. Refrigera un mínimo de 3 horas y sirve.
6. Siéntate, relájate y disfruta.

Cupcakes de mousse de chocolate con aguacate

Rinde 12 porciones

[Por cupcake] 230 calorías, 13.6 g grasa, 28.3 g carbohidratos, 16.1 g azúcar, 4.7 g fibra, 2.9 g proteína

Para los cupcakes:

1 taza de leche de almendras sin endulzar

1 cucharadita de vinagre de sidra de manzana

¾ taza de azúcar

⅓ de taza de aceite de canola

1½ de cucharadita de extracto de vainilla

1 taza de harina blanca de trigo integral

⅓ taza de cacao en polvo sin endulzar

¾ cucharadita de bicarbonato de sodio

½ cucharadita de polvo para hornear

¼ cucharadita sal marina

Para la cubierta:

2 aguacates maduros

¼ taza de cacao en polvo sin endulzar

3 cucharadas de jarabe puro de arce

½ cucharadita de extracto de vainilla

1. Precalienta el horno a 350°F.
2. Cubre un molde para muffins con 12 forros para cupcakes.

Para los cupcakes:

3. En un tazón, mezcla el vinagre de manzana y la leche de almendras y deja de lado por unos minutos para que la leche cuaje.
4. Bate con el azúcar, el aceite y la vainilla hasta que la mezcla quede espumosa.

(continúa en la siguiente página)

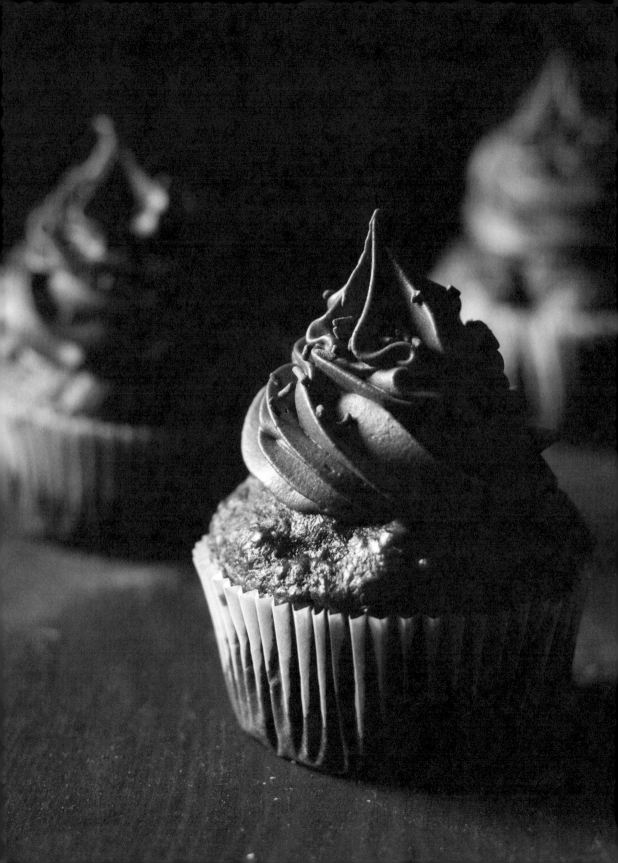

5. En otro tazón, mezcla la harina, el cacao en polvo, el bicarbonato, el polvo de hornear y la sal.

6. Poco a poco, mezcla los ingredientes secos con los ingredientes húmedos hasta que la mezcla esté suave.

7. Vierte la mezcla en partes iguales en los forros para cupcakes.

8. Hornea de 18 a 25 minutos, o hasta que al insertar un palillo en el centro, salga limpio.

9. Retira del horno, y después de unos minutos, traslada los cupcakes a una rejilla para enfriar.

Para la cubierta:

10. Prepara la cubierta mientras se hornean los cupcakes.

11. Con una cuchara, retira todo el aguacate de la cáscara y pásalo a un procesador de alimentos.

12. Añade el cacao en polvo, el jarabe de arce y la vainilla y mezcla hasta que quede suave.

13. Cubre los cupcakes una vez que estén fríos.

14. ¡Disfruta!

Bocados de masa de galletas de chocolate sin harina

Rinde 32 porciones

[Por bocado] **66 calorías,** 3.8 g grasa, 7.9 g carbohidratos, 4.2 g azúcar, 1.1 g fibra, 1.3 g proteína

1½ tazas de garbanzos, enjuagados y escurridos
2 cucharadas de melaza
1 cucharada de jarabe de agave o miel
4 cucharadas de mantequilla de almendras
1 cucharada de extracto puro de vainilla
1 a 2 cucharaditas de canela en polvo
½ cucharadita de jengibre molido
⅛ de cucharadita de bicarbonato de sodio
Sal al gusto
½ taza de avena sin cocinar
¾ taza de chispas de chocolate semi dulce, dividida
2 cucharadas de aceite de coco

1. En un procesador de alimentos o licuadora, mezcla bien los garbanzos, la melaza, la miel de agave, la mantequilla de almendras, la vainilla, la canela, el jengibre, el bicarbonato de sodio y la sal.
2. Pasa todo el contenido a un recipiente mediano.
3. Añade la avena y ¼ de taza de chispas de chocolate y revuelve. Mezcla bien.
4. Cubre una bandeja para hornear con papel de aluminio.
5. Forma bolitas de masa y coloca en una bandeja para hornear.
6. Congela por unos 15 minutos, o hasta que estén duras.
7. Mientras la masa se congela, derrite el resto de la ½ taza de chispas de chocolate y el aceite de coco en un recipiente apto para microondas en incrementos de 20 segundos, revolviendo entre tanto hasta que esté suave.

(continúa en la siguiente página)

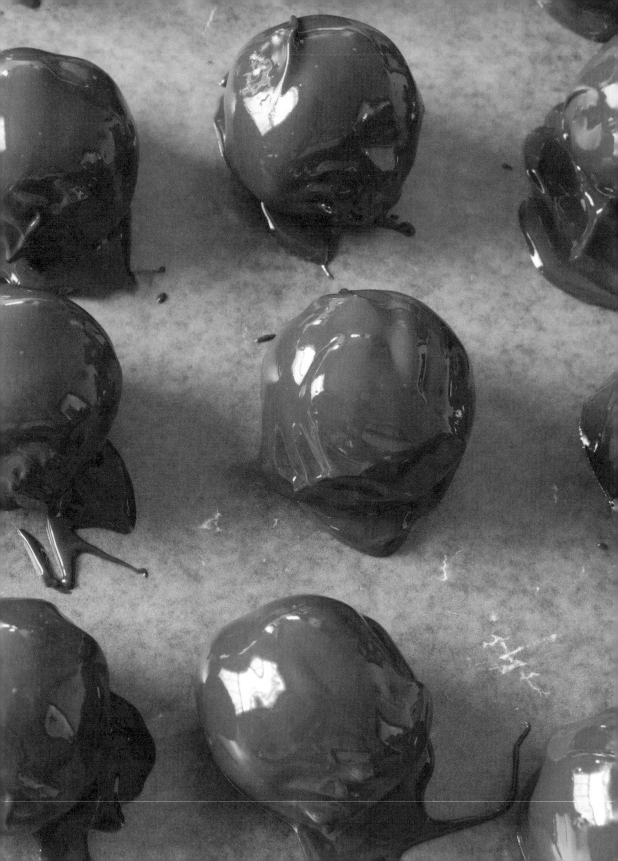

8. Retira la masa del congelador y sumerge cada bola en el chocolate derretido.

9. Coloca de nuevo en una bandeja para hornear.

10. Coloca los bocados de nuevo en el congelador o en el refrigerador hasta que el chocolate se endurezca.

11. Cuando estén listos, sácalos del congelador por unos cuantos minutos.

12. ¡Disfruta!

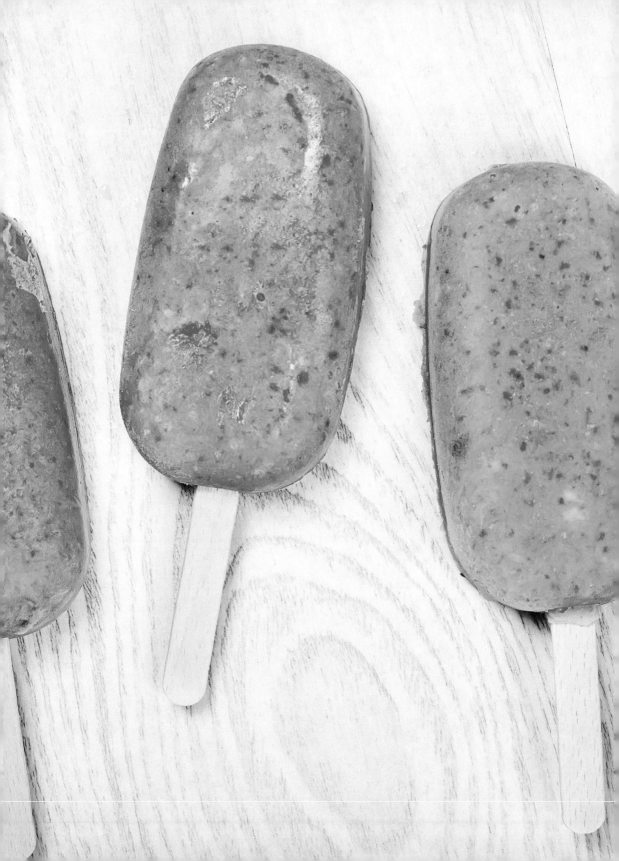

Paletas de yogur de fresa

Rinde 6 porciones

[Por paleta] 50 calorías, 0.3 g grasa, 11 g carbohidratos, 8.7 g azúcar, 2 g fibra, 4.2 g proteína

35 fresas medianas, sin las hojas y picadas en trozos grandes
2 cucharadas de azúcar
1 cucharadita de jugo de limón
4 onzas de yogur griego sin grasa
½ taza de agua

1. Coloca en la licuadora todos los ingredientes y mezcla hasta que esté suave.
2. Vierte la mezcla en moldes para paletas y congela por 4 horas.
3. ¡Disfruta!

Caramelo de mantequilla de maní

Rinde 8 porciones

[Por cuadrado] 137 calorías, 11.5 g grasa, 6.5 g carbohidratos, 4.5 g azúcar, 1 g fibra, 4.1 g proteína

½ taza de mantequilla de maní

2 cucharadas de aceite de coco, suavizado

2 cucharadas de jarabe puro de arce

¼ de cucharadita de extracto puro de vainilla

¼ cucharadita de sal

1. En un tazón grande, mezcla bien todos los ingredientes. (Puedes poner la mezcla en el microondas por unos 15 segundos si está demasiado espesa).
2. Cubre una bandeja para hornear de 8 × 8 pulgadas con papel encerado.
3. Vierte el caramelo en el molde.
4. Coloca en el congelador de 30 a 40 minutos.
5. Una vez que el caramelo se ha endurecido completamente, retira de la bandeja y deja reposar durante 5 minutos.
6. Con un cuchillo afilado, corta el caramelo en 8 cuadrados.
7. Sirve o vuelve a congelar hasta que esté listo para servir.
8. ¡Disfruta!

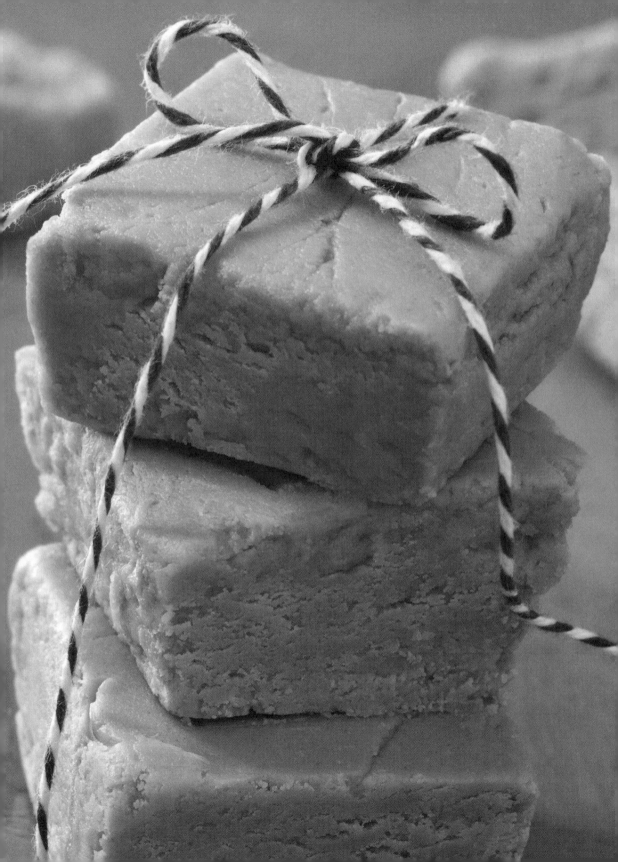

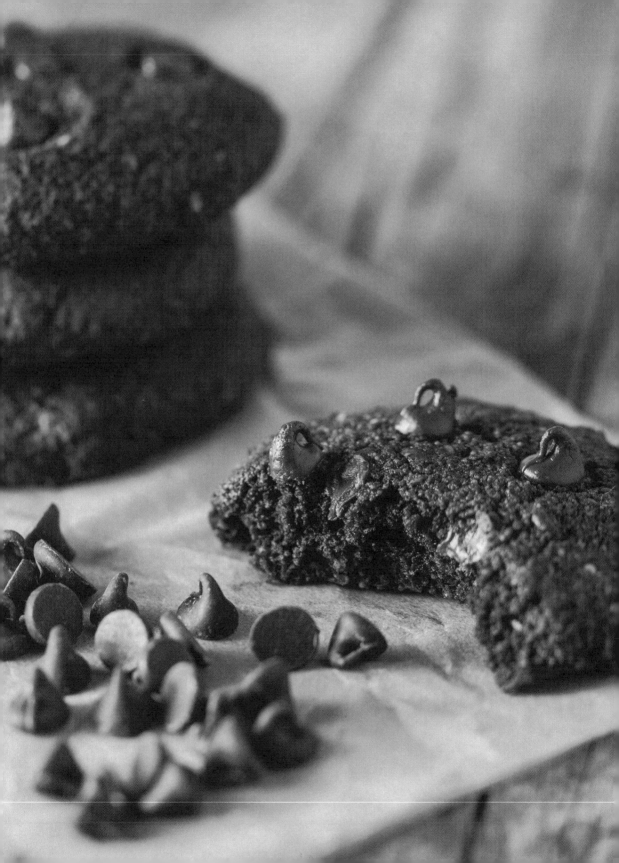

Galletas de chocolate con menta de 20 calorías

Rinde 10

[Por galleta] 20 calorías, 1 g grasa, 2.8 g carbohidratos, 0.1 g azúcar, 1.1 g fibra, 1.1 g proteína

1 bolsa de 8 onzas de fideos shirataki
1 cucharada de jugo de limón
3 cucharadas de polvo de cacao
½ cucharadita de polvo para hornear
2 cucharaditas de polvo de estevia
Una pizca de sal
⅛ de cucharadita de extracto de menta
120 chispas de chocolate sin azúcar

1. Precalienta el horno a 375°F.
2. Engrasa ligeramente una bandeja para hornear galletas.
3. Enjuaga los fideos shirataki en un colador con agua caliente.
4. Rocía el jugo de limón y deja reposar durante un minuto, luego enjuaga nuevamente en agua caliente. Escurre bien.
5. Coloca los fideos en una sartén grande y cocina a fuego alto hasta que pierden la transparencia, revolviendo con frecuencia.
6. Retira del fuego y deja enfriar.
7. Añade a un procesador de alimentos.
8. Mezcla hasta que la masa tenga la consistencia de gel.
9. Añade rápidamente el cacao en polvo, el polvo para hornear, la estevia, sal, extracto de menta y las chispas de chocolate.
10. Mezcla bien. (Si la masa está un poco blanda, colócala en el refrigerador por 1 hora.)
11. Cuando esté lista, deja caer cucharadas de la masa en la bandeja.
12. Hornea durante 10 minutos.
13. Deja enfriar por unos minutos.
14. ¡Disfruta!

Pizza de sandía

Rinde 12 porciones

[Por porción] 26 calorías, 0.9 g grasa, 6.5 g carbohidratos, 4.5 g de azúcar, 0.5 g fibra, 0.4 g proteína

1 plátano rebanado
¼ de taza de moras azules
2 rebanadas redondas de sandía (1 pulgada de grosor), de 8 a 9 pulgadas de diámetro
2 cucharadas de miel
2 cucharadas de jugo de limón
1 cucharadita de ralladura de limón finamente rallada
2 cucharadas de menta fresca picada

1. Coloca las rodajas de plátano y las moras azules sobre las rebanadas de sandía.
2. Corta cada círculo en 6 porciones.
3. En un tazón pequeño, mezcla la miel, el jugo de limón y la ralladura de limón.
4. Rocía esta mezcla sobre la sandía y decora con menta.
5. ¡Disfruta!

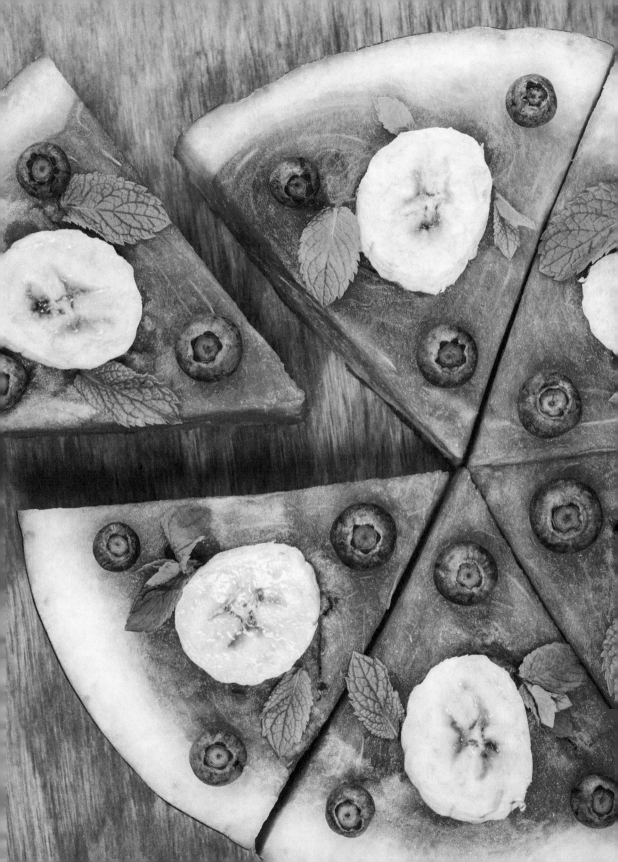

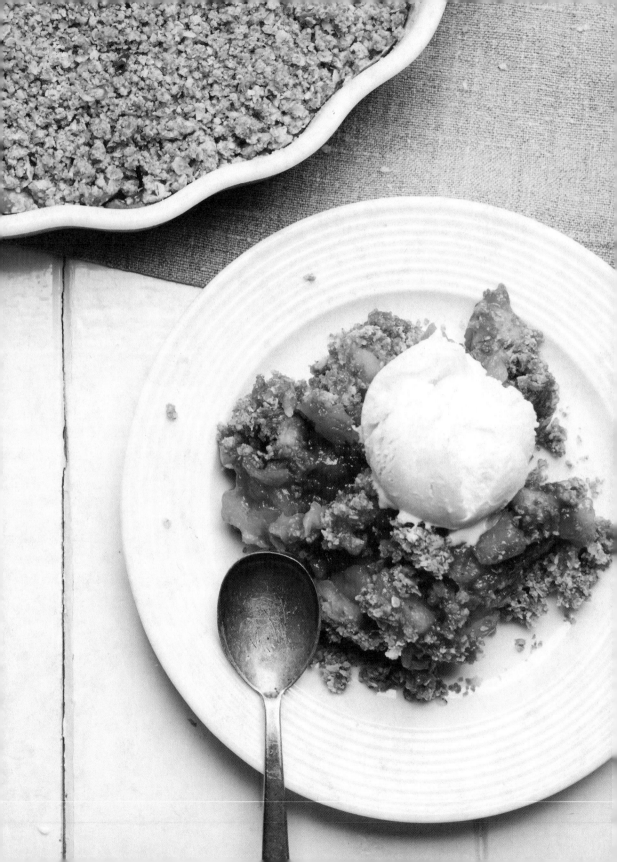

Manzana crujiente

Rinde 9 porciones

79 calorías, 0.4 g grasa, 19.2 g carbohidratos, 11.6 g azúcar, 4.7 g fibra, 0.7 g proteína

Para las manzanas:

3 manzanas medianas, sin corazón y cortada en rodajas finas

1 cucharadita de canela en polvo

½ cucharadita de clavos de olor en polvo

¼ de taza de compota de manzana

Para la cubierta:

1 taza de avena instantánea

1 cucharadita de extracto puro de vainilla

½ cucharadita de canela en polvo

¼ taza de azúcar morena

2 cucharadas de compota de manzana

1 taza de Cool Whip sin grasa

1. Precalienta el horno a 325°F.

Para las manzanas:

2. En un tazón, mezcla las manzanas, la canela, el clavo de olor y la compota de manzana

3. Coloca la mezcla en un molde para hornear (cuadrado o redondo) de 9 pulgadas.

Para la cubierta:

4. En un tazón pequeño, mezcla la avena, la vainilla, la canela, el azúcar morena y la compota de manzana hasta formar una masa que se desmorone.

5. Espolvorea sobre las manzanas.

6. Hornea hasta que las manzanas estén suaves y la cubierta esté dorada, unos 30 minutos.

7. Deja que se enfríe un poco.

8. Sirve con una cucharada de Cool Whip.

9. ¡Al ataque!

Conclusión

¡Has llegado al final del libro! Quiero aprovechar este momento para darte las gracias por haberlo leído y espero que ahora sepas que mereces estar Flaquita, y que no tienes que sufrir para lograrlo.

Si apenas vas a comenzar tu reto de 12 semanas para emprender tu nuevo estilo de vida de Flaquita y llena™, te animo a que revises los programas de comidas en el capítulo 4 y comiences hoy mismo.

Si estás leyendo esto y ya has terminado tu reto de 12 semanas, ¡enhorabuena! Quiero invitarte a compartir este mensaje con tus amigos y familiares, y también a que compartas conmigo tus éxitos. Por favor, visita TinyandFull.com y etiquétame en las redes sociales (@TinyandFull y #TinyandFull). Comparte tus historias y éxitos y tus comidas favoritas de Vegana hasta el Mediodía™, y déjate inspirar por todas las personas que están siguiendo este estilo de vida. Me muero de ganas de saber cómo lo lograste y cómo continuarás con esta jornada.

No importa en qué etapa estás, te animo a que seas una embajadora de Flaquita y llena™, ¡y así podamos cambiar el mundo juntos! ¡Vamos a hacerlo!

Dime con quién andas y te diré quién eres, la cercanía es poder. Usa las siguientes páginas para sumergirte en la cultura de Flaquita y llena, para encontrar motivación e inspiración de mis embajadores de Flaquita y llena. Ellos te inspirarán a seguir este estilo de vida. Maestros, instructores de yoga, empresarios, mamás ocupadas, novias y hasta atletas profesionales. Personas muy ocupadas, gente común y corriente como tú, que me han enviado sus fotos, ¡incluyéndome! Recuerda rodearte de personas que te empoderen para tener éxito y mantenerte Flaquita y llena.

Rana Sweis

"Como estudiante de odontología, estoy ofreciéndole constantemente consejos sobre salud y nutrición a mis pacientes para que mantengan su boca y su cuerpo sanos. Flaquita y llena me ha ayudado tanto a mantenerme llena de energía durante mis largos días, como a comprender mejor lo que debe ser una comida bien balanceada. Le recomiendo este programa a todo aquel que esté interesado en llevar su salud a un nivel superior".

Sam Ayers

"Nunca hubiera imaginado
que era posible perder
13 libras en 12 semanas
cambiando simplemente
mi forma de desayunar.
Ahora tengo los músculos
abdominales que siempre
había deseado y me siento
más lleno de energía
durante el día. El poder
de una dieta de origen
vegetal es la clave para
lograr cualquier meta
de un mejor estado físico".

Paiton Meurer

"Es tan deliciosa, que ni siquiera te darás cuenta de que estás 'a dieta', y mucho menos de que estás comiendo vegano. ¡Quién se hubiera imaginado que podríamos comer muffins de moras azules con chocolate por tan solo 64 calorías! El plan para el desayuno de Flaquita y llena me mantiene con suficiente energía y satisfecha durante toda la mañana".

Chloe Edgerton

"Flaquita y llena no es sólo una dieta, es un cambio total y muy divertido en tu estilo de vida. Perdí 25 libras en dos semanas y nunca me he sentido más sexy, con más confianza en mí misma, y mejor en mi vida. Ninguna dieta a la moda se acerca a brindarte los mismos resultados. ¡Me encanta ser vegana por la mañana!".

Liz Howell

"Las recetas dulces y deliciosas para el desayuno son la forma perfecta de comenzar mi día. En Flaquita y llena, he descubierto que es más fácil tomar decisiones saludables a primera hora de la mañana, y una vez que he establecido la pauta para el día, es más fácil continuar tomando decisiones saludables a lo largo del día".

Oliver Stephenson

"Flaquita y llena es un plan perfecto para mantenerte lleno, con energía y en forma. Los programas de comidas y las recetas hacen que ser vegano en la mañana sea fácil y divertido. Si deseas el mejor cuerpo de tu vida, Flaquita y llena es tu primera opción".

Sydney Ryan
(a la derecha)

"Como presentadora de noticias de televisión, estoy siempre en movimiento. Esta es la dieta perfecta para todo aquel que tenga una agenda apretada. El plan de Flaquita y llena está lleno de deliciosas recetas fáciles de preparar y fascinantes ejercicios de intervalos, ¡que te hacen sentir casi de inmediato que estás quemando la grasa! Puedes preparar tu cuerpo para usar bikini, sin importar lo ocupada que estés".

Mary Naidicz

"Flaquita y llena ha abierto mis ojos (¡y mi estómago!) a lo fantástico y saludable que puede llegar a ser el veganismo. ¡He perdido 12 libras en 12 semanas y mi cuerpo y mente están completamente rejuvenecidos!"

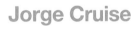

Jorge Cruise

"A lo largo de mi carrera he creado una serie de diferentes dietas. Finalmente, he descifrado el código con el estilo de vida de Flaquita y llena para llevar mi salud a un nivel superior y es mi esperanza que este programa te ayude a hacer lo mismo".

Jordan Niadicz

"Las recetas de este libro son deliciosas y a la vez están llenas de maravillosos nutrientes y minerales. ¿Quién hubiera pensado que se podían comer tantos alimentos con tan pocas calorías? Este programa de 12 semanas en verdad me permitió perder las cinco últimas libras que quería perder para mi boda. Le recomiendo este programa a todo aquel que esté interesado en llevar su cuerpo a un nivel superior".

Arielle Dominguez

"Como instructora certificada de yoga, estoy constantemente en movimiento desde y hacia mis clases. Me encanta el plan de comidas Flaquita y llena porque es rápido, fácil de seguir y me mantiene llena todo el día. Desde que comencé a ser Vegana hasta el Mediodía, ¡he visto tremendos resultados en mi cuerpo, mente y espíritu!"

Luke Lombardo

"Adoro los batidos de este libro. Los recomiendo a todos mis clientes y amigos. Como atleta y profesional de la condición física, siempre estoy en la búsqueda de buenas proteínas y ¡la proteína de guisantes sacia mi apetito y no tiene efectos secundarios negativos!"

Megan Walbergh

"Como maestra, siempre estoy buscando alguna merienda durante el día. Pero, mediante el uso de los programas de comidas, estoy siempre llena y, ¡nunca siento enojo de hambre! Le recomiendo por completo esta dieta a cualquier chica hambrienta que ande buscando reafirmar sus músculos sin pasar hambre".

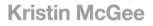

Kristin McGee

"Como instructora de yoga para celebridades, madre ocupada y encargada de un blogger para el bienestar en kristinmcgee.com, ahorrar tiempo lo es todo para mí. Los batidos para el desayuno de Jorge son los mejores... fáciles, rápidos y deliciosos. ¡Lo mejor de la proteína de guisantes es que satisface mi apetito hasta el almuerzo!"

Ben Wegman

"Empiezo mi día a las 4 de la mañana y el batido Power Greens hace que sea mucho más fácil despertarme. Me ayuda a empezar mi día con energía, es rico en nutrientes y me ayuda a superar largas horas de entrenamiento y capacitación".

Jillian Fairman

"La guía de ejercicios de 12 semanas fue muy fácil de realizar y de seguir. Poder hacer los ejercicios en casa realmente me ayudó a sacar el tiempo para poder hacerlos. ¡Las rutinas me ayudaron a reafirmar y tonificar mi cuerpo para lograr mis metas! Recomendaría este programa a cualquiera que esté buscando moldear su cuerpo y estar en buena condición física".

Bibliografía seleccionada

Capítulo 1: Prepárate para estar Flaquita

Alford, Betty, Ann Blankenship y R. Donald Hagen. "The Effects of Variations in Carbohydrate, Protein, and Fat Content of the Diet Upon Weight Loss, Blood Values, and Nutrient Intake of Adult Obese Women." *Journal of the American Dietetic Association* 90, no. 4 (1990): 534–40.

Astrup, Arne y Søren Toubro. "Randomised Comparison of Diets for Maintaining Obese Subjects' Weight After Major Weight Loss: Ad Lib, Low Fat, High Carbohydrate Diet v Fixed Energy Intake." *British Medical Journal* 314, no. 7073 (1997): 29–34.

Bemis, Thomas, Robert Brychta, Kong Y. Chen, Amber Courville, Emma J. Crayner, Stephanie Goodwin, Juen Guo, Kevin D. Hall, Lilian Howard, Nicolas D. Knuth, Bernard V. Miller III, Carla M. Prado, Mario Siervo, Monica C. Skarulis, Mary Walter, Peter J. Walter y Laura Yannai. "Calorie for Calorie, Dietary Fat Restriction Results in More Body Fat Loss than Carbohydrate Restriction in People with Obesity." *Cell Metabolism* 22, no. 3 (2015): 427–436.

Braun, Margaret F. y Angela Bryan. "Female Waist-to-Hip And Male Waist-to-Shoulder Ratios As Determinants Of Romantic Partner Desirability." *Journal of Social and Personal Relationships* 23, no. 5 (2006): 805–819.

Dixson, Barnaby J., Gina Grimshaw, Wayne L. Linklater y Alan Dixson. "Watching the Hourglass." *Human Nature* 21, no. 4 (2010): 355–70.

Dixson, Barnaby J., Alan Dixson, Tim S. Jessop, Bethan J. Morgan y Devendra Singh. "Cross-Cultural Consensus For Waist–Hip Ratio and Women's Attractiveness." *Evolution and Human Behavior* 31 (2010): 176–181.

Faries, Mark D. y John B. Bartholomew. "The Role of Body Fat in Female Attractiveness." *Evolution and Human Behavior* 15, no. 2 (2006): 672–681.

The Devil Wears Prada (El diablo se viste a la moda). Dirigida por David Frankel. Protagonizada por Anne Hathaway, Meryl Streep. 20th Century Fox, 2006. Film.

Folsom, Aaron R., Susan A. Kaye, y Thomas A. Sellers. "Body Fat Distribution and 5-Year Risk of Death in Older Women." *The Journal of the American Medical Association* 269 (1993): 483–487.

Goetz-Perry, Catherine. "Diets With Different Targets For Intake of Fat, Protein, and Carbohydrates Achieved Similar Weight Loss in Obese Adults." *Evidence-Based Nursing* 12, no. 4 (2009): 109–109.

Hill, Kyle. "The Twinkie Diet." *Science Based Life,* November 27, 2010. <https://sciencebasedlife. wordpress. com/2010/1½7/the-twinkie-diet/>

Hoover, Adam W., Eric R. Muth, y Jenna L. Scisco. "Examining the Utility of a Bite-Count–Based Measure of Eating Activity in Free-Living Human Beings." *Journal of the Academy of Nutrition and Dietetics* 114, no. 3 (2011): 464–469.

Jacobsen, Maryann Tomovich. "The Baby Food Diet Review: Does This Weight Loss Plan Work?" *WebMD,* December 16, 2013. <http: //www. webmd. com/diet/baby-food-diet>

Just, David R. y Brian Wansink. "Trayless Cafeterias Lead Diners to Take Less Salad and Relatively More Dessert." *Public Health Nutrition* 18, no. 9 (2015): 1535–1536.

Kalm, Leah M. y Richard D. Semba. "They Starved So That Others Be Better Fed: Remembering Ancel Keys and the Minnesota Experiment." *The Journal of Nutrition* 135, no. 6 (2005): 1347–1352.

Kinsell, Laurance W., Barbara Gunning, George D. Michaels, James Richardson, Stephen E. Cox y Calvin Lemon. "Calories Do Count." *Metabolism* 13, no. 3 (1964): 195–204.

Neporent, Liz. "Dangerous Diet Trend: The Cotton Ball Diet." *ABC News*, November 21, 2013. <http://abcnews.go.com/Health/dangerous-diet-trend-cotton-balldiet/story?id=20942888>

Nestle, Marion y Malden Nesheim. *Why Calories Count: From Science to Politics.* Oakland: University of California Press, 2013.

Nordqvist, Christian. "Nutrition Professor Loses 27 Pounds on Junk Food Diet in 10 Weeks." *Medical News Today,* November 8, 2010. <http://www.medicalnewstoday.com/articles/207071.php>

North, Jill, James E. Painter y Brian Wansink. "Bottomless Bowls: Why Visual Cues Of Portion Size May Influence Intake." *Obesity* 13, no. 1 (2005): 93–100.

Oxford Dictionaries. "Oxford Dictionaries. com Quarterly Update: New Words Added Today Include *Hangry, Grexit*, and *Wine O'Clock.*" *Oxford Dictionaries Blog*, August 27, 2015. Retrieved September 9, 2015. <http://blog.oxforddictionaries.com/press-releases/oxforddictionaries-com-quarterly-update-new-words-added-today-include-hangry-grexit-and-wine-oclock/>

Randall, Patrick K. y Devendra Singh. "Beauty Is in the Eye of the Plastic Surgeon: Waist–Hip Ratio (WHR) and Women's Attractiveness." *Personality and Individual Differences* 43, no. 2 (2007): 329–340.

Renn, Peter, Adrian Singh y Devendra Singh. "Did the Perils of Abdominal Obesity Affect Depiction of Feminine Beauty in the Sixteenth to Eighteenth Century British Literature? Exploring the Health and Beauty Link." *Proceedings of the Royal Society B: Biological Sciences* 274, no. 1611 (2007): 891–894.

Reverby, Susan M. Review of *The Great Starvation Experiment: Ancel Keys and the Men Who Starved for Science* by Todd Tucker. *Journal of the History of Medicine and Allied Sciences* 66 (2011): 134–136.

Salis, Amanda. "The Science Behind Being 'Hangry:' Why Some People Get Grumpy When They're Hungry." *CNN*, July 20, 2015. <http://theconversation.com/health-check-the-science-of-hangry-or-why-some-people-get-grumpy-when-theyre-hungry-37229>

Singh, Devendra. "Adaptive Significance of Female Physical Attractiveness: Role of Waist-to-Hip Ratio." *Journal of Personality and Social Psychology* 65, no. 2 (1993): 293–307.

———. "Female Mate Value at a Glance: Relationship of Waist-to-Hip Ratio to Health, Fecundity and Attractiveness." *Neuroendocrinology Letters* 23, no. 4 (2002): 81–91.

———. "Female Judgment of Male Attractiveness and Desirability for Relationships: Role of Waist-to-Hip Ratio and Financial Status." *Journal of Personality and Social Psychology* 69, no. 6 (1995): 1089–1101.

———. "Mating Strategies of Young Women: Role of Physical Attractiveness." *Journal of Sex Research* 41, no. 1 (2004): 43–54.

Singh, Devendra y Dorian Singh. "Shape and Significance of Feminine Beauty: An Evolutionary Perspective." *Sex Roles* 64, no. 9 (2011): 723–731.

Singh, Devendra y Suwardi Luis. "Ethnic and Gender Consensus for the Effect of Waist-to-Hip Ratio on Judgment of Women's Attractiveness." *Human Nature* 6, no. 1 (1995): 51–65.

van Ittersum, Koert y Brian Wansink. "Portion Size Me: Plate-Size Induced Consumption Norms and Win-Win Solutions for Reducing Food Intake and Waste." *Journal of Experimental Psychology: Applied* 19, no. 4 (2013): 320–332.

Agnoli, Claudia, Benedetta Bendinelli, Carmela Calonico, Paolo Chiodini, Graziella Frasca, Sara Grioni, Giovanna Masala, Amalia Mattiello, Domenico Palli, Salvatore Panico, Carlotta Sacerdote, Calogero Saieva, Simonetta Salvini, Rosario Tumino y Paolo Vineis. "Fruit, Vegetables, and Olive Oil and Risk of Coronary Heart Disease in Italian Women: The EPICOR Study." *American Journal of Clinical Nutrition* 93, no. 2 (2011): 275–283.

Alfredo, Martinez, Maira Bes-Rastrollo, Carmen de la Fuente Arrillaga, Miguel Ángel Martinez-González y Almudena Sánchez-Villegas. "Association of Fiber Intake and Fruit/ Vegetable Consumption with Weight Gain in a Mediterranean Population." *Nutrition* 22, no. 5 (2006): 504–511.

Alonso, Alvaro, J. Benuza, Enrique Gómez-Garcia, Miguel Ángel Martinez-González, J. Nuñez-Cordoba y S. Palma. "Role of Vegetables and Fruits in Mediterranean Diets to Prevent Hypertension." *European Journal of Clinical Nutrition* 63, no. 5 (2008): 605–612.

Amouyel, Philippe, Jean Dallongeville, Luc Dauchet y, Serge Hercberg. "Fruit and Vegetable Consumption and Risk of Coronary Heart Disease: A Meta-Analysis of Cohort Studies." *The Journal of Nutrition* 136, no. 10 (2006): 2588– 2593.

Amutha, S., S. Arulmozhiselvan, G. Hemalatha y, S. Mathanghi. "Impact of Fruit and Vegetable Intake by Healthy Subjects on the Risk Factors of Cardiovascular Diseases." *The Indian Journal of Nutrition and Dietetics* 52, no. 1 (2015): 80–87.

Appel, Lawrence J., Louise M. Bishop, Hannia Campos, Vincent J. Carey, Jeanne Charleston, Paul R. Conlin, Thomas P. Erlinger, Jeremy D. Furtado, Nancy Laranjo, Phyllis McCarron, Edgar R. Miller, Eva Obarzanek, Bernard A. Rosner, Frank M. Sacks, y Janis F. Swain. "Effects of Protein, Monounsaturated Fat, and Carbohydrate Intake on Blood Pressure and Serum Lipids: Results of the OmniHeart Randomized Trial." *The Journal of the American Medical Association* 294, no. 19 (2005): 2455–2464.

Appel, Lawrence J., George A. Bray, Jeffrey A. Cutler, Marguerite A. Evans, David W. Harsha, Njeri Karanja, Pao-Hwa Lin, Marjorie McCullough, Edgar R. Miller, Thomas J. Moore, Eva Obarzanek, Frank M. Sacks, Denise Simons-Morton, Priscilla Steele, Laura P. Svetkey, Janis Swain, Thomas M. Vogt, William M. Vollmer y Marlene M. Windhauser. "A Clinical Trial of the Effects of Dietary Patterns on Blood Pressure." *The New England Journal of Medicine* 336, no. 16 (1997): 1117–1124.

Appel, Lawrence J., Jamy D. Ard, Catherine Champagne, Njeri Karanja, Jenny H. Ledikwe, Pao-Hwa Lin, Diane C. Mitchell, Barbara J. Rolls, Helen Smiciklas-Wright y Victor J. Stevens. "Reductions in Dietary Energy Density are Associated with Weight Loss in Overweight and Obese Participants in the PREMIER Trial." *American Journal of Clinical Nutrition* 85, no. 5 (2007): 1212–1221.

Asensio, Laura, Adela Castelló, Manoli Garcia de la Hera, Jesus Vioque y Tanja Weinbrenner. "Intake of Fruits and Vegetables in Relation to 10-Year Weight Gain Among Spanish Adults." *Obesity* 16, no. 3 (2008): 664–670.

Aucott, Lorna, Alison J. Black, William D. Fraser, Garry Duthie, Susan Duthie, Antonia C. Hardcastle, Susan A. Lanham, Helen M. Macdonald, David M. Reid y Rena Sandison. "Effect of Potassium Citrate Supplementation or Increased Fruit and Vegetable Intake on Bone Metabolism in Healthy Postmenopausal Women: A Randomized Controlled Trial." *American Journal of Clinical Nutrition* 88, no. 2 (2008): 465–474.

Ayres, Ed. "Will We Still Eat Meat: Maybe Not, If We Wake Up to What the Mass Production of Animal Flesh is Doing to Our Health—and the Planet's." *Time*, November 8, 1999.

Barnard, Neal D., Yoshihiro Miyamoto, Kunihiro Nishimura, Tomonori Okamura, Akira Sekikawa, Misa Takegami, Makoto Wantanabe y Yoko Yokoyama. "Vegetarian Diets and Blood Pressure." *JAMA Internal Medicine* 174, no. 4 (2014): 577–587.

295

Bibliografía seleccionada

Basu, Samar, Erica M. Holt, Ching Ping Hong, Antoinette Moran, Julie A. Ross, Alan R. Sinaiko, Lyn M. Steffen y Julia Steinberger. "Fruit and Vegetable Consumption and Its Relation to Markers of Inflammation and Oxidative Stress in Adolescents." *Journal of the American Dietetic Association* 109, no. 3 (2009): 414–421.

Bazzano, Lydia A., Frank B. Hu, Kamudi Joshipura y Tricia Y. Li. "Intake Of Fruit, Vegetables, And Fruit Juices and Risk of Diabetes in Women." *Diabetes Care* 31, no. 7 (2008): 1311–1317.

Beach, Amanda M., Julia A. Ello-Martin, Jenny H. Ledikwe, Liane S. Roe y Barbara J. Rolls. "Dietary Energy Density in the Treatment of Obesity: A Year-Long Trial Comparing 2 Weight-Loss Diets." *American Journal of Clinical Nutrition* 85, no. 6 (2007): 1465–1477.

Bell, Elizabeth, Liane S. Roe y Barbara Jean Rolls. "Sensory-Specific Satiety Is Affected More By Volume Than by Energy Content of a Liquid Food." *Physiology and Behavior* 78, no. 4 (2003): 593–600.

Bes-Rastrollo, Maira, Frank B. Hu, Tricia Y. Li, Miguel Ángel Martinez-González, Laura L. Sampson y Rob M. van Dam. "Prospective Study of Dietary Energy Density and Weight Gain in Women." *The American Journal of Clinical Nutrition* 88, no. 3 (2008): 769–777.

Blanck, Heidi M., Laura Kettel Khan, Jenny H. Ledikwe, Barbara J. Rolls, Mary K. Serdula y Jennifer D. Seymour. "Dietary Energy Density Is Associated with Energy Intake and Weight Status in US Adults." *American Journal of Clinical Nutrition* 83, no. 6 (2006): 1362–1368.

Blundell, John, Vicky Drapeau, Eric Doucet, Marion Hetherington, Neil King y Angelo Tremblay. "Appetite Sensations and Satiety Quotient: Predictors of Energy Intake and Weight Loss." *Appetite* 48, no. 2 (2007): 159–166.

Borenstein, Amy R., Qi Dai, James C. Jackson, Eric B. Larson y Yougui Wu. "Fruit and Vegetable Juices and Alzheimer's Disease: The Kame Project." *The American Journal of Medicine* 119, no. 9 (2006): 751–759.

Brown, Lisa, Lisa Chasan-Taber, Edward L. Giovannucci, Susan E. Hankinson, Johanna M. Seddon, Donna Spiegelman y Walter C. Willett. "A Prospective Study of Carotenoid Intake and Risk of Cataract Extraction in US Men." *The American Journal of Clinical Nutrition* 70, no. 4 (1999): 517–524.

Buijsse, Brian, Heiner Boeing, Huaidong Du, Edith Feskens, Nita G. Forouhi, Jytte Halkjaer, Marianne U. Jakobsen, Kim Overvad, Domenico Palli, Matthias B. Schulze, Stephen Sharp, Thorkild Sørensen, Anne Tjønneland, Gianluca Tognon, Daphne L. van der A y Nicholas J. Wareham. "Fruit and Vegetable Intakes and Subsequent Changes in Body Weight in European Populations: Results from The Project on Diet, Obesity, and Genes (DiOGenes)." *American Journal of Clinical Nutrition* 90, no. 1 (2009): 202–209.

Buring, Julia, William G. Christen, Simin Liu y Debra A. Schaumberg. "Fruit and Vegetable Intake and the Risk of Cataract in Women." *American Journal of Clinical Nutrition* 81, no. 6 (2005): 1417–1422.

Camilleri, Michael y Anthony Lembo. "Chronic Constipation." *New England Journal of Medicine* 349 (2003): 1360–1368.

Castellanos, Vanessa, Jason C. G. Halford, Arun Kilara, D. Panyam, C. L. Pelkman y Barbara J. Rolls. "Volume of Food Consumed Affects Satiety in Men." *American Journal of Clinical Nutrition* 67, no. 6 (1998): 1170–1177.

Centers for Disease Control and Prevention. "Low-Energy-Dense Foods and Weight Management: Cutting Calories While Controlling Hunger." <http://www.cdc.gov/nccdphp/dnpa/nutrition/pdf/r2p_energy_density. pdf>

Chiang, Yi-Chen, Zhi-Hong Jian, Pei-Chieh Ko, Chia-Chi Lung y Oswald Ndi Nfor. "Vegetarian Diet and Cholesterol and TAG Levels by Gender." *Public Health Nutrition* 18, no. 4 (2014): 721–726.

Chylack, Leo T., Susan E. Hankinson, Paul F. Jacques, Marjorie L. McCullough, Suzen M. Moeller, Allen Taylor, Katherine L. Tucker y Walter C. Willett. "Overall Adherence to the Dietary Guidelines for Americans Is Associated with Reduced Prevalence of Early Age-Related Nuclear Lens Opacities in Women." *Journal of Nutrition* 134, no. 7 (2004): 1812–1819.

Cole, Greg, Elizabeth Head, Donald Ingram y James Joseph. "Nutrition, Brain Aging, and Neurodegeneration." *Journal of Neuroscience* 29, no. 41 (2009): 12795–12801.

Colditz, Graham, Frank B. Hu, Hsin-Chia Hung, Kaumudi J. Joshipura, Tricia Y. Li, Eric B. Rimm, Meir J. Stampfer, y Walter C. Willett. "Intakes of Fruits, Vegetables and Carbohydrate and the Risk of CVD." *Public Health Nutrition* 12, no. 1 (2009): 115–121.

Colditz, Graham A., Frank B. Hu, Hsin-Chia Hung, David Hunter, Rui Jiang, Kaumudi J. Joshipura, Bernard Rosner, Stephanie A. Smith-Warner, Donna Spiegelman y Walter C. Willett. "Fruit And Vegetable Intake and Risk of Major Chronic Disease." *Journal of the National Cancer Institute* 96, no. 21 (2004): 1577–1584.

De Biase, Simone Grigoletto, João Luiz Garcia Duarte, Sabrina Francine Carrocha Fernandes y Reinaldo José Gianni. "Vegetarian Diet and Cholesterol and Triglycerides Levels." *Arquivos Brasileiros de Cardiologia* 88, no. 1 (2007): 1678–4170.

Dowling, Emily C., Neal D. Freedman, Stephanie M. George, Albert Hollenbeck, Michael F. Leitzmann, Yikyung Park, Jill Reedy, Arthur Schatzkin y Amy F. Subar. "Fruit and Vegetable Intake and Risk of Cancer: A Prospective Cohort Study." *American Journal of Clinical Nutrition* 89, no. 1 (2009): 347–353.

Ello-Martin, Julia A., Barbara J. Rolls, y Beth C. Tohill. "What Can Intervention Studies Tell Us about the Relationship between Fruit and Vegetable Consumption and Weight Management?" *Nutrition Reviews* 62, no. 1 (2004): 1–17.

Ellwood, Kathleen C., Claudine J. Kavanaugh y Paula R. Trumbo. "The U. S. Food And Drug Administration's Evidence-Based Review For Qualified Health Claims: Tomatoes, Lycopene, and Cancer." *Journal of the National Cancer Institute* 99, no. 14 (2007): 1074–1085.

Food and Agricultural Organization of the United Nations. "FAO Urges Action to Cope With Increasing Water Scarcity." *FAO Newsroom,* March 22, 2007. <http: //www. fao. org /newsroom/en/news/2007/1000520/index. Html>

———. "Livestock a Major Threat to Environment." *FAO Newsroom,* November 29, 2006. <http://www.fao.org/newsroom/en/news/2006/1000448/index. html>

Farmer, Bonnie. "Nutritional Adequacy of Plant-Based Diets for Weight Management: Observations from the NHANES." *American Journal of Clinical Nutrition* 100, no. 1 (2014): 365S–368S.

Giovannucci, Edward, Yan Liu, Elizabeth A. Platz, Meir J. Stampfer y Walter C. Willett. "Risk Factors for Prostate Cancer Incidence and Progression in the Health Professionals Follow-Up Study." *International Journal of Cancer* 121, no. 7 (2008): 1571–1578.

Grubard, Barry I., Richard B. Hayes, Amy E. Millen, Ulrike Peters, Amy F. Subar, Joel L. Weissfeld, Lance A. Yokochi y Regina G. Ziegler. "Fruit and Vegetable Intake and Prevalence of Colorectal Adenoma in a Cancer Screening Trial." *American Journal of Clinical Nutrition* 86, no. 6 (2007): 1754–1764.

He, Feng J., M. Lucas, Graham A. MacGregor y Caryl A. Nowson. "Increased Consumption of Fruit and Vegetables Is Related to a Reduced Risk of Coronary Heart Disease: Meta-analysis of Cohort Studies." *Journal of Human Hypertension* 21, no. 9 (2007): 717–728.

He, Feng J., Graham A. MacGregor y Caryl A. Nowson. "Fruit And Vegetable Consumption and Stroke: Meta-analysis of Cohort Studies." *The Lancet* 28, no. 367 (2006): 320–326.

Kant, Ashima y B. I. Graubard. "Energy Density of Diets Reported by American Adults: Association with Food Group Intake, Nutrient Intake, and Body Weight." *International Journal of Obesity* 29, vol. 8 (2005): 950–956.

Lopes, Carla, A. Oliveira y F. Rodríguez-Artalejo. "The Association of Fruits, Vegetables, Antioxidant Vitamins, and Fiber Intake with High-Sensitivity C- Reactive Protein: Sex and Body Mass Index Interactions." *European Journal of Clinical Nutrition* 63, no. 11 (2009): 1345–1352.

Marsh, Kate, Angela Sanders y Carol Zeuschner. "Health Implications of a Vegetarian Diet: A Review." *American Journal of Lifestyle Medicine* 6, no. 3 (2012): 250–267.

Meengs, Jennifer S., Liane S. Huevas y Barbara J. Rolls. "Salad and Satiety: Energy Density and Portion Size of a First-Course Salad Affect Energy Intake at Lunch." *Journal of the American Dietetic Association* 104, no. 10 (2004): 1570-1576.

Messina, Ginny. "Why Do Some People Fail at Being Vegan?" *The Vegan R. D,* January 6, 2015. <http://www. theveganrd. com/2015/01/why-do-some-people-fail-at-being- vegan. html>

Natural Resources Defense Council. "Facts About Pollution from Livestock Farms." February 21, 2013. <http://www.nrdc.org/water/pollution/ffarms. asp>

Mohr, Noam. "A New Global Warming Strategy How Environmentalists are Overlooking Vegetarianism as the Most Effective Tool Against Climate Change in Our Lifetimes." *EarthSave International,* August 1, 2005. <http://www.earthsave.org/news/earthsave _global_warming_report. pdf>

Penning De Vries, F., H. Van Keulen y R. Rabbinge. "Natural Resources and Limits of Food Production in 2040." *Systems Approaches for Sustainable Agricultural Development: Eco-Regional Approaches for Sustainable Land Use and Food Production,* edited by J. Bouma, B. A. M. Bourman, A. Kuyvenhoven, J. C. Luyten yH. G. Zandstra, 65–87. Springer, 1995.

Petrović, Bronislav, Dragana Nikić y Maja Nikolić. "Fruit and Vegetable Intake and the Risk for Developing Coronary Heart Disease." *Central European Journal of Public Health* 16, no. 1 (2008): 17–20.

Rolls, Barbara J. (2009). "The Relationship Between Dietary Energy Density and Energy Intake." *Physiology and Behavior* 97, no. 5 (2009): 609–615.

——. *Ultimate Volumetrics Diet: Smart, Simple, Science-Based Strategies for Losing Weight and Keeping It Off.* New York: William Morrow Cookbooks, 2013.

The United Nations. "Rearing Cattle Produces More Greenhouse Gases than Driving Cars, UN Report Warns." *UN News Centre,* November 29, 2006. <http://www.un.org/apps/news/story . asp?NewsID=20772&Cr=global&Cr1=environ ment>

Wiseman, Martin. "The Second World Cancer Research Fund/American Institute for Cancer Research Expert Report. Food, Nutrition, Physical Activity, and the Prevention of Cancer: A Global Perspective." *Proceedings of the Nutrition Society* 67, no. 3 (2008): 253–256.

Capítulo 3: Prepárate para la mañana

Abou-Samra, Rania, Dino Brienza, Lian Keersmaekers, Katherine Mace, y Rajat Mukherjee. "Effect of Different Protein Sources on Satiation and Short-Term Satiety When Consumed as a Starter." *Nutrition Journal* 10, no. 139 (2011): 139–139.

Baumeister, Roy F. y Matthew T. Gailliot. "The Physiology Of Willpower: Linking Blood Glucose to Self-Control." *Personality and Social Psychology Review* 11, no. 4 (2007): 303–327.

Baumeister, Roy F., Matthew Gaillot, C. Nathan DeWall y Megan Oaten. "Self-Regulation and Personality: How Interventions Increase Regulatory Success, and How Depletion Moderates the Effects of Traits on Behavior." *Journal of Personality* 74, no. 6 (2006): 1773–1802.

Baumeister, Roy F. y Andrew Vonasch. "Uses of Self-Regulation to Facilitate and Restrain Addictive Behavior." *Addictive Behaviors* 44 (2015): 3–8.

Baumeister, Roy F. y John Tierney. *Willpower: Rediscovering the Greatest Human Strength.* New York: Penguin Press, 2011.

Bell, Elizabeth A., Barbara J. Rolls y Michelle L. Thorwart. "Water Incorporated into a Food but Not Served with a Food Decreases Energy Intake in Lean Women." *American Journal of Clinical Nutrition* 70, no. 4 (1999): 448–455.

Blundell, John, Eric Doucet, Vicky Drapeau, Marion Hetherington, Neil King y Angelo Tremblay. "Appetite Sensations and Satiety Quotient: Predictors of Energy Intake and Weight Loss." *Appetite* 48, no. 2 (2007): 159–166.

Butryn, Meghan, James O. Hill, Suzanne Phelan y Rena R. Wing. "Consistent Self-Monitoring of Weight: A Key Component of Successful Weight Loss Maintenance." *Obesity* 15, no. 12 (2007): 3091–3096.

Centros para el control y la prevención de enfermedades. "Assessing Your Weight." May 15, 2015. <http: //www. cdc. gov/healthyweight/assessing/index. html>

Cho, Susan, Ock Kyoung Chun, Chin Eun Chung, Saori Obayashi y Won O. Song. "Is Consumption of Breakfast Associated with Body Mass Index in US Adults?" *Journal of the American Dietetic Association* 105, no. 9 (2005): 1373–1382.

Cho, Susan, Carol O'Neil, Theresa A. Nicklas y Michael Zanovec. "Whole Grain and Fiber Consumption Are Associated with Lower Body Weight Measures in US Adults: National Health and Nutrition Examination Survey 1999–2004." *Nutrition Research* 30, no. 12 (2010): 815–822.

De Silva, Akila, Waljit S. Dhillo, Paul M. Matthews y Victoria Salem. "The Use of Functional MRI to Study Appetite Control in the CNS." *Journal of Diabetes Research* (2012).

Diepvens, K., D. Häberer, y M. Westerterp-Plantenga. "Different Proteins and Biopeptides Differently Affect Satiety and Anorexigenic/Orexigenic Hormones in Healthy Humans." *International Journal of Obesity* 32, no. 3 (2007): 510–518.

Foster, Gary D. y Cathy A. Nonas. "Setting Achievable Goals for Weight Loss." *Journal of the American Dietetic Association* 105, no. 5 (2005): 118–123.

Flood, Julie E. y Barbara J. Rolls. "Soup Preloads in a Variety of Forms Reduce Meal Energy Intake." *Appetite* 49, no. 3 (2007): 626–634.

Flood-Obbagy, Julie y Barbara J. Rolls. "The Effect of Fruit in Different Forms on Energy Intake and Satiety at a Meal." *Appetite* 52, no. 2 (2009): 416–422.

Goldstone, Tony. "Good Breakfast and Good Diet: New Findings Support Common Sense." Lecture presented at Neuroscience 2012, the Annual Meeting of the Society for Neuroscience, New Orleans, October 13–17, 2012.

Hill, James O., Gary K. Grunwald, Mary L. Klem, Cecilia L. Mosca, Rena R. Wing y Holly R. Wyatt. "Long-Term Weight Loss and Breakfast in Subjects in the National Weight Control Registry". *Obesity* 10, no. 2 (2002): 78–82.

Meengs, Jennifer S., Liane S. Huevas y Barbara J. Rolls. "Salad and Satiety: Energy Density and Portion Size of a First-Course Salad Affect Energy Intake at Lunch." *Journal of the American Dietetic Association* 104, no. 10 (2004), 1570–1576.

Roe, Liane S., Barbara J. Rolls y Rachel A. Williams. "Assessment of Satiety Depends on the Energy Density and Portion Size of the Test Meal." *Obesity* 22, no. 2 (2013): 318–324.

Capítulo 5: Tu guía de ejercicios de 12 semanas

Alméras, Natalie, Jolanda Boer, Jean-Pierre Després, E. K. Kranenbarg y A. Tremblay. "Diet Composition and Postexercise Energy Balance." *American Journal of Clinical Nutrition* 59, no. 5 (1994): 975–979.

Alméras, Natalie, Eric Doucet, Pascal Imbeault y Angelo Tremblay. "Physical Activity and Low-Fat Diet: Is it Enough to Maintain Weight Stability in the Reduced-Obese Individual Following Weight Loss Drug Therapy and Energy Restriction?". *Obesity Reviews* 7 (1999): 323–333.

Alméras, Natalie, Eric Doucet, A. Labrie, Denis Richard, Sylvie St-Pierre y Mayumi Yoshioko. "Impact of High-Intensity Exercise on Energy Expenditure, Lipid Oxidation, and Body Fatness." *International Journal of Obesity* 25, no. 3 (2001): 332–339.

Bahr, Roald y O. M. Sejersted. "Effect of Intensity of Exercise on Excess Postexercise O2 Consumption." *Metabolism* 40, no. 8 (1991): 836–841.

Bielinski, R., Yves Schutz y E. Jéquier. "Energy Metabolism During the Postexercise Recovery in Man." *The American Journal of Clinical Nutrition* 42, no. 1 (1985): 69–82.

Bonen, Arend, Stuart D. R. Galloway, George J. F. Heigenhauser, Lawrence L. Spriet y Jason L. Talanian. "Two Weeks of High-Intensity Aerobic Interval Training Increases the Capacity for Fat Oxidation During Exercise in Women." *Journal of Applied Physiology* 102, no. 4 (2007): 1439–1447.

Bonen, Arend, George J. F. Heigenhauser, Christopher G. R. Perry y Lawrence L. Spriet. "High-Intensity Aerobic Interval Training Increases Fat and Carbohydrate Metabolic Capacities in Human Skeletal Muscle. *Applied Physiology, Nutrition, and Metabolism* 33, no. 6 (2008): 1112–1123.

Bouchard, Claude, Jean-Aimé Simoneau y Angelo Tremblay. "Impact of Exercise Intensity on Body Fatness and Skeletal Muscle Metabolism." *Metabolism* 43, no. 7 (1994): 814–818.

Boutcher, Steve. "High-Intensity Intermittent Exercise and Fat Loss." *Journal of Obesity* (2011).

Boutcher, Steve, D. J. Chisholm, Judith Freund y Ethlyn Gail Trapp. "The Effects of High-Intensity Intermittent Exercise Training on Fat Loss and Fasting Insulin Levels of Young Women." *International Journal of Obesity* 32, no. 4 (2008): 684–691.

Cloud, John. "Why Exercise Won't Make You Thin." *Time,* August 9, 2009. <http://content.time.com/time/printout/0,8816,1914974,00. html>

Cohn, V. "Passion to Keep Fit: 100 Million Americans Exercising." *Washington Post,* August 31, 1980.

Craig, C. L., Jean-Pierre Després, Blake Ferris, C. Leblanc, Torrance T. Stephens y Angelo Tremblay. "Effect of Intensity of Physical Activity on Body Fatness and Fat Distribution." *The American Journal of Clinical Nutrition* 51, no. 2 (1990): 153–157.

Dawes, Jay y Brad Schoenfeld. "High-Intensity Interval Training: Applications for General Fitness Training." *Strength and Conditioning Journal* 31, no. 6 (2009): 44–46.

Dionne, Isabell, M. Johnson, Sylvie St-Pierre, Angelo Tremblay y Matthew White. "Acute Effect of Exercise and Low-Fat Diet on Energy Balance in Heavy Men." *International Journal of Obesity and Related Metabolic Disorders* 21, no. 5 (1997): 413–416.

Ebbeling, Cara B., Henry A. Feldman, Erica Garcia-Lago, David L. Hachey, David S. Ludwig, Janis F. Swain y William W. Wong. "Dietary Composition on Energy Expenditure During Weight-Loss Maintenance." *Journal of the American Medical Association* 307, no. 24 (2012): 2627–2634.

Fissinger, Jean A., Christopher L. Melby y Darlene A. Sedlock. "Effect of Exercise Intensity and Duration on Postexercise Energy Expenditure." *Medicine and Science in Sports Exercise* 21, no. 6 (1989): 662–666.

Fogelholm, Mikael y K. Kukkonen-Harjula. "Does Physical Activity Prevent Weight Gain: A Systematic Review." *Obesity Reviews* 1, no. 2 (2000): 95–111.

Hirsch, Jules, Rudolph L. Leibel y Michael Rosenbaum. "Energy Expenditure Resulting from Altered Body Weight." *New England Journal of Medicine* 332, no. 10 (1995): 621–628.

Hamilton E. J., D. M. Koceja y W. C. Miller. "A Meta-Analysis of the Past 25 Years of Weight Loss Research Using Diet, Exercise, or Diet Plus Exercise Intervention." *International Journal of Obesity* 21, no. 10 (1997): 941–947.

Jenkins, David G. y Paul Laursen. "The Scientific Basis for High-Intensity Interval Training: Optimising Training Programmes and Maximising Performance in Highly Trained Endurance Athletes." *Sports Medicine* 32, no. 1 (2002): 53–73.

McBride, Jeffery M., Richard P. Mikat y Mark D. Schuenke. "Effect of an Acute Period of Resistance Exercise on Excess Post-Exercise Oxygen Consumption: Implications for Body Mass Management." *European Journal of Applied Physiology* 86, no. 5 (2002): 411–417.

Schoenfeld, Brad. "Does Cardio After an Overnight Fast Maximize Fat Loss?" *Strength and Conditioning Journal* 33, no. 1 (2011): 23–25.

Van Dusen, Allison. "Ten Ways to Get More From Your Workout." *Forbes,* October 20, 2008. http://www.forbes.com/2008/10/20/exercise-workout-shorter-forbeslife-cx_avd_1020health.html.

Agradecimientos

Le debo un agradecimiento en particular a mi fantástico equipo; sin ellos, nada habría sido posible. A Kristin Penne, por mantenernos organizados, a tiempo, y cuerdos. Y por todo el maravilloso trabajo que lograste en la creación de los menús, recetas, y otras valiosas investigaciones. A Oliver Stephenson, no podría haber logrado este proyecto sin tu dirección y apoyo. En verdad, sabes cómo aplicar tu increíble compromiso y talento a nuestra misión. ¡Tú haces que todo funcione! Gracias por tu investigación y tus valiosos conocimientos. Y a Marianne McGinnis, gracias por ayudarme a expresar mis pensamientos ante el mundo. Sin el trabajo de cada uno de ustedes, este libro no existiría.

Muchas gracias al maravilloso equipo de BenBella Books: Adrienne Lang, Sarah Dombrowsky, Leah Wilson, Heather Butterfield, Monica Lowry, Jennifer Canzoneri, Rachel Phares, Alicia Kania, y, muy especialmente a Glenn Yeffeth, por apoyar mi visión en este proyecto y por ayudarme a compartirla con el mundo. Gracias a todos ustedes por su arduo trabajo y apoyo, ha significado mucho para mí.

Gracias también al equipo de Perseus por ayudarme a publicar este libro: David Steinberger, Elena Chmilowski, Jessie Borkan, Andrea Gochnauer, Sabrina McCarthy, Heidi Sachner, Kim Highland y Maha Khalil.

Un agradecimiento muy especial a mi prometido, Sam Ayers. Tu apoyo en este proyecto ha sido increíble. Tus puntos de vista son muy valiosos; gracias por todo lo que hiciste para ayudarme a que este libro cobrara vida. Y para mis dos hijos, Parker y Owen, gracias por ser dos chicos tan divertidos y amorosos. Me encanta verlos crecer y me encanta ser su papá.

También quisiera agradecer a mis amigos y a toda la gente que me ha apoyado: Richard Galanti, Barrie Galanti, Pennie Clark-Ianniciello, Ginnie Roeglin, Tim Talevich, Mary Ellen-Keathing, Edward Ash-Milby, Jon Foro, Sherman Griffin, John Redmann, Leslie Marcus, Lisa Gregorisch-Dempsey, Patty Serato, Carol Brooks, Maggie Jacqua, James Avenell, Christine Byun, Nicolette Gebhardt, Brandon Baiden, Talia Parkinson, Natalie Bubnis, Scott Eason, Patty Neger, Mario Lopez, Tim Sullivan, Dr. Mehmet Oz, Dr. David Katz, Dr. Andrew Weil, Dr. Christiane Northrup, Presidente Bill Clinton, Senadora Hillary Clinton, Jennifer Wilson, Emma Maliszewski, Jules Barker, Kate Bedrick, Gabriella Soto, Lindsey Groginski, Phil Lobel, Shaun Kimbrow, David Jackson, Jacqui Stafford, Marissa Gold, Dory Larrabee-Zayas, Nicole Friday, Lacy Looney, Bob Wietrak, Denise Vivaldo, Jonathan Lizoette, Frank Rizzo, Jessica Scosta, Tory Jacob, Nicole Blinn.

Acerca del autor

"Come bien sin hacer dieta ni ir al gimnasio con las estrategias de Jorge para el desayuno, el almuerzo y la cena".
—Mehmet Oz, MD, presentador de *The Dr. Oz Show*

"Jorge Cruise sabe cómo hacer bien las cosas. Sus recetas y opciones rápidas hacen que sea fácil comer bien. Lo recomiendo muchísimo".
—Andrew Weil, MD, director del Arizona Center for Integrative Medicine, University of Arizona, y autor de *Why Our Health Matters*

JORGE CRUISE es un entrenador de celebridades reconocido internacionalmente y autor de más de 20 éxitos de ventas en 16 idiomas, con más de 6 millones de libros impresos. Se ha presentado en: *The Steve Harvey Show, The Dr. Oz Show, Extra TV, Good Morning America, The Today Show, The Rachael Ray Show,* Huffington Post, *First for Women* magazine y *Costco Connection*. Es el presentador de *The Jorge Cruise Show* con más de 12 millones de radioescuchas.

Jorge recibió su licenciatura de University of California, San Diego (UCSD) y sus credenciales de acondicionamiento físico en el Cooper Institute for Aerobics Research, the American College of Sports Medicine (ACSM) y el American Council of Exercise (ACE).

La carrera de Jorge se inició en *The Oprah Winfrey Show* en noviembre de 1998. A partir de ahí, apareció en *The Oprah Magazine* en la emisión de enero de 2005 y luego de nuevo en su libro *O's Guide to Life*.

Celebridades que han seguido desde entonces los planes dietéticos de Jorge, incluyen: Angelina Jolie, Jennifer Lopez, Lucy Liu, Kyle Richards, Eva Longoria y, recientemente, Steve Harvey.

Únete **GRATIS** a mi club de correo electrónico para recibir un video completo de los ejercicios del libro.

Visita tinyandfull.com/workout para unirte gratis a mi Club
de correo electrónico y recibir un video completo de ejercicios
que te enseñará los pasos de la rutina completa.
Además, recibirás un bono con las últimas recetas de mis comidas favoritas
así como entrevistas y los últimos eventos, ofertas y promociones.

(Valorado en US$79.95)